LE GRAND LIVRE DES VITAMINES

Maquette : Studio Primart
Illustrations : Jacques Taillefer

Josette Lyon

LE GRAND LIVRE DES VITAMINES

des sels minéraux et des oligo-éléments

HACHETTE

Josette LYON a publié

Aux Éditions du Rocher
puis au Livre de Poche :
– *Beauté-Service*

Aux éditions Denoël :
– *La Beauté se forge avant 18 ans*
– *L'Angoisse, mal du siècle*
– *Gymnastique-Express*
– *L'Atlas de la Beauté*
– *La forme physique,*
en collaboration avec J.-P. Sereni
– *Régimes gourmands*
en collaboration avec Monique Guillaume

Aux éditions de la Pensée Moderne :
– *La Grande Aventure de la médecine*
(Couronné par l'Académie de Médecine)

Aux éditions Hachette :
– *La Femme et la beauté*
– *Beauté-Jeunesse*
– *101 Trucs pour maigrir*
– *101 Trucs pour vaincre l'insomnie*
– *Mes 101 meilleurs trucs de beauté*

Réédités au Livre de Poche :
– *101 Trucs pour maigrir*
– *101 Trucs pour vaincre l'insomnie*

Aux éditions Encyclopédies et Connaissances :
– *Les Aliments*
– *Conserver les aliments*

Aux éditions de Vecchi :
– *Guide moderne de la santé*

PRÉFACE

L'histoire des vitamines est riche non seulement de science, mais aussi de comportement humain. Eijkman (1858-1930) n'était ni professeur de faculté ni chercheur biologiste, mais simple médecin, attaché au pénitentier de Java, quand il fit une observation capitale : les poules de la basse-cour étaient atteintes d'une polynévrite qui ressemblait au béri-béri dont souffraient les prisonniers. Or, leur seul point commun était la nourriture, constituée de riz poli !

L'idée de génie du petit médecin fut confirmée (de 1889 à 1897) par la guérison des poules, d'une part, auxquelles on distribua des polissures de riz, et la prévention du béri-béri humain, d'autre part, lorsqu'on substitua au riz poli du riz entier.

En 1912, Funk extrait des enveloppes du riz le principe actif où il reconnaît un groupement amine (en réalité, tout à fait secondaire par rapport aux cycles pyrimidique et thiazolique). A cette substance aminée, indispensable à la vie, il donne alors le nom de vitamine...

La beauté du mot fait son succès populaire et démontre ainsi, pour la première fois, l'importance en biologie moderne du signifiant par rapport au signifié...

On peut dire que le XXe siècle est le siècle des vitamines. Tous les jours, à travers le monde, des centaines de communications atteignent d'abord les chercheurs, puis les scientifiques. Et c'est le grand mérite de Josette Lyon d'avoir interviewé les principaux spécialistes, et lu beaucoup, afin de synthétiser le maximum de connaissances à l'usage du grand public.

Pour nous, et pour les médecins de formation scientifique, utilisant obligatoirement l'interprétation statistique des observations cliniques, beaucoup de ces publications seront à revoir dans les années qui viennent par l'introduction de la méthode en double aveugle (comparaison de deux groupes d'individus, l'un recevant le produit actif à tester, l'autre un produit inactif de même apparence ; le prescripteur et le patient ignorant l'un et l'autre à quel groupe ils appartiennent jusqu'au moment de la conclusion statistique de l'expérience), et par le concept de placebothérapie (une substance inactive prescrite comme produit actif donne des résultats bénéfiques ou maléfiques avec une fréquence importante que les pharmacologues commencent à chiffrer). Cette méthode de vérification devrait, bien entendu, être appliquée à tous les produits, vitamines, oligo-éléments, aussi bien alimentaires que médicamenteux, et permettrait, peut-être, par la confrontation de résultats très dissemblables, de nouvelles découvertes.

En effet, le rôle des vitamines est fondamental dans la machinerie cellulaire, notamment comme site actif des enzymes (vitamine B) mais aussi comme protecteur des membranes vis-à-vis de l'oxydation (vitamines C et E, bêta-carotène). Lorsque les études biochimiques auront progressé, on verra apparaître un nouveau champ d'application pratique, c'est-à-dire une seconde jeunesse de la vitaminologie, dont l'usage sera alors assis sur des bases inattaquables. Nous pensons, notamment, à l'effet protecteur contre certaines maladies lentement évolutives comme le cancer, et aussi contre la sénescence.

En ce qui concerne les minéraux, l'auteur a clairement envisagé les besoins, les apports, les maladies par insuffisance et par excès, en insistant sur les conséquences humaines de la civilisation industrielle urbanisée, et en soulignant l'usage des ions aux grandes dilutions (milligramme et microgramme) comme traitement du « terrain ».

Responsable de la rubrique médicale et diététique à Marie-Claire *depuis de nombreuses années, auteur d'une vingtaine d'ouvrages d'information médicale et para-médicale, dont les derniers* (les Aliments *et* Conserver les aliments) *ont dépassé les 200 000 exemplaires, Josette Lyon connaît bien les questions que se posent les Français d'aujourd'hui. Avec un remarquable sens de la pédagogie écrite, elle y répond en deux temps : d'abord les grandes questions sur les vitamines et les minéraux en général ; puis l'étude de chaque vitamine et minéral en particulier.*

C'est le livre que beaucoup attendaient.

Camille Craplet
professeur à l'Institut national agronomique
médecin nutritionniste

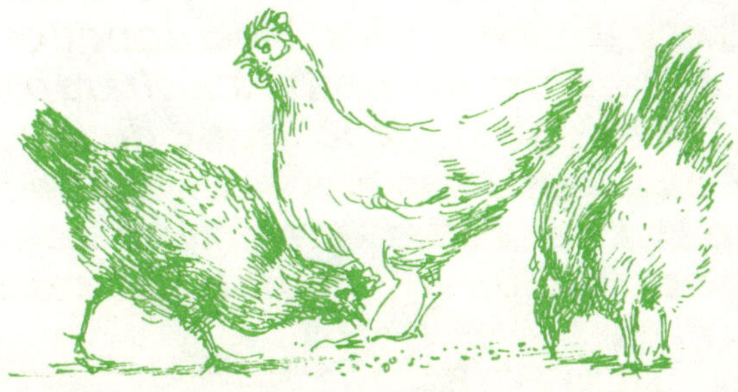

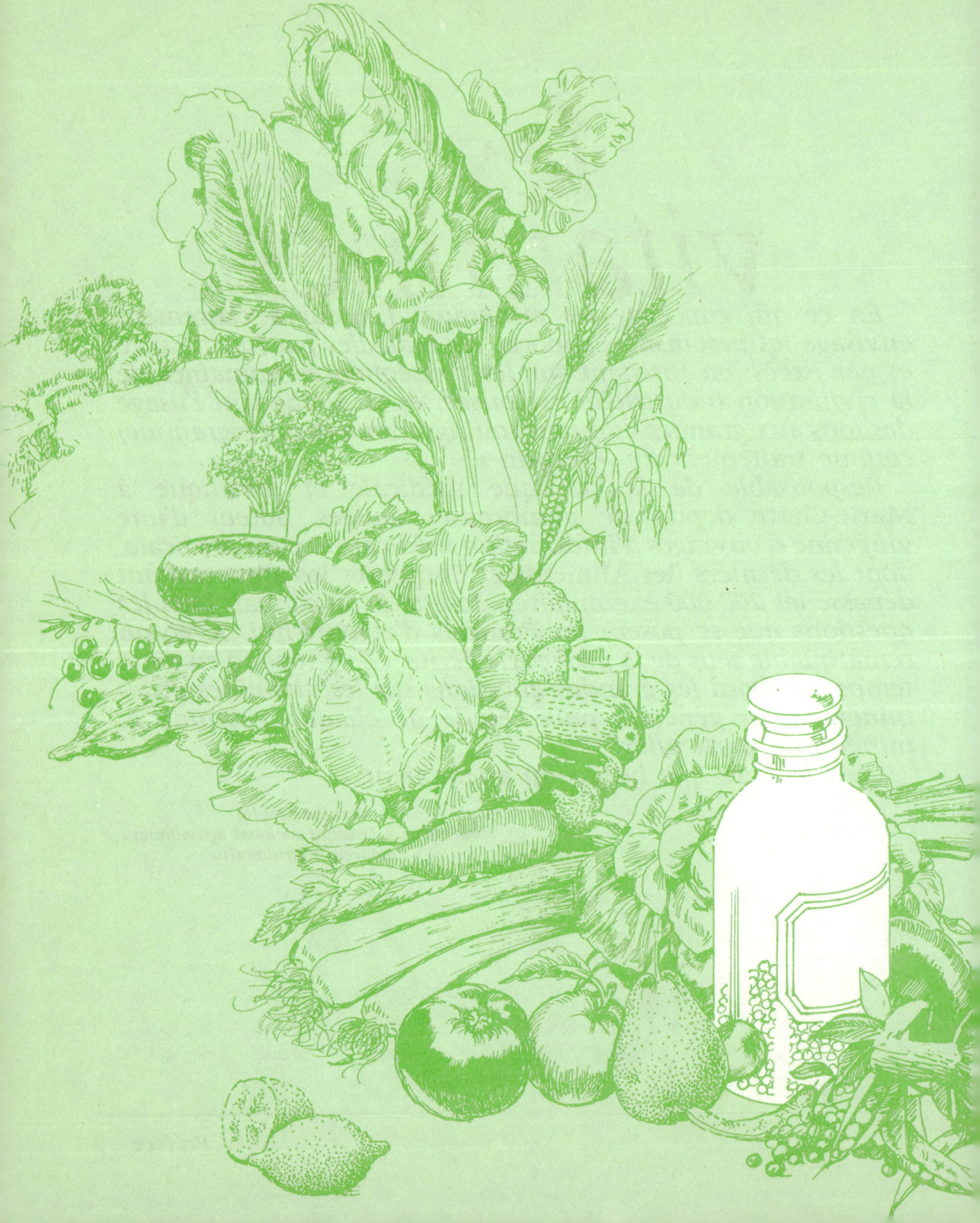

les vitamines

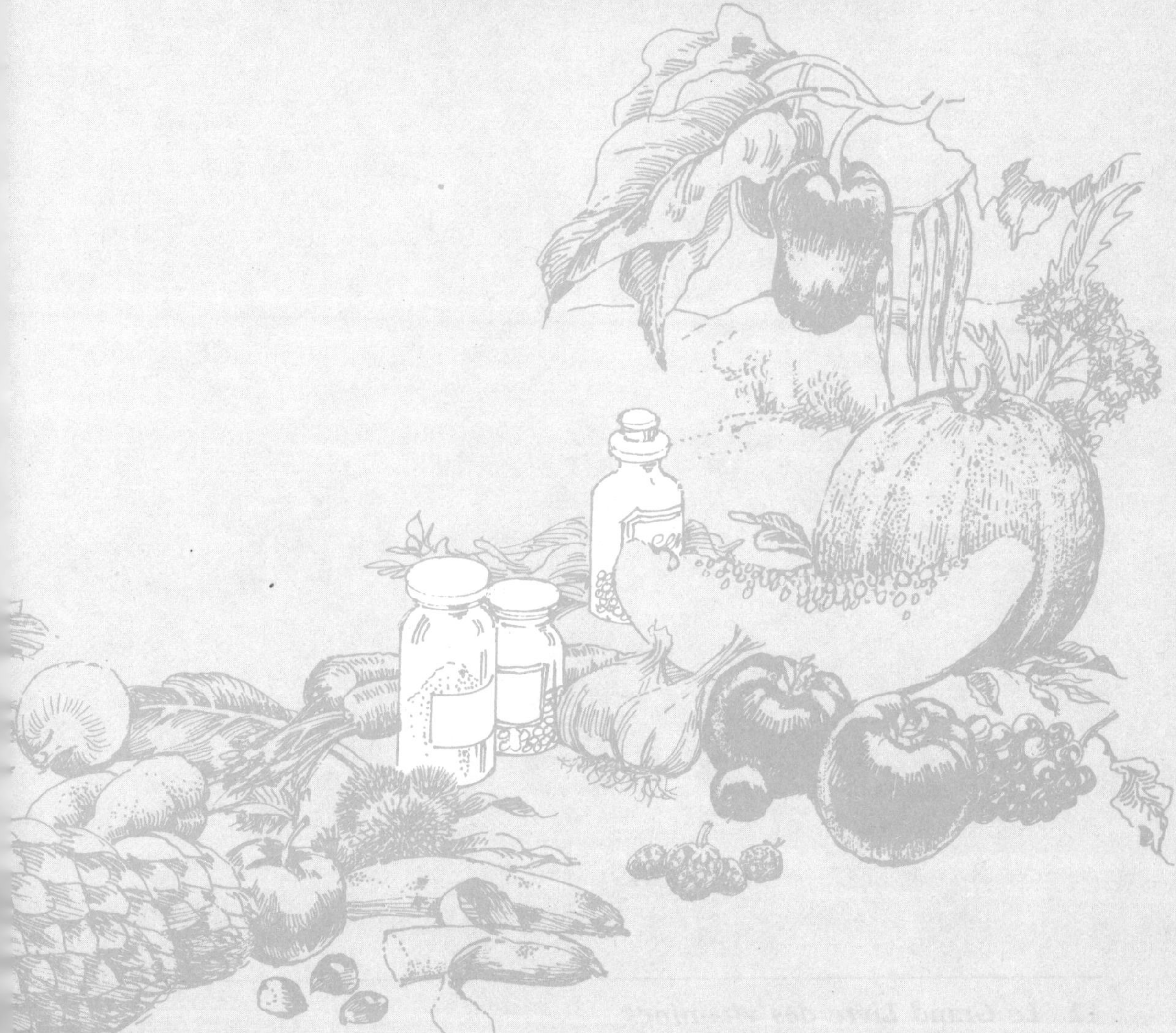

rôle et besoins

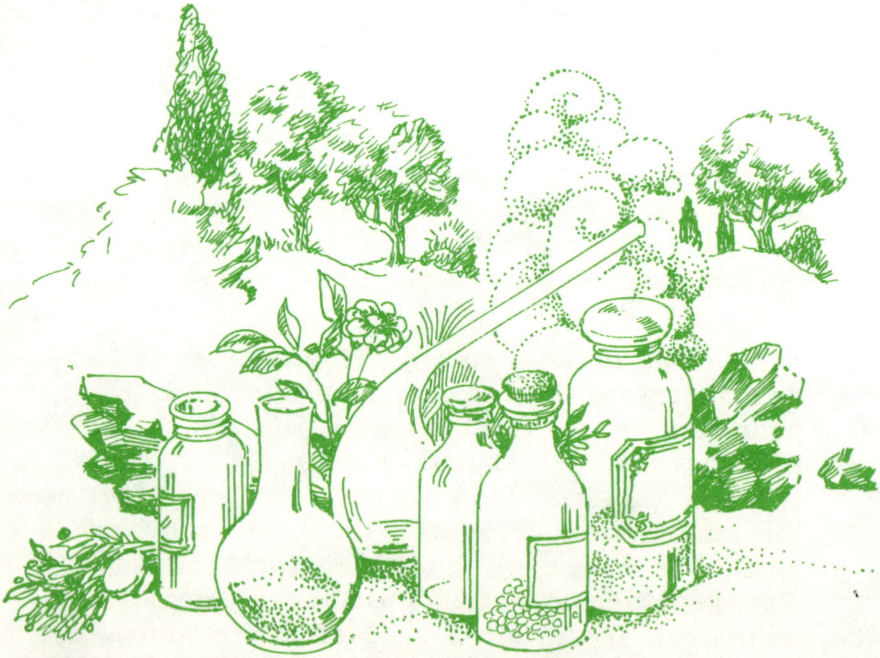

D'où vient le mot vitamine ?

Beaucoup de maladies par carence étaient connues dans l'antiquité et même à la période préhistorique. La description du scorbut se trouve dans Hérodote puis, plus tard, dans les Chroniques de Joinville (à propos des croisades). Le béri-béri, une étrange maladie responsable de nombreux troubles physiques et nerveux, avait été observé il y a déjà plusieurs siècles en Extrême-Orient, et le rachitisme, avec ses déformations osseuses, dans nombre de pays. En revanche, on en ignorait la cause.

On savait toutefois que ces maladies survenaient le plus souvent chez des dénutris ou lorsque les conditions de vie étaient difficiles, comme celles des équipages de navires au long cours, par exemple. Ce qui explique peut-être que la découverte de certains troubles par carence – et de leurs remèdes – au XIXe siècle, ait été faite par des navigants.

Un médecin de marine anglais, le Dr James Lind, avait vu, notamment, le rôle joué par le citron pour prévenir le scorbut. Il avait fait des essais tout à fait « scientifiques » en divisant les marins en deux groupes : l'un prenant du citron, l'autre non. L'histoire ne dit pas si le second groupe en est mort, mais on prévint dès lors le scorbut... et cette découverte eut des conséquences dramatiques pour les équipages des navires français, moins rationnellement nourris que les Anglais. On a dit que le vainqueur de la bataille de Trafalgar n'était pas l'amiral Nelson, mais Lind et ses citrons !

En 1885, l'amiral japonais Tataki eut l'idée, lui, de varier la nourriture des marins de la flotte japonaise, jusque-là composée presque exclusivement de riz poli, sans cuticule – ce qui évita nombre de cas de béri-béri.

Au début de la science diététique, on croyait qu'il suffisait de manger une certaine quantité d'aliments, quels qu'ils soient, pour être bien – et suffisamment – nourri. Or, la quantité ne suffit pas.

A la fin du XIXe siècle, divers chercheurs constatèrent que s'ils nourrissaient des souris avec du lait, celles-ci vivaient très bien. Mais si, au lieu de leur administrer le lait naturel, ils leur donnaient chaque constituant du lait séparément, les animaux mouraient. Il existait donc dans le lait, outre les éléments connus, un autre élément encore mystérieux, mais indispensable à la vie.

Un peu plus tard, en 1890, après l'amiral Tataki, le médecin hollandais Eijkman, impuissant à guérir ses malades atteints de béri-béri, constata que les animaux des basses-cours environnantes, nourris, comme les patients, de riz poli, souffraient du même mal. Il soupçonna alors le rôle d'un facteur alimentaire et remplaça le riz poli donné aux animaux par du riz complet. Ceux-ci guérirent en quelques jours, de façon spectaculaire. Les malades, mis au même régime, s'améliorèrent rapidement. Il existait donc, dans l'écorce du riz comme dans le lait, un constituant mystérieux dont l'absence entraînait la maladie et la mort. Ces découvertes furent confirmées en 1901 par Grigins, dans toutes les régions où l'on se nourrissait de riz poli.

Dès les premières constatations, on avait commencé à analyser l'écorce du riz ; mais il faudra attendre 1910 avant que le biochimiste américain Casimir Funk en isole le « mystérieux constituant » : une substance chimique du groupe amine, soluble dans l'eau, qu'il baptisa vitamine, c'est-à-dire amine nécessaire à la vie. Il s'agissait de l'actuelle vitamine B_1, dont la formule exacte a été trouvée en 1931 par Williams et Windaus, et qu'on a synthétisée en 1936.

A peu près en même temps que Funk, Hopkins et Stepp, démontrant que certaines substances – solubles dans les graisses celles-là – étaient indispensables à la croissance des rats et des souris, reprirent le terme de Funk, et les appelèrent vitamine A.

Puis on effectua de nombreux travaux expérimentaux pour découvrir d'autres vitamines. En général, on donne à des animaux un régime privé de certains aliments, puis on observe les troubles qui peuvent s'ensuivre. La réintroduction de ces substances dans l'alimentation doit faire cesser les troubles. Plusieurs vitamines ont été ainsi découvertes entre 1920 et 1940, auxquelles on a donné pour nom les lettres de l'alphabet, suivies ou non d'un chiffre. On a ensuite isolé ces substances, précisé leur structure chimique ; puis on en a fait la synthèse.

Funk ne s'était pas douté de l'impact qu'allait avoir le terme de vitamine, dont on sait aujourd'hui qu'il est impropre car toutes les vitamines ne sont pas des amines, et toutes ne sont pas nécessaires à la vie. Il est probable que s'il avait baptisé cette substance d'un autre terme, plus plat – « amine essentielle », « rizamine » ou autre –, le mot n'aurait pas fait carrière – du moins parmi les profanes. Il évoque, bien qu'à tort, l'idée de substance végétale et crue, et auréole les vitamines de toutes les vertus, y compris celles qu'elles n'ont pas.

Qu'est-ce qu'une vitamine ? A quoi sert-elle ?

Les vitamines sont des substances alimentaires qui n'apportent pas d'énergie (une vitamine = 0 calorie). Elles ont en commun :

- d'être nécessaires au bon fonctionnement cellulaire de l'organisme ;
- d'agir à faibles doses : de 1 à 100 microgrammes ou milligrammes par jour selon les vitamines.

L'organisme ne peut pas en effectuer la synthèse, ce qui implique de les trouver dans la ration alimentaire (en fait, l'organisme en synthétise certaines, mais en quantités si minimes, sauf la vitamine D, qu'il faut les lui apporter).

Sans elles, le corps ne pourrait pas profiter des éléments constructifs et énergétiques fournis par l'alimentation : les protéines, les sucres et féculents, les graisses. Elles jouent donc un rôle de catalyseurs : elles activent les oxydations des aliments, les opérations métaboliques, et facilitent le dégagement et l'utilisation d'énergie. On les compare à l'étincelle qui fait partir le feu.

Elles agissent, soit seules soit, plus souvent, comme constituant d'une enzyme : on dit que ce sont des coenzymes. Elles interviennent ainsi dans les phénomènes les plus intimes de la vie cellulaire.

Chaque cellule a pour fonction de transformer, comme une usine, un produit élémentaire fourni par la circulation (acide aminé, minéral, oligo-élément) en objet fini (protéine, hormone,

Une exception

La vitamine C est indispensable à l'homme et au cobaye, mais n'est pas une vitamine pour les autres espèces animales, qui peuvent la synthétiser.

enzyme). Toutes les réactions chimiques sont réalisées grâce aux enzymes, composées d'une protéine de soutien (apoenzyme) et d'une partie active (coenzyme) spécifique de la réaction chimique considérée. On peut comparer l'enzyme à un outil, par exemple une clé anglaise, dont la poignée serait l'apoenzyme et la mâchoire le coenzyme. Certaines vitamines sont, on vient de le voir, des coenzymes, d'action spécifique et dont les besoins quotidiens sont peu importants en quantité, l'organisme ne jetant pas ses outils après usage.

Les vitamines diffèrent cependant les unes des autres du point de vue chimique, et chacune joue un (ou plusieurs) rôle particulier.

Elles se présentent sous deux formes :

- *Les vitamines hydrosolubles,* qui se dissolvent dans l'eau : vitamine C et toutes les vitamines B. Elles passent, par exemple, dans l'eau de trempage et, surtout, l'eau de cuisson des aliments, ce qui explique pourquoi, parfois, des aliments qui en sont riches au départ, ne nous en apportent pratiquement plus à l'arrivée. Comme l'organisme ne peut pas les stocker, il faut lui en apporter chaque jour la quantité nécessaire ; mais les fortes doses sont inutiles, le surplus consommé étant éliminé quand les besoins sont satisfaits.
- *Les vitamines liposolubles,* qui se dissolvent dans les corps gras : vitamines A, D, E, K, en général moins fragiles. Les vitamines liposolubles sont stockées dans le foie et les tissus adipeux, qui les restituent quand le corps en a besoin. Mais la capacité de stockage n'est pas illimitée, et il y a possibilité d'intoxication en cas de doses excessives.

On connaît actuellement treize groupes de vitamines, hétérogènes, toutes différentes chimiquement et dont chacune joue un rôle déterminé : vitamine A sur la croissance et la vision, vitamine K sur la coagulation, vitamine D sur l'absorption et la fixation du calcium dans l'organisme, etc. Mais on connaît encore mal le rôle de certaines, et l'on n'a pas pu en définir les besoins exacts. Quelques-unes conservent encore une partie de leur mystère, telle la vitamine E.

Les vitamines jouent-elles un rôle préventif contre les infections ?

La défense générale de l'organisme est certainement liée à l'approvisionnement en vitamines. Mais, contrairement à ce qu'on croit, ce n'est pas l'apanage de la vitamine C.

« La vitamine A en particulier, plus que la vitamine C peut-être, dit le Pr Raoul, joue sans doute un rôle à cet égard. Les infections mettent en jeu la synthèse des protéines, favorisée par la plupart des vitamines. En dermatologie, on utilise la vitamine A pour hâter la cicatrisation des plaies, car elle favorise les mitoses (divisions des cellules). »

Les déficits en vitamine E dépriment l'immunité. Les vaccins viraux vivants atténués peuvent devenir pathogènes chez les jeunes chiens déficients en vitamine E. Mais, à doses deux à dix fois plus élevées que le minimum indispensable, elle stimule les réponses des anticorps aux vaccins. Le rôle des différentes vitamines B a été également étudié ; toutefois, ce domaine, encore peu exploré, conserve une certaine zone d'ombre.

Comment sont calculés les apports recommandés ?

Il est très difficile de préciser, dans l'absolu, les besoins en telle ou telle vitamine (ou sel minéral) car ils varient selon :

- l'état physiologique de chacun et, notamment, l'âge ;
- la composition des repas (quand on consomme beaucoup de sucre, de pain blanc, de céréales raffinées et, plus encore, d'alcool, par exemple, on a besoin d'une quantité accrue de vitamine B_1, nécessaire à leur métabolisme) ;
- l'activité ;
- le comportement (les besoins en vitamine C augmentent, par exemple, chez les fumeurs).

Au départ, on a recherché quelles étaient les quantités nécessaires et suffisantes pour éviter l'apparition de signes, cliniques ou biologiques, de carence, révélés par des études épidémiologiques et par des observations chez des volontaires. Toutefois, les « apports conseillés » ne doivent pas correspondre à ces minima, mais « favoriser le meilleur état de santé possible », comme le proposait déjà un des premiers chercheurs sur les vitamines il y a plus de trente ans (Szent-Gyorgyi).

Ainsi, pour prévenir le scorbut, 10 mg de vitamine C suffisent. Mais pour assurer « une bonne santé », on considère qu'il en faudrait environ 100 mg par jour, de 120 à 140 à un fumeur (100 mg = 50 g de persil ou 70 g de cassis ou 100 g de fenouil ou 200 g d'agrumes). Les calculs ont donc été établis en multipliant la dose minimale moyenne permettant d'éviter les signes de carence, définie sur un groupe expérimental, par deux coefficients arbitraires : l'un pour tenir compte des variations individuelles de susceptibilité, l'autre pour assurer une marge de sécurité. Aussi, les apports recommandés sont-ils toujours supérieurs au besoin minimal individuel ; sans que cet excès entraîne de risque pour l'adulte sain.

Ces apports conseillés sont utiles :

- pour vérifier l'équilibre de la ration spontanée ;
- pour s'assurer qu'un régime prescrit n'est pas carencé.

Vous trouverez le détail des apports recommandés à chaque vitamine et sel minéral étudiés. Ils ont été établis par les membres de la commission « Apports nutritionnels conseillés » du CNERNA (Centre national de coordination des études et recherches sur l'alimentation et la nutrition) en tenant compte des recommandations du National Research Council, Committee on Dietary Allowances des États-Unis et autres travaux étrangers, et figurent dans un ouvrage qui fait référence : *les Apports nutritionnels conseillés pour la population française* (1981), par Henri Dupin et les membres de la Commission du CNERNA *.

Ajoutons cependant que ces normes, basées sur des statistiques générales, ne constituent que des moyennes. Il existe des différences individuelles considérables, même si le régime est identique. Ainsi, il y a des gens qui détruisent leur vitamine C parce qu'ils ont un système nerveux sympathique très actif. Il s'agit de sujets irritables, sensibles, au système hypophyse-surrénales également très actif (les glandes surrénales, stimulées par les sécrétions de l'hypophyse, consomment beaucoup de vitamine C).

* Ed. Technique et documentation.

Pourquoi les teneurs en vitamines des aliments varient-elles selon les tables de composition ?

Quand on lit, sur une table de composition, que 100 g d'orange apportent par exemple 48,60 mg de vitamine C, et, sur une autre, qu'ils en apportent 80 mg, on reste perplexe. Cette disparité s'explique pourtant. En effet, la teneur en vitamines des aliments peut varier selon de nombreux paramètres :

- pour les fruits et légumes, elle diffère selon la variété, l'origine génétique (la teneur en vitamine C d'une pomme passe du simple au triple ou davantage selon qu'il s'agit d'une Golden ou d'une Calville ; celle des tomates plus encore, ainsi que la teneur en carotène des carottes), le degré de maturité au moment de la récolte, la saison (les végétaux sont plus aqueux quand il pleut beaucoup), les conditions de culture ;
- pour les produits animaux (comme la viande de bœuf), les conditions d'élevage, la nourriture (fourrage, aliments industriels, etc.) ; les conditions climatiques (le lait d'été contient plus de vitamine A que le lait d'hiver) ; pour le poisson, selon la zone de pêche.

Le blé, donc le pain, a une teneur en vitamines B qui dépend de l'espèce puis du taux d'extraction de la farine et de la technique boulangère.

Il existe aussi des variantes (jusqu'à 20 %) selon les méthodes d'analyse employées.

Il faut vérifier, d'autre part, si le pourcentage est donné sur un aliment tel qu'acheté ou sur la partie comestible ; sur l'aliment cuit ou cru, hydraté ou sec (le pourcentage de graisse d'un fromage, donc des vitamines liposolubles, est calculé sur le poids sec ; quand vous lisez 30 % sur un camembert qui contient 55 % d'eau, cela correspond en réalité à 13 %).

Des ordres de grandeur

De toute façon, la teneur moyenne indiquée sur vos tables ne correspondra pas souvent à celle apportée par l'aliment présent dans votre assiette. Une salade apporte en principe 14 mg de vitamine C/100 g. Mais – même si l'on sait ce que représentent 100 g de salade épluchée – cette quantité diminue de moitié après vingt-quatre heures de stockage, des trois quarts après quarante-huit heures, tombe à zéro après une longue exposition à l'étal ou un long trempage.

Il faut donc considérer les tables comme des guides, donnant des ordres de grandeur, et non comme des bases de calculs fastidieux et vains. Un tableau dégressif est indicatif, et il est utile de savoir qu'il y a, par exemple, quatre fois plus de vitamine C dans la fraise que dans la cerise ; beaucoup plus dans le cassis, la fraise et l'orange que dans les autres fruits. Mais on doit s'en tenir à ces approximations, sous peine de devenir des obsédés de la vitamine.

manque-t-on souvent de vitamines ?

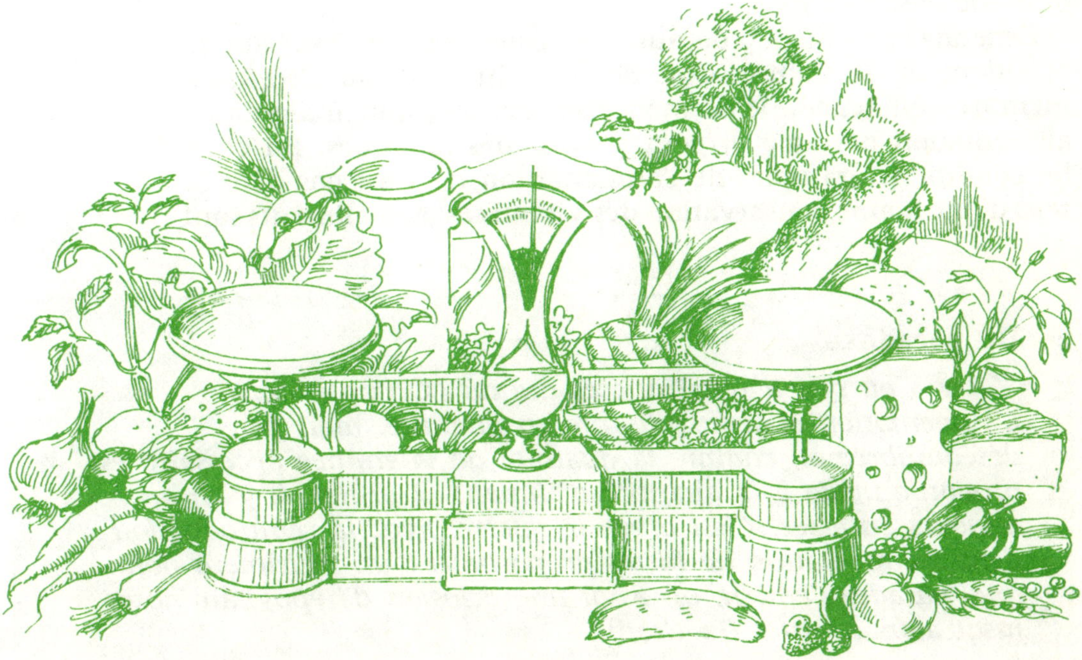

1. LES CONDITIONS GÉNÉRALES

Une alimentation équilibrée et variée apporte-t-elle suffisamment de vitamines ?

Les besoins en vitamines, qui varient entre 0,001 mg/jour et 100 mg/jour, un peu plus ou un peu moins selon les sujets et les situations, sont modestes (sauf pour la vitamine C, au sujet de laquelle les opinions divergent) et faciles à satisfaire si l'on se nourrit correctement.

Beaucoup de gens pensent donc, avec bon sens, qu'en observant une alimentation suffisamment équilibrée, variée, comportant des aliments d'origine animale et végétale, telle qu'elle est le plus souvent pratiquée en France, on consomme assez de toutes les vitamines. Et, certes, on ne voit plus d'avitaminoses caractérisées ; on n'en voit même plus guère, d'ailleurs, dans les régions défavorisées, où les déficits sont le plus souvent multiples.

Cependant, beaucoup de nutritionnistes, tel le Pr Yves Raoul, président de la Commission de vitaminologie du CNERNA, membre de l'Académie de médecine, pensent que, malgré une alimentation normale, il peut y avoir des manques. En effet, les conditions pratiques de l'alimentation ne vont pas dans le sens d'une bonne conservation des vitamines. Nos aliments sont

Un paradoxe

Il y a eu peu d'avitaminoses durant l'Occupation. L'alimentation était insuffisante en quantité, mais peu déséquilibrée et, comme la quantité de vitamines nécessaire est proportionnelle à la quantité d'aliments à brûler, il y en a toujours eu assez. C'est après la guerre, avec la réintroduction dans l'alimentation de fortes proportions d'un nutriment donné que, paradoxalement, on a vu une éclosion d'hypovitaminoses jusqu'alors latentes (Pr Creff).

de plus en plus purifiés, industrialisés, ils subissent de plus en plus de traitements pour les conserver, pour les raffiner, dans la restauration collective, lors des passages aux micro-ondes, etc. Toutes ces manipulations industrielles ne placent pas les aliments dans les meilleures conditions, et peuvent altérer certaines vitamines (c'est pis encore aux États-Unis, où l'alimentation est plus industrialisée qu'en France). Souvent, des erreurs ménagères s'y ajoutent. Pour le Pr Debry, dans 40 % des cas pour l'ensemble des gens, il existe des subcarences polyvitaminées.

En résumé, la plupart des aliments qui arrivent sur notre table ont perdu une partie de leurs vitamines.

Cette insuffisance d'apport n'est pas assez importante en elle-même pour provoquer des déficiences, mais elle favorise celles-ci si elle s'ajoute, par exemple, à des anomalies de régime : erreurs par ignorance dans les choix, les préparations des aliments, ou régimes amaigrissants aberrants, c'est-à-dire très restrictifs.

Souffre-t-on souvent de carences dans le monde ?

Dans les pays industrialisés, en dépit d'une alimentation surabondante et très variée, il existe, comme on vient de le voir, un certain nombre de carences. Aux États-Unis, en Louisiane, 45 % des enfants de moins de six ans souffrent d'une carence en vitamine A ; au Texas, 60 % des enfants et des adolescents. Au Canada, 45 % des femmes de vingt à trente-huit ans en souffrent également, car on y consomme de plus en plus d'aliments raffinés, mis en conserve ou ayant longuement voyagé.

Il en va de même dans les pays en voie de développement où, en outre, l'alimentation est moins variée. Les carences sont en général plus graves dans les villes qu'en milieu rural où l'on consomme moins d'aliments raffinés et où légumes et fruits sont consommés presque aussitôt après la cueillette. D'une enquête effectuée au Sénégal en 1980, il résulte que les apports recommandés, en zone rurale, sont satisfaits à 205 % pour la vitamine A (81 % à Dakar), 130 % pour la vitamine B_1 (77 % à Dakar), 55 % pour la vitamine B_{12} (31 % à Dakar), bien qu'à Dakar, les apports en protéines et en calories soient supérieurs.

Les « maladies de carence » sont souvent des « maladies de la pauvreté et de l'ignorance ». Mais elles sont parfois liées à une modification de la production agricole ou à une évolution technologique. Par exemple, la flambée de béri-béri, à la fin du XIXe siècle et au début du XXe dans beaucoup de régions du Sud-Est asiatique, a correspondu au début du développement industriel (concentration du travail dans les mines et chantiers, éloignement des familles) et est liée à l'emploi de la machine à vapeur (usinage industriel du riz qui ôte les couches périphériques et fait perdre de 70 à 80 % de vitamine B_1. Or, ce riz, peu coûteux, représentait l'aliment de base des travailleurs et soldats).

Souffre-t-on souvent de carences en France ?

Plus précisément – car, en France, il n'existe pas de carences vraies, mais seulement certains déficits – les Français manquent-ils parfois de telle ou telle vitamine ?

Une étude, qui s'est déroulée sur trois années, a été effectuée par les Drs Claude Le Devehat et Alain Lemoine *, avec l'aide du CNERNA, de la DGRST et de la Fondation française pour la nutrition. Son but : savoir si la majorité des Français et des groupes dits en bonne santé ont des statuts vitaminiques satisfaisants. Sinon, envisager des suppléments vitaminiques et donner des conseils alimentaires pour assurer des apports vitaminiques normaux.

En résumé, ses conclusions sont les suivantes :

- pour la vitamine B_1 : feu d'alarme orange clignotant dans les deux sexes ;
- pour l'acide folique (vitamine B_9) et le fer : feu rouge chez les femmes enceintes ;
- pour les vitamines A, B_2 et E : feu vert.

Toutes populations confondues, sans sélection, les résultats seraient sans doute pires.

Les enquêteurs estiment cependant qu'il ne faut pas se montrer alarmiste puisque une majorité de la population, pour une majorité de vitamines, ne s'écarte pas des normes recommandées. Mais un contrôle régulier du statut vitaminique

* Travail multicentrique d'ESVITAF (étude du statut vitaminique des Français), Centre de diabétologie et de maladies de la nutrition, Pougues-les-Eaux.

des Français semble toutefois nécessaire. Une étude des autres groupes à risques (enfants, adolescents, femmes enceintes) s'avérerait également utile. Cette étude montre aussi l'intérêt que présenteraient des conseils diététiques et alimentaires dispensés à la population (aux États-Unis, une information de masse a permis, par exemple, de normaliser le statut en folates). Dans l'idéal, cette éducation devrait se faire dès l'école... comme l'éducation sexuelle !

Le mode de vie a-t-il une influence sur les besoins en vitamines ?

Il semble, pour certains auteurs, que le mode de vie actuel, les pollutions de la vie urbaine, induisent des états de carence ou de précarence. L'accumulation des stress et des nuisances, les perturbations des cycles de repos et d'activité, engendrent des asthénies (fatigues), signes de ces insuffisances frustes (Dr Cousergue).

La vie et le travail dans les centres urbains, à l'abri de la lumière solaire, peuvent provoquer des carences en vitamine D, par exemple, nettes chez les gens âgés.

Bien que, pour le Pr Dupin, il soit difficile d'affirmer qu'il existe des déficits en vitamines (car il existe peu d'enquêtes de consommation alimentaire) on peut dire, en tout cas, que les rythmes très rapides de vie et de travail actuels augmentent les besoins en certaines vitamines : C et A, par exemple.

Peut-on être carencé en une seule vitamine ?

Pratiquement non, dans les pays dits développés, sauf quand on provoque expérimentalement la carence. Oui, dans le Tiers-Monde.

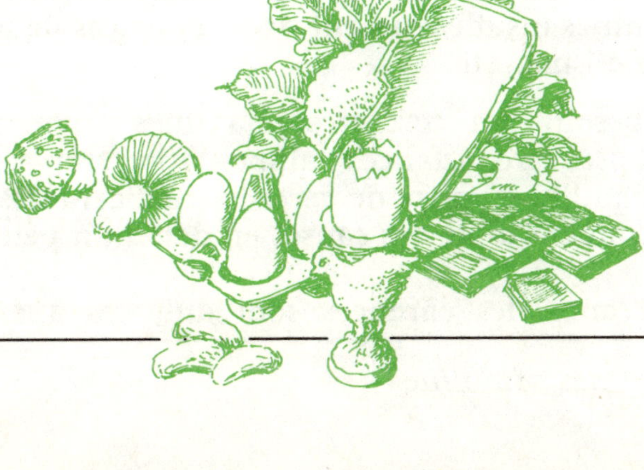

A quels signes peut-on voir qu'on manque de vitamines ?

Les maladies par carence, telles que scorbut, béri-béri, certaines anémies, ont disparu des pays occidentaux. Mais il existe des troubles par manque de certaines vitamines, liés aux conditions de la vie moderne.

La consommation de vitamines diminue pour deux raisons :

- globalement, on mange moins ;
- les aliments sont de plus en plus purifiés (voir p. 83), et de moins en moins variés.

D'autre part, les calculs des besoins, les apports conseillés, impliquent une marge de sécurité. Notre population est donc, en théorie, hypovitaminée.

Il est probable, pense le Pr Debry, qu'il existe des subcarences, en général polyvitaminées, sous-estimées et mésestimées. Elles peuvent être soupçonnées :

- *Quand il y a carence d'apports,* quoique les enquêtes diététiques soient difficiles, la valeur des vitamines consommées très variable, et le pourcentage des besoins quotidiens fluctuant selon les tables. Exceptionnelles chez les adultes, elles sont sans doute plus fréquentes parmi les migrants défavorisés, les gens âgés, ceux qui suivent des régimes déséquilibrés, les sujets de faible niveau socio-économique, ou dans certaines catégories de la population : outre les gens âgés, les célibataires, les étudiants, etc., qui n'ont pas de goût pour cuisiner, dont les ressources sont insuffisantes, qui manquent de temps et se nourrissent, de ce fait, de façon monotone, insuffisante en quantité et en qualité.
- *Quand il existe une situation pathologique :* déficit d'absorption intestinale, diététiques thérapeutiques mal conçues, vitamines insuffisamment stockées en cas de maladie de foie, d'alcoolisme, etc.

Les besoins en certaines vitamines augmentent dans de nombreuses circonstances : alimentation trop riche en glucides ou déséquilibrée, prise de certains médicaments, par exemple. On retrouvera toute ces causes en détail un peu plus loin (voir p. 48).

En France, les carences sont difficiles à évaluer, car les

enquêtes épidémiologiques sont peu nombreuses, et l'entente entre les médecins... variable, voire inexistante !

Individuellement, on peut rechercher des signes cliniques de carences (à confirmer éventuellement par des explorations biologiques). Mais ces signes n'apparaissent qu'après un délai variable. En effet, l'organisme consomme d'abord ses réserves, lesquelles sont parfois importantes par rapport aux besoins quotidiens. Ainsi, pour la vitamine B_{12} par exemple, 2 à 3 microgrammes/jour suffisent, et les réserves du foie permettent qu'une carence n'apparaisse pas avant deux ou trois ans de régime totalement carencé (végétalien, par exemple). Les réserves de vitamines A et D (solubles dans les graisses) sont, elles aussi, importantes. En revanche, les vitamines hydrosolubles ne sont pas, ou peu, stockées (vitamine B_{12} exceptée), ce qui explique la nécessité d'un apport quotidien.

Dans les conditions actuelles, un déficit quotidien allant jusqu'à la moitié d'une ration, par exemple, peut passer inaperçu pendant dix, voire vingt ans. Quand l'insuffisance d'apport se prolonge et que les réserves sont épuisées, des manifestations cliniques peuvent apparaître. Mais elles sont rarement spécifiques. Les précarences, générales ou en certaines vitamines, se traduisent par une lassitude ou une fatigue, un manque d'entrain et de tonus, de l'inappétence, une chute de poids, des modifications du comportement telles qu'insomnie, irritabilité.

Une conséquence indirecte des subcarences : on devient plus vulnérable

Même si les carences en vitamines ne suffisent pas à donner des signes cliniques, elles affaiblissent l'organisme et augmentent la susceptibilité aux maladies.

Au cours d'avitaminoses provoquées, on a constaté que les carences en vitamine A favorisaient les infections. En revanche, celles en vitamines B, si elles diminuent parfois aussi la résistance, l'augmentent dans certains cas : elles empêchent le parasite ou le virus de trouver un métabolite (produit de dégradation) dont il a un besoin absolu pour se multiplier.

Il existe parfois aussi des signes biologiques indirects : perturbations du métabolisme phosphore/calcium pour la vitamine D, perturbations du sang pour l'acide folique et la vitamine B_{12}, etc.

Des tests permettent-ils de dépister une subcarence ?

Il n'en existe pas de simples : les dosages de vitamines dans les milieux biologiques sont difficiles et, en outre, leur taux dans le sang varie au cours de la journée selon l'apport alimentaire ; il reflète donc imparfaitement la teneur en vitamines de l'organisme.

Peut-on connaître les quantités de vitamines ingérées ?

On ne peut qu'évaluer grossièrement l'apport en vérifiant si l'alimentation est variée, suffisante et bien équilibrée.

En effet, les enquêtes sont rendues difficiles et coûteuses par la grande diversité des aliments, de leur provenance, des conditions dans lesquelles ils sont conservés et consommés. Le plus souvent, on étudie les grandes catégories d'aliments, et les tables sur leur teneur en vitamines, souvent anciennes (certains se réfèrent encore à celles de Lucie Randoin, qui datent de près d'un demi-siècle) ne donnent que des valeurs très approximatives et sans doute surestimées.

En outre, dans les villes éloignées des lieux de production, l'alimentation est différente, et les procédés de conservation diminuent plus qu'en milieu rural l'apport vitaminique. Pour un même aliment, il est sans doute moindre qu'il ne l'était pour nos grands-parents.

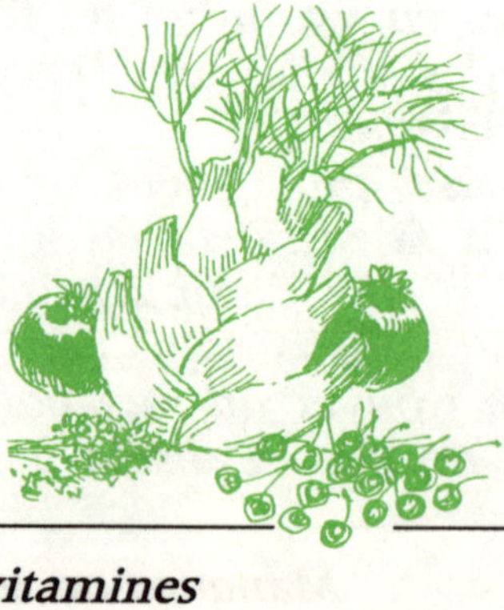

2. LES CONDITIONS INDIVIDUELLES

I. Les carences d'apport

Manque-t-on souvent de vitamines par apport insuffisant ?

On peut manquer de vitamines parce que l'alimentation n'en apporte pas suffisamment du fait de la qualité des aliments, de plus en plus purifiés, ou d'une restriction en quantité, on l'a vu. Dans nos régions, les carences d'apport sont la conséquence, non du manque d'approvisionnement, mais de régimes alimentaires insuffisants ou déséquilibrés, qui peuvent devenir carencés en cas de besoins accrus ou d'affections intestinales, par exemple.

Sans évoquer de régime à proprement parler, notre mode d'alimentation actuel, pauvre en céréales, pain, pommes de terre, légumes secs, en laitages non écrémés, parfois en huile de table, en légumes verts et en fruits, comportant un excès de protéines animales (les Français sont les plus gros consommateurs de viande d'Europe, les quatrièmes du monde), peut entraîner un déficit en vitamines A, C et autres.

Peut-on manquer de vitamines quand on suit un régime amaigrissant ?

On cherche de plus en plus, pour garder la ligne, à réduire l'apport calorique. On veut maigrir ou maintenir son poids. Presque automatiquement, cela entraîne un risque de moindre apport vitaminique. On consomme moins de vitamines liposolubles en diminuant les graisses, en ne consommant, par exemple, que des laitages totalement écrémés. On consomme aussi moins de vitamines hydrosolubles. En outre, la réduction de l'apport calorique entraîne presque toujours une réduction de la variété, de la diversité. Réduire la quantité, c'est réduire la qualité.

En principe, selon le Dr Fossati, un patient soumis à une diététique hypocalorique bien équilibrée ne doit pas souffrir de carence vitaminique ou minérale importante : en effet, si sa consommation de fruits est limitée, il peut consommer sans restriction tous les légumes verts, crus ou cuits à la vapeur sous pression, dont la teneur en vitamines et sels minéraux n'est pas négligeable (seul l'apport en magnésium peut être légèrement insuffisant).

En réalité, il est rare qu'il en aille ainsi. Même dans les régimes hyperprotéinés à la mode, la diminution des calories est souvent réalisée au détriment de la qualité. En tout cas, tout régime aberrant prolongé, toute privation volontaire, tout régime amaigrissant déséquilibré supprimant des catégories entières d'aliments, suivi de son propre chef, entraîne un maximum de carences : certaines chutes de cheveux ou fragilités des ongles n'auraient pas d'autre origine que le déficit en vitamines ou en sels minéraux.

Doit-on prendre des vitamines-médicaments quand on suit un régime amaigrissant ?

Il est conseillé, en cas de régime, de prévenir des carences éventuelles par la prise d'un complément polyvitaminé, dès que le régime hypocalorique régulièrement suivi apporte moins de 1 200 calories/jour (régime des obèses et des diabétiques, anorexiques, etc.).

En effet, la réduction globale de la ration alimentaire, même relativement équilibrée, oblige à consommer ses réserves. Si l'on ne veut pas les épuiser, surtout celles du foie, la prise de vitamines devient une nécessité physiologique.

Mais il ne faut pas prendre n'importe quelles vitamines, en n'importe quelles quantités, et les conseils d'un médecin sont indispensables.

Peut-on manquer de vitamines quand on suit un régime pour des raisons philosophiques ?

La réponse varie selon le type de régime.

Le régime végétarien, qui exclut viande et poisson mais autorise les œufs, le lait et ses dérivés, fromage, beurre et graisses animales, peut couvrir les besoins en vitamines (et en calcium) si l'on consomme une quantité suffisante d'aliments protéinés d'origine animale : 40 g minimum de protéines, soit 2 œufs (15 g de protéines), 100 ml lait (3 g), 2 yaourts (10 g), 50 g de camembert (12 g), ou toute autre combinaison entre ces divers éléments. Un litre de lait apporte 35 g de protéines, par exemple.

Le régime végétalien, qui exclut tous les aliments d'origine animale, est, lui, non seulement carencé en acides aminés indispensables, en acides gras essentiels et en calcium, mais également en vitamine B_{12}, qui ne se trouve que dans certains aliments d'origine animale.

Les carences qu'il entraîne se traduisent, chez le nourrisson, l'enfant et l'adolescent par un retard du développement en taille et en poids.

Une récente étude de Noker, Badenoch et Sinclair, portant sur cent dix-sept végétaliens, a montré qu'environ 20 % d'entre eux, adolescents surtout, souffraient de sensations nerveuses anormales (surtout sensation de brûlure de la langue) et d'absence de règles. Ces troubles traduisaient une insuffisance en vitamine B_{12}, que l'administration de cette vitamine a atténués.

Le régime dissocié, dont le principe est la consommation exclusive d'une seule catégorie d'aliments par jour (viande, fruits, fromage, etc.) peut entraîner un déséquilibre nutritionnel, et de ce fait vitaminique, même si la monotonie des apports favorise l'amaigrissement. Il en va de même pour tout régime à base d'un seul aliment : régime « banane », régime « pamplemousse », régime « ananas » et, à un moindre degré, pour tout régime fondé sur une consommation dissociée des diverses catégories d'aliments : régime Shelton, par exemple.

Quant au *régime macrobiotique ou zen,* à base de riz complet additionné d'huile végétale et de sel, et accompagné d'une restriction liquide, cette dernière, jointe à la carence en protéines animales et (du fait de sa faible diversité) en vitamines, surtout liposolubles, le font considérer comme assez dangereux par le corps médical pour que l'OMS (Organisation mondiale de la santé) l'ait dénoncé.

Peut-on manquer de vitamines quand on suit un régime pour des raisons médicales ?

Beaucoup de gens suivent un régime nécessité par leur état de santé : diabétiques, cardiaques, digestifs, etc. Ces régimes sont, en général, assez bien étudiés pour respecter l'équilibre nutritionnel. Seul le régime prescrit pour excès de cholestérol, qui supprime presque toutes les graisses animales, pourrait entraîner un déficit en vitamines A et D, facile à pallier dès lors qu'on en connaît l'éventualité.

II. Les carences d'absorption

Certains troubles ou maladies empêchent-ils l'absorption des vitamines ?

Oui, on peut manquer de vitamines, même si l'on en absorbe suffisamment, quand un obstacle empêche leur assimilation : un trouble intestinal, par exemple.

Les vitamines hydrosolubles sont rapidement absorbées en début d'intestin (sauf la vitamine B_{12}, dont l'assimilation suit des règles particulières, comme vous le verrez p. 137). Mais les vitamines liposolubles ne peuvent l'être qu'une fois les lipides de la ration émulsionnés sous l'effet de la sécrétion de bile. Il existe donc un risque de carence par défaut d'absorption quand le fonctionnement du tube digestif est longtemps perturbé par le mauvais état d'une muqueuse épaissie ou une insuffisance de la sécrétion de bile ou de sucs digestifs. C'est, en général, le cas des malades atteints d'affection chronique du tube digestif, ou souffrant de troubles du transit avec diarrhées, ou de sujets opérés qui ont subi une résection étendue de l'estomac ou de l'intestin.

Sur cent six malades du tube digestif (œsophage, estomac, intestin, pancréas, vésicule biliaire), les Docteurs G. Debry,

A. Lemoine et C. Le Devehat, ont relevé entre 10 et 54 %, suivant les vitamines et les affections, de subcarences en vitamines B_1, B_2, B_6 et C. Sur deux cent trente-cinq diabétiques, les mêmes auteurs ont relevé de 11 à 12 % de subcarences en vitamines B_1, de 5 à 6 % en vitamine B_2, de 18 à 19 % en vitamine B_6, 10 % en vitamine C. Un troisième volet de cette même étude, portant sur cent quarante-huit malades atteints d'affections du foie aiguës ou chroniques, a montré que, parmi les hépatiques, la fréquence des subcarences était intermédiaire entre celles des deux groupes précédents.

Certains médicaments empêchent-ils l'absorption des vitamines ?

Certains médicaments semblent effectivement gêner l'absorption des vitamines lorsqu'ils sont pris en traitements prolongés, pensent les médecins.

Ainsi en va-t-il de divers antibiotiques (pénicilline, céphalosporine, tétracycline, etc.) et anti-infectieux (notamment ceux qui ne sont pas absorbés) qui détruisent la flore intestinale du côlon, utile pour la synthèse de l'acide folique et de la vitamine K. Ils peuvent provoquer un syndrome hémorragique de carence, par défaut de synthèse de la vitamine K.

L'aspirine et certains antirhumatismaux (corticoïdes et anti-inflammatoires non stéroïdiens) administrés à long terme, entraînent une baisse sensible de la concentration de la vitamine C dans les globules blancs et les plaquettes du sang (qui jouent un rôle dans sa coagulation) ; d'où un risque d'accident hémorragique.

Les antimitotiques (qui empêchent la mitose : division des cellules), médicaments anticancéreux qui s'opposent à la multiplication des cellules tumorales en inhibant la transformation de l'acide folique en sa forme active, sont parfois à l'origine, eux aussi, d'accidents sanguins.

Les antituberculeux comme l'isoniazide provoquent chez les tuberculeux, déjà dénutris, des carences en vitamine B_6, génératrices d'accidents neurologiques à type de polynévrites, ou des carences en vitamine PP, génératrices, elles, de troubles neuropsychiques de type dépressif.

Certains antidiabétiques (biguanides) peuvent induire une carence en vitamine B_{12}.

Les anticonvulsivants (diphényl-hydantoïne), prescrits en cas d'épilepsie, sont responsables d'accidents hématologiques par carence en acide folique, ou d'accidents osseux par carence en vitamine D.

On appelle avitaminoses iatrogènes, les avitaminoses induites par les médicaments. Le tableau ci-dessous (non exhaustif) résume ce problème :

carence en :	médicaments à suspecter :
Vitamine D	Anticonvulsivants et, aussi, barbituriques
Vitamine K	Certains antibiotiques
Vitamines B_6 et PP	Certains antituberculeux...
Vitamine B_{12}	Certains antidiabétiques
Vitamine C	Antirhumatismaux

Certains aliments contiennent-ils des antivitamines ?

Oui, bien qu'on se demande pourquoi la nature place côte à côte des substances utiles et d'autres qui les neutralisent...

Ainsi, il existe dans le blanc d'œuf cru une substance, l'avidine, qui s'oppose à l'assimilation de la biotine (vitamine B_8) en fixant toute celle des aliments.

Dans le millet et dans le maïs, la leucine neutralise la vitamine PP de telle sorte que, bien que son taux ne soit pas particulièrement bas par rapport à celui des autres céréales, elle n'y est pas disponible.

Le poisson cru contient aussi une substance antivitamine B_1, la thiaminase, et ses grands consommateurs ont pu souffrir de troubles dus à son déficit.

III. Les carences par accroissement des besoins

On peut, vous l'avez vu, manquer de vitamines quand on n'en consomme pas assez (carences d'apport) ou quand il existe des obstacles à leur assimilation (carences d'absorption). Mais on peut en manquer pour une troisième raison : quand les besoins de l'organisme sont accrus sans que les apports le soient également.

On risque alors de manquer de vitamines d'une façon générale, de souffrir de polycarences : en période de croissance, à la puberté, en cas d'activité physique intense (notamment chez les sportifs professionnels), de grossesse et d'allaitement. Ou manquer d'une vitamine en particulier : par exemple, d'acide folique (qui joue un rôle prépondérant dans la formation des globules rouges), en cas d'hyperactivité du système érythropoïétique *, en cas de grossesse où il faut assurer à la fois les besoins de la mère et ceux du fœtus, d'hémorragies répétées, de période réparatrice d'anémie ; ou de vitamine C quand on fume beaucoup, qu'on boit beaucoup d'alcool, etc.

On appelle sujets à risques, nécessitant une attention particulière, tous les individus appartenant à ces diverses catégories, que nous allons maintenant reprendre en détail.

Les bébés, même nourris au sein, peuvent-ils manquer de vitamines ?

A la naissance, un nouveau-né souffre rarement de carence, car il puise ce qui lui manque chez sa mère. S'il est nourri au sein, le lait maternel contient toutes les vitamines qui lui sont nécessaires. Examinons-les une à une, pour voir quels problèmes peuvent, éventuellement, survenir.

Vitamine D

Son stock en vitamine D est un peu insuffisant dès le deuxième mois. En effet, une partie de la vitamine D, dont le déficit favorise le rachitisme, s'élabore au niveau de la peau, sous l'influence des rayons ultra-violets, c'est-à-dire des rayons solaires directs. La France étant faiblement ensoleillée pendant une partie de l'année, une tendance au rachitisme peut se manifester, particulièrement chez les bébés nés au début de l'automne, qui en seront privés pendant six mois.

Il peut encore apparaître avant dix-huit mois, chez les jumeaux, prématurés ou nouveau-nés dont la mère est carencée en vitamine D.

Si l'enfant est nourri au lait de vache, le problème est aggravé. Les vitamines du lait sont détruites par la stérilisation. Les laits

* Système qui, dans la moelle osseuse, forme les globules rouges à partir de cellules médullaires.

maternisés sont supplémentés en vitamines A, E, C, B_1, B_6, B_{12}, PP, acide folique, mais pas en vitamine D – ce qui soulève d'ailleurs des controverses – par crainte de surdosage. Seuls les laits à visée pharmaceutique en sont additionnés.

Il est donc légitime d'administrer de la vitamine D aux bébés, dès les premiers jours chez les nourrissons nourris au lait artificiel et, par sécurité, à partir du deuxième mois chez les enfants nourris au sein. On donne de 800 à 1 500 U.I. par jour, davantage si l'enfant est prématuré ou sa peau très pigmentée, durant les deux premières années. Ensuite, l'exposition au soleil semble en général suffisante pour certains ; d'autres conseillant de continuer les prises jusqu'à cinq ans durant les quatre mois d'hiver.

Vitamine K

Un déficit peut se manifester à la naissance, d'où l'insuffisance de la synthèse de certains facteurs nécessaires à la coagulation. Le bébé saigne, c'est la maladie hémorragique du nouveau-né. L'administration de 20 mg/jour de vitamine K guérit celle-ci en quelques jours.

Parfois, le même symptôme se manifeste entre la quatrième et la douzième semaine, en cas de diarrhée abondante avec prise d'antibiotiques qui altèrent la flore intestinale, ou chez un nourrisson nourri au sein (le lait de femme n'apporte que 15 μg/l de vitamine K ; le lait de vache, 60).

Vitamine E

Avant la trente-sixième semaine de gestation, la vitamine E passe mal dans la circulation fœtale. Aussi les prématurés en manquent-ils souvent. Dans de rares cas, la carence est manifeste et se traduit par une anémie hémolytique (qui détruit les globules rouges). Celle-ci guérit en quelques semaines avec 25 mg/jour de vitamine E. Il ne faut pas donner aux bébés du lait écrémé, qui a perdu toutes ses vitamines A, D, E et K, ni même du lait demi-écrémé, qui en a perdu la moitié.

Vitamine C

Un enfant nourri au sein ou au lait maternisé n'en manque pas. Néanmoins, certains médecins, par prudence, font prendre des jus d'agrumes, d'ananas ou de tomate, dès la fin du premier mois (jus frais, sucrés ou non et coupés d'eau, ou jus du commerce à teneur garantie en vitamine C). D'autres n'en conseillent l'emploi qu'à partir du quatrième mois, avec le début de l'alimentation diversifiée. Cette vitamine peut être utile chez les nourrissons ayant tendance à la constipation (mais mal supportée chez ceux dont la tendance est inverse ; et elle aggrave parfois les régurgitations).

Il faut administrer les jus une demi-heure avant l'un des repas, et seulement dans la matinée, car la vitamine C est excitante et gêne le sommeil. Quand le jus est mal toléré, on donne des préparations pharmaceutiques. Dès que l'enfant commence à manger des fruits et des légumes frais, les besoins en vitamine C sont couverts.

On dit que la vitamine C protège contre les infections. Sans que cela soit bien prouvé, le Dr Cohen-Solal constate que les enfants auxquels on en donne régulièrement ont moins d'infections respiratoires ou rhino-pharyngées.

Les enfants peuvent-ils manquer de vitamines ?

Les enfants et adolescents font partie des groupes dont les besoins sont accrus. La croissance, c'est-à-dire la formation de tissus nouveaux (os, muscles, glandes) exige des vitamines, en plus des rations « d'entretien ». Les besoins sont donc supérieurs, toutes proportions gardées, à ceux des adultes, surtout en vitamine D, nécessaire au métabolisme du calcium pour constituer un squelette solide.

Sans administrer systématiquement des vitamines aux enfants, il faut veiller à ce qu'ils « mangent de tout » en proportions équilibrées. Il est important, notamment, de bien composer le repas du soir pour les enfants qui déjeunent à la cantine, surtout quand les repas y sont, comme souvent, trop riches en charcuterie, viandes en sauce, préparations semi-industrielles grasses (raviolis, quenelles, etc.), et insuffisants en produits laitiers, légumes et fruits frais.

Une femme enceinte peut-elle manquer de vitamines ?

La grossesse entraîne une activité métabolique particulièrement intense, et crée une situation de carence relative du fait de l'augmentation des besoins : augmentation de volume de l'utérus, formation du placenta, préparation des réserves pour l'allaitement, éléments pour la construction du fœtus. Les besoins en vitamines deviennent équivalents à ceux de l'homme adulte, et un peu supérieurs en ce qui concerne les vitamines C, D, B_{12} et acide folique.

Ils peuvent néanmoins être couverts, sans recourir à une supplémentation systématique, par une alimentation variée, comportant chaque jour (sans excès) : viande, poisson ou œufs (vitamines B), laitages (vitamines A et D), fruits et légumes frais (vitamine C).

De nombreux travaux ont été effectués pour évaluer la teneur en vitamines de l'organisme par rapport à celui des femmes non enceintes de même âge, notamment aux États-Unis et dans différents pays d'Europe. On a constaté une baisse mais pas d'anomalie clinique. Voici les vitamines qui doivent être surveillées :

Vitamine C

Sa carence peut entraîner de l'anémie chez l'enfant (les analyses montrent, en effet, que le taux de plusieurs vitamines est beaucoup plus élevé dans le sang du fœtus que dans celui de la mère, surtout celui d'acide folique, nécessaire pour fabriquer ses globules rouges. Des tests biologiques assez simples permettent de déceler l'anémie qui en résulte).

Chez la mère, il existe parfois des subcarences qui se traduisent par des saignements et des douleurs des gencives, une mobilité dentaire, une fatigue générale, des varices. Consommer deux oranges par jour suffit à les éviter.

Acide folique

L'augmentation du volume du sang et de l'érythropoïèse (fabrication du sang) peut épuiser les réserves en fer et en acide folique. Une surveillance clinique et, éventuellement, des analyses permettent de déceler les premiers signes de l'anémie dite mégaloblastique (par manque de maturation des précurseurs des globules rouges, les mégaloblastes) ; anémie qu'il ne faut pas confondre avec l'autre anémie mégaloblastique, par carence en vitamine B_{12}, ni avec l'anémie dite hypochrome, par manque de fer, plus fréquente.

L'anémie mégaloblastique par carence en acide folique représente d'un quart à un tiers des anémies de la grossesse ; elle est facilement traitée avec 15 à 30 mg d'acide folique/jour. Une prescription préventive systématique n'est pas nécessaire, sauf dans les cas où les risques de déficit sont accrus : grossesses successives et rapprochées, grossesses gémellaires, habitudes éthyliques, prise d'anticonvulsivants ou de barbituriques (antécédents d'épilepsie).

Vitamine D

Certains conseillent la prise de vitamine D au deuxième et au troisième trimestre de grossesse, surtout en hiver, pour maintenir le bilan calcique, éviter l'ostéomalacie de la mère et la tétanie, le rachitisme ou la mauvaise minéralisation des os et des dents chez l'enfant, à la dose de 400 à 800 UI/jour.

Elle est indispensable quand on prend des barbituriques pour épilepsie car ceux-ci accélèrent la dégradation de la vitamine D en métabolites inactifs.

Mais il ne faut pas prendre de vitamine D de son propre chef : son excès peut entraîner un risque d'hyper-ossification du fœtus, d'où accouchement compliqué si l'enfant a la tête dure.

Vitamine B_6

Le risque de carence en cette vitamine, qui joue un rôle dans les modifications physiologiques de la grossesse (elle est nécessaire pour métaboliser les protéines et les hydrates de carbone) semble important. Certaines complications ont pu lui être attribuées (beaucoup de femmes en âge de procréer seraient carencées en vitamine B_6, selon des enquêtes réalisées aux États-Unis, en Allemagne de l'Ouest et en Suisse) : malaises matinaux, nausées, vomissements... La prise de 200 mg/jour les atténue chez la plupart des femmes : en cas de vomissements, les vitamines B_6 et B_1, également atoxiques, sont souvent salutaires, et leur effet est parfois immédiat et durable, note le Dr D. Baudon.

La vitamine B_6 semble importante aussi pour le fœtus, et en particulier pour la croissance cérébrale : une carence entraînerait des troubles dans la formation de la myéline (substance qui entoure la fibre nerveuse), et de certains neuromédiateurs. Des crises convulsives chez le nouveau-né, un faible poids de naissance, une réduction des défenses immunitaires, lui seraient imputables. Mais ces constatations demandent à être confirmées.

Vitamine B_1

Elle exerce, elle, une action sur les contractions utérines, qu'elle renforce, facilitant ainsi l'accouchement. Peut-être exerce-t-elle aussi une action sur la douleur ? Son déficit se traduit par perte de l'appétit, fatigue tenace, tendance à l'irritabilité.

Vitamine E

Elle favoriserait le développement du fœtus et permettrait une résistance accrue du nouveau-né.

Vitamine K

Il n'y a pas de carence chez la mère ; chez le bébé, il existe parfois un déficit car son intestin n'a pas, à la naissance, de bactéries qui en fabriquent. Certains médecins en administrent préventivement dès la naissance, mais cette mesure est discutée.

Vitamine A

Les excès, qui pourraient engendrer des troubles chez le fœtus, sont à éviter durant la grossesse.

Au cours de l'allaitement, les besoins en cette vitamine sont augmentés, pour permettre la constitution d'un lait qui en contienne suffisamment.

Le placenta joue un rôle important car, même si la mère souffre de carence, le fœtus puisera dans le stock maternel et n'en souffrira pas. Aussi, à la naissance, le nouveau-né souffre-t-il rarement de carences. Chez la mère, dont les réserves sont devenues inexistantes, peuvent apparaître divers troubles : anémie, décalcification, fatigue, vergetures (par rupture des fibres élastiques due à la distension), faiblesse musculaire.

Pourquoi les gens âgés manquent-ils souvent de vitamines ?

Les raisons sont, à la fois, d'ordre physiologique et d'ordre extérieur.

Tout d'abord, leurs assimilations sont ralenties, et leurs fonctions digestives pas toujours intactes. Avec l'âge, les digestions deviennent plus difficiles, l'estomac et les autres glandes digestives voient leurs sécrétions s'appauvrir, diminuer, notamment celles d'acide chlorhydrique.

D'autre part, à partir d'un certain âge, on sort moins, on s'expose moins au soleil, les besoins en vitamine D augmentent donc si l'on veut conserver un bon équilibre calcium-phosphore et garder des os solides et de bonne qualité.

Souvent aussi, les gens âgés s'alimentent mal : le manque d'appétit, dû aux insuffisances digestives, une mauvaise denture, des ennuis de santé, la lassitude pour faire « les courses » ou « la cuisine », la vie solitaire, la diminution des ressources, le désintérêt pour la nourriture, font qu'ils se nourrissent de façon monotone, insuffisante, déséquilibrée (pas toujours assez de viande, donc de vitamine B_{12} ; trop d'aliments raffinés, parce que faciles à mastiquer et à digérer, par exemple).

Les troubles digestifs, la solitude ou l'ennui entraînent une certaine anorexie (manque d'appétit). Il y a donc à la fois carence d'apport et carence d'absorption (en cas de troubles digestifs chroniques). D'où l'apparition de troubles divers, plus ou moins caractérisés.

Une enquête effectuée dans un hôpital gériatrique a montré que 88 % des vieillards avaient dans le sang un taux anormalement bas en une ou plusieurs vitamines. Certains troubles, mis sur le compte du grand âge, sont liés quelquefois directement à une déficience en vitamines : lésions de la peau, des lèvres, des gencives, lésions osseuses, troubles de la vue et, surtout, mauvais état général, plus grande fatigabilité, manque de dynamisme.

Dans les collectivités, les carences polyvitaminées sont fréquentes : trois fois moins de vitamine C circulant que normalement ; 35 à 80 % de déficit en vitamine B_1 ; 40 % en vitamines A et D ; 80 % en vitamine B_2 ; 92 % en vitamine C ; 90 % en vitamine B_6.

Selon le Pr Apfelbaum, les carences les plus fréquentes sont celles en :

Vitamine D

Les troubles biologiques de carence typiques sont assez fréquents, surtout en hospice. Ils sont favorisés plus par les régimes monotones et l'absence d'exposition solaire, que par les causes classiques (ablation de l'estomac, déficits digestifs d'absorption des graisses). Des enquêtes ont montré des anomalies plus ou moins marquées et plus ou moins associées des taux de calcium et phosphore, dont la vitamine D assure la fixation.

S'il n'y a pas de carences d'absorption, le déficit est facile à corriger par des doses très faibles (400 U.I./jour), ce qui montre bien l'origine carentielle. Celle-ci démontrée, on administre alors la vitamine D en injections intramusculaires une fois par mois, puis une fois par trimestre, à la dose moyenne de 40 000 U.I.

Vitamine C

Sa carence est fréquente aussi, en cas de régimes monotones où fruits et légumes verts sont en quantité insuffisante, qu'ils soient prescrits par le médecin ou suivis de son propre chef pour troubles digestifs. On la décèle à une tendance hémorragique (apparition de petites taches sanguines – ou pétéchies – traduisant la faiblesse des parois capillaires, par exemple).

Vitamine B_{12} et acide folique

L'absorption de la vitamine B_{12} paraît plus faible chez beaucoup de vieillards, et son taux dans le sang est souvent plus bas que la normale. Sans doute parce que les gastrites atrophiques (dues à l'atrophie de la muqueuse de l'estomac, où s'élabore le facteur nécessaire à son transport) sont fréquentes dans le grand âge. Mais une réelle carence d'apport est très rare.

On recherche souvent aussi une carence en *acide folique* devant les signes d'anémie.

La carence en vitamine B_1 se voit, en général, dans les cas d'alcoolisme chronique.

Certaines vitamines peuvent-elles ralentir le vieillissement ?

Aux États-Unis, quelques médecins, comme le Dr Paul, pratiquent un bombardement à hautes doses, très supérieures aux taux nécessaires pour compenser les « fuites ». Mais cela semble inutile, voire nocif. Le Dr Rouveix conseille, lui, de prendre de la vitamine A, dont le rôle au niveau de la peau (maintien de son intégrité et antidessèchement) et de la vision, est important. Des doses de 30 000 à 50 000 U.I./jour ralentiraient, selon lui, l'apparition des rides et ridules.

Il conseille aussi de prendre régulièrement de la vitamine E (50 à 80 mg/jour ou huile de germe de blé). Elle retarde la destruction par l'oxygène de substances indispensables à l'organisme et ralentit de ce fait le vieillissement de la membrane cellulaire.

Le Dr Jean Arnal estime de son côté que les vitamines antioxydantes (E, A) agissent contre le vieillissement : elles améliorent le métabolisme et compensent les carences alimentaires de plus en plus fréquentes (surtout en sels minéraux). Beaucoup de patients auxquels il en prescrit constatent, par exemple, que leur vision s'améliore.

Vitamines, intellect et troisième âge

La détérioration des facultés cognitives est considérée un peu comme inéluctable avec l'âge. Or, une étude faite chez des sujets de plus de soixante ans, sans pathologie et non médicamentés, au Nouveau-Mexique (JAMA 1983, n° 249) a montré que certaines carences vitaminiques, bien que mineures, s'accompagnent de détérioration des tests appréciant ces facultés.

Les sujets dont le taux sanguin est diminué en vitamines C, B_{12}, riboflavine et acide folique, ont des résultats légèrement, mais significativement, altérés.

L'interprétation est délicate mais il semble quand même que des malnutritions, non visibles cliniquement, puissent jouer un rôle. La meilleure preuve serait de corriger ces carences par des apports polyvitaminés, mais les rares études réalisées n'ont pas apporté de démonstration évidente.

Pourquoi les fumeurs manqueraient-ils de vitamines ?

Parce que le tabac détruit la vitamine C dans l'organisme (ainsi que la vitamine A) : jusqu'à 25 mg par cigarette fumée. On peut calculer grossièrement l'augmentation des besoins en multipliant ce chiffre par le nombre de cigarettes quotidiennes. Chez les gens qui fument un paquet par jour, sa chute dans le sang serait d'environ 30 %.

Un grand fumeur demande à être surveillé du point de vue vitaminique tout au long de son existence. On décèle le déficit par une baisse de la concentration en vitamine C dans les globules blancs. Cette carence pourrait favoriser certains accidents vasculaires.

D'aucuns considèrent que l'apport quotidien doit être supérieur d'environ 50 % à celui des non-fumeurs.

La prise excessive d'alcool peut-elle provoquer une carence ?

Oui. Il existe chez les éthyliques de nombreuses carences, aux causes multiples et complexes.

Quand l'organisme brûle de la nourriture pour en tirer de l'énergie, cela entraîne beaucoup de réactions qui exigent la présence de vitamines, apportées par les aliments. Quand l'énergie est tirée de l'alcool, qui n'en apporte pas, l'organisme prend sur ses réserves. La métabolisation de l'alcool augmente donc les besoins en vitamines B, B_1 surtout.

On note des carences en vitamines B_1, B_6, B_{12}, acide folique, acide pantothénique, vitamine PP et aussi vitamines liposolubles, jusqu'à 86 % selon les vitamines. Les vitamines A, E et B_1 sont particulièrement vulnérables.

En outre, l'alcoolique ou le grand buveur manque d'appétit, se nourrit mal, d'où carence d'apport. A long terme, l'alcool altère l'estomac, donc empêche l'absorption de beaucoup d'éléments nutritifs. Les troubles digestifs provoquent alors des carences d'absorption. Les vitamines hydrosolubles ont du mal à traverser une muqueuse remaniée et épaissie, les vitamines liposolubles sont mal absorbées du fait de la sécrétion insuffisante de bile. Les perturbations des fonctions du foie diminuent les capacités de stocker les vitamines et inhibent leur transformation en leur forme active de coenzymes.

Vitamine B_1

Sa carence s'explique par plusieurs raisons. Les besoins sont accrus. Or, le régime n'en fournit pas assez quand le sujet est anorexique (bien qu'il conserve son poids puisqu'il ne manque pas de calories). L'alcool entrave son absorption au niveau intestinal. En cas de déficit prolongé, des troubles nerveux, psychiques et cardiaques peuvent apparaître, évoquant certains symptômes du béri-béri.

Une maladie rare dans nos pays, le syndrome de Wernicke-Korsakoff ou « béri-béri cérébral », liée directement au manque de vitamine B_1, provoque de graves troubles de la mémoire, une paralysie ou une réduction des mouvements oculaires, des troubles de la marche et des troubles mentaux.

Si la carence est traitée à temps, et qu'on cesse en même temps de consommer de l'alcool, les symptômes sont réversibles.

Acide folique

L'alcool diminue aussi son taux, et cette carence entraîne à son tour une diminution d'absorption des vitamines B_1 et B_{12}. Ces carences sont responsables d'un type d'anémie dite mégaloblastique, un trouble de l'érythropoïèse (voir p. 129).

Vitamine B_6

Elle est déficitaire chez les buveurs chroniques. Comme elle joue un rôle important dans le bon fonctionnement du système nerveux et de l'hématopoïèse (fabrication des cellules sanguines), la « neuropathie périphérique » du buveur chronique (modification des sensations dans les membres : fourmillements et faiblesse musculaire) a été attribuée à sa carence. Mais on ne sait pas encore si les troubles sont dus à celle-ci ou à une action toxique directement exercée par l'alcool.

Vitamine C

Elle est presque toujours diminuée chez l'alcoolique. Mais est-ce par mauvaises habitudes alimentaires résultant de l'anorexie, ou modifications de son utilisation par l'organisme ?

Pour traiter l'alcoolique, on injecte à doses élevées des vitamines B et C.

Quant au manque de vitamines liposolubles, il est plus difficile à déceler, car l'organisme peut les stocker. Toutefois, la cécité nocturne, souvent observée chez l'alcoolique, pourrait être la conséquence d'une carence en vitamine A.

La carence en vitamines va souvent de pair avec celle en minéraux, qui jouent également le rôle de catalyseurs. Dans le cas du magnésium, par exemple (un minéral dont nous verrons l'importance), la consommation chronique d'alcool peut diminuer sa concentration au point d'affecter le muscle cardiaque. Son déficit augmente la carence en vitamine B_1 et accroît les possibilités de complications neurologiques. Il annule aussi les effets de la vitamine B_1 administrée en médicament.

La prise de pilules contraceptives peut-elle provoquer une carence en vitamines ?

Il arrive que la pilule contraceptive contrarie l'assimilation de la vitamine B_6. Ce déficit s'expliquerait du fait que l'apport de la pilule en estrogènes entraîne une surconsommation. Quand une femme « sous pilule » manifeste une tendance dépressive, de l'anxiété ou de l'agressivité, de la fatigue, de la nervosité, des troubles de l'humeur, une diminution de sa tolérance au glucose trois mois après le début de sa prise, il faut y songer.

En effet, les contraceptifs perturbent le métabolisme d'un acide aminé, le tryptophane, d'où dérive la sérotonine, neurotransmetteur mis en cause dans la dépression. Cette origine peut être évoquée quand la prise de vitamine B_6 entraîne la diminution ou la disparition des phénomènes dépressifs en quelques jours.

Selon divers auteurs, dont les Drs Aly et Salkel, de 40 à 50 % des femmes utilisant les contraceptifs oraux (70 % selon le Dr Bermond), ont une carence biochimique, prouvée par les tests de laboratoire, qui, dans certains cas, serait responsable de cette tendance dépressive. On serait conduit à prescrire alors des doses de dix à vingt fois plus fortes que les apports conseillés (20 à 40 mg/jour).

Une étude comparative entre des groupes de femmes sous contraceptifs oraux et des groupes témoin a montré également une baisse du taux de vitamine B_{12}, d'acide folique et de vitamine C dans les globules blancs et les plaquettes du sang. Mais il n'existe pas de signes cliniques.

Perd-on des vitamines quand on transpire ?

Les sportifs à l'entraînement perdent de 6 000 à 10 000 calories par jour, compensées par l'alimentation, mais peut-être insuffisamment en ce qui concerne les vitamines, car la sudation (1 à 4 litres de sueur/heure) en élimine beaucoup par déperdition de vitamines hydrosolubles. Durant une course de 3 à 10 km, le corps consomme de 21 à 37 % de son stock de vitamine C (Dr Creff). Comme celle-ci, sans être un dopant ni produire d'effet trop excitant, favorise l'effort musculaire, sa prise, associée à celle de vitamine B_1, peut, chez les sportifs, prévenir fatigue ou crampes, aider l'organisme à maintenir ses facultés physiques pendant l'effort, puis à mieux récupérer ensuite.

Les sportifs doivent-ils prendre des suppléments de vitamines ?

Les activités physiques entraînent une forte consommation de vitamines. Mais cela n'implique pas qu'il faille automatiquement prendre des vitamines de synthèse.

Une ration alimentaire d'entraînement bien équilibrée peut n'être carencée en aucune vitamine. Si carence il y a, il faut avant tout rééquilibrer la ration. Si la carence persiste, il faut alors rechercher le trouble qui doit être à son origine. Cependant, il est parfois nécessaire, surtout en période de compétition, de fournir des vitamines de soutien, parce qu'on n'a pas le temps matériel de corriger la cause du déficit. Mais il n'est jamais justifié, dit le Dr Creff, d'en apporter de fortes doses.

Il faut savoir aussi que l'excès d'une vitamine risque de diminuer le rendement par déséquilibre. De fortes doses de vitamines B_1 peuvent provoquer une pellagre en favorisant la destruction de la vitamine PP. De fortes doses de vitamine A bloquent le mécanisme de réabsorption de la vitamine C par les reins et peuvent provoquer une hypovitaminose C. La levure fraîche capte à son profit une partie de la vitamine B_1 du tube digestif, et le déficit final s'en trouve accru.

Même dans les populations sous-alimentées, il n'est pas indiqué non plus de donner trop de vitamines. Le gouvernement de Vichy, qui avait fait administrer des doses de 100 mg de vitamine C à des écoliers malnutris durant l'Occupation, a commis une erreur.

Le Dr Creff est partisan d'une panvitaminothérapie : prise de préparations qui comportent toutes les vitamines, en proportions harmonieuses, équilibrées entre elles, le plus souvent synergiques et protectrices les unes par rapport aux autres, respectant les normes physiologiques et nutritionnelles, et seulement quand on a la certitude que l'alimentation est équilibrée.

Cet avis est partagé par le Pr Raoul : « Il résulte d'expériences faites sur de jeunes sujets, dit celui-ci, que l'enrichissement en vitamines n'améliore pas l'aptitude au travail et à l'effort quand le régime est équilibré. En tout cas, il ne faut jamais prendre une seule vitamine – dont l'excès entraîne un déséquilibre préjudiciable au rendement musculaire – mais une préparation polyvitaminée. Une alimentation un peu plus abondante en aliments vitaminés durant tout l'entraînement (légumes frais, produits laitiers, céréales) est préférable à un « dopage vitaminique aux alentours d'une épreuve ».

Les causes possibles d'une carence en vitamines

I. Les carences d'apport : l'extérieur n'en fournit pas assez

1) La carence vient des aliments.
2) La carence vient du régime : insuffisant, déséquilibré.

II. Les carences d'absorption : l'organisme n'en tire pas parti

1) Par troubles digestifs.
2) Par antagonisme avec certains médicaments ou certains aliments.

III. Les carences de formation

IV. Les carences par accroissement des besoins sans accroissement d'apport correspondant

– Carences générales.
– Carences en telle ou telle vitamine en particulier.

1) Les besoins physiologiques sont accrus :
   – dans l'enfance ;
   – au cours de la grossesse et de l'allaitement ;
   – dans le troisième âge : pour raisons physiologiques, économiques, psychologiques et de mode de vie.
2) Les besoins sont accrus lors de circonstances ou d'états particuliers :
   – stress de la vie moderne ;
   – chez les fumeurs ;
   – chez les buveurs excessifs ;
   – chez les femmes qui prennent la pilule contraceptive ;
   – chez les sportifs.

les vitamines médicaments

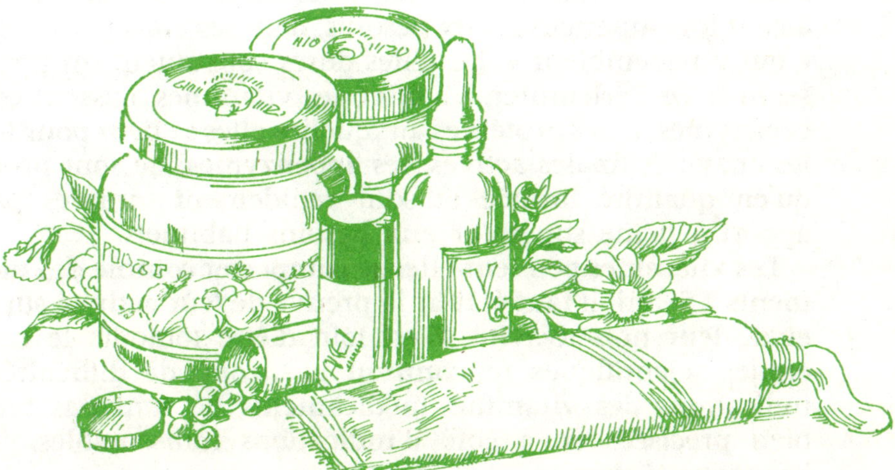

Y a-t-il une différence entre les vitamines naturelles et les vitamines pharmaceutiques ?

Il n'y a pas de différence chimique, mais il y a une différence de concentration, de doses, qui permet d'obtenir des effets particuliers avec les vitamines-médicaments.

Aussi distingue-t-on l'action vitaminique (celle des vitamines pures, consommées en faible quantité dans les aliments) et l'action dite pharmacodynamique, celle des vitamines prises à plus forte dose : l'action anti-infectieuse, celle de défense contre les agresseurs pour la vitamine C, par exemple.

Les doses pharmacodynamiques sont celles où l'on obtient un effet sur tel ou tel symptôme organique. Les vitamines prescrites individuellement pour des usages précis le sont en général à doses très fortes : la vitamine B_1 pour les névrites, la vitamine B_{12} en cas d'anémie mégaloblastique, la vitamine D en prévention du rachitisme, la vitamine B_5 dans les alopécies, la vitamine K en cas d'hémorragie, les vitamines A + E pour prévenir la sénescence, par exemple. Les préparations polyvitaminées sont moins fortement dosées.

Comment a-t-on établi les doses pharmacodynamiques utiles ?

En produisant artificiellement des signes de carence et en extrapolant. On a observé ces signes et on a proposé, par analogie, des traitements vitaminiques à fortes doses, de dix à cent fois supérieures aux besoins, dans les états pathologiques « qui y ressemblent ». De telles doses constituent un non-sens, selon le Dr Perlemuter. En effet, les vitamines agissent comme coenzymes, et les protéines auxquelles elles se lient pour former les enzymes finales actives, les apoenzymes, ne sont produites qu'en quantité limitée et sont rapidement saturées par un apport à peine supérieur aux besoins habituels.

Les vitamines peuvent-elles se comporter comme des médicaments ? Si oui, il faut établir la preuve de leur activité supposée et de leur non-nocivité. C'est loin d'être toujours le cas. Les études scientifiques rencontrent beaucoup de difficultés. Les indications des vitamines-médicaments ne sont pas toujours bien précisées et, à côté d'indications indiscutables, il y a beaucoup d'abus.

Les mégadoses

Il y a deux façons d'administrer les vitamines :
– pour corriger une avitaminose ;
– pour obtenir une action pharmacodynamique.

Dans ce dernier cas, on a pris l'habitude, depuis 1970, de donner des doses de 20 à 600 fois plus fortes que les doses quotidiennes recommandées, sans fondement, semble-t-il. Les études statistiques ont ainsi montré que l'administration de mégadoses de vitamine C dans la grippe restait sans effet. Aucune étude documentée n'a prouvé non plus l'action de la vitamine B_1 sur les maladies mentales.

En revanche, on connaît bien le danger de ces mégadoses. Le journal Tempo Médical *(n° 161, avril 1984) dresse le tableau suivant * :*
– vitamine A : dangereuse ;
– vitamine D : dangereuse ;
– vitamine C, donnée pour infection : non justifiée ;
– vitamine B_1, donnée pour troubles du système nerveux : non justifiée ;
– vitamine B_6, donnée pour syndrome prémenstruel et syndrome du canal carpien : dangereuse.

* Dr D. Rudman, cité par le Dr H. Ximénès.

En cas de carence ou subcarence, faut-il modifier l'alimentation ou prendre des médicaments ?

Selon le Dr Dupin, l'idéal serait de modifier l'alimentation, qu'il s'agisse de vitamines ou de sels minéraux ; mais les Français ne sont pas prêts à manger davantage, ou autrement. Alors, faut-il prendre des suppléments pharmaceutiques comme à l'étranger, ou enrichir certains aliments ? Les pouvoirs publics n'en ont pas encore décidé.

Mais, comme l'alimentation tend vers une certaine destruction, il semble souhaitable de compenser les subcarences, sans toutefois les dramatiser. Dans toutes les situations physiologiques particulières vues précédemment, il faut entreprendre une réparation, sur conseil médical, et prescrire telle ou telle vitamine en particulier.

Des études semblent établir certains rapports entre une pathologie et les teneurs en vitamines : par exemple, entre les cancers de la vessie ou des poumons et la teneur en vitamine A (voir p. 169).

Faut-il prendre des suppléments de vitamines en hiver ?

Étant donné l'approvisionnement actuel en France, où l'on trouve pratiquement les mêmes aliments toute l'année, cela ne paraît pas indispensable (Pr Raoul). Les végétaux surgelés ou en conserve apportent, du moins en ville, autant de vitamines que les aliments frais et, en outre, les végétaux ne constituent pas la seule catégorie d'aliments riches en vitamines.

D'autre part, les vitamines, si elles sont indispensables à l'accomplissement des métabolismes, ne sont pas des « fortifiants ». Ce n'est donc pas comme antifatigue ou antilassitude qu'il semble logique d'en absorber.

Faut-il prendre systématiquement des vitamines-médicaments ?

Aux États-Unis, elles se croquent comme des bonbons.

« Plusieurs millions d'individus ingèrent régulièrement des quantités de vitamines largement supérieures à leurs besoins », écrit Greengard. « Dans le cas des vitamines hydrosolubles, cette pratique ne semble pas dommageable du fait de la faible toxicité de ces composants (en outre, l'organisme ne les stocke pas, et il élimine le surplus quand on en avale beaucoup). Il s'agit cependant d'une habitude entraînant un énorme gaspillage économique. »

Qu'est-ce qu'une alimentation « variée et diversifiée » ?

Il convient de la considérer non par repas, mais sur une période de une semaine à dix jours. Manger deux ou trois fois de suite le même plat ne présente donc pas d'inconvénient (heureusement pour « l'art d'accommoder les restes » !).

Il n'existe pas encore suffisamment d'essais cliniques contrôlés étudiant les effets comparés d'une vitaminothérapie et de placebos * pour affirmer que celle-là soit utile.

Pour l'instant, on ne peut pas affirmer que la vitaminothérapie systématique soit utile avant qu'on ait effectué :

1) des essais contre placebo ;
2) en double insu * ;
3) avec tirage au sort ;
4) en codifiant de façon précise les critères d'efficacité ;
5) avec un nombre de sujets suffisant ;
6) en poursuivant les études assez longtemps en fonction de l'effet thérapeutique à démontrer (Service d'endocrinologie et de métabolisme du Pr J. Hazard à Créteil) ;
7) en supprimant au maximum l'action du génotype, par exemple avec des couples de vrais jumeaux, ajoute le Pr Craplet.

Certaines études actuelles apportent quelques éléments d'information. Ainsi, une étude tchèque contre placebo chez plus de trois cents mères, auxquelles on avait administré un supplément polyvitaminé (A, B_1, B_2, B_6, C, D_3, E, PP) dans la période périconceptionnelle, montrerait l'effet préventif de la survenue du bec-de-lièvre.

D'autres études épidémiologiques sont en cours, mais on n'est encore qu'à l'aube de ces travaux.

Selon le Pr Gounelle de Pontanel et le Dr Blondin, quatre cas sont justifiables de la prise de vitamines :

1) Recharge : on prend telle ou telle vitamine spécifique, pour corriger une avitaminose ou une hypovitaminose pathologique par déficit d'apport ou d'utilisation.

2) Charge et soutien : un supplément est utile, et même nécessaire, quand les besoins sont accrus (grossesse, croissance, vieillesse et convalescence, activité sportive).

3) Surcharge : les propriétés pharmacodynamiques spécifiques des fortes doses peuvent être utilisées pour stimuler un métabolisme ralenti.

4) Neutralisation : pour contrer les effets antivitamines de certains médicaments.

* Substance inactive et inoffensive de même aspect que la substance avec laquelle on la compare. L'administration en double insu (ou en double aveugle) s'effectue sans que ni l'expérimentateur ni le sujet sachent si ce dernier a pris l'une ou l'autre.

Néanmoins, certains généralistes pensent qu'un supplément polyvitaminé et des oligo-éléments peuvent agir dans les états asthéniques et/ou les états de stress... mais il s'agit de placebothérapie.

Faut-il prendre des suppléments polyvitaminés ou telle ou telle vitamine individuellement ?

Sauf cas particuliers, si l'on manque de vitamine A ou C par exemple, mieux vaut, selon le Pr Raoul, prendre des préparations polyvitaminées, c'est-à-dire un supplément homogène qui conserve les rapports des vitamines entre elles : « Il n'est pas mauvais que les préparations soient équilibrées, avec une posologie plus ou moins équivalente à celle de la journée, notamment lors de cures d'amaigrissement, ou quand on suit un régime basses calories ».

D'autres trouvent plus logique et satisfaisant d'administrer chaque vitamine en fonction de son indication principale.

De toute façon, il ne faut pas attendre de la prise de vitamines plus qu'un rééquilibrage, et les publicités faisant des consommateurs de vitamines des « supermen », des femmes modernes-épanouies-bien dans leur peau, ne reposent sur aucune base scientifique.

L'alimentation par sonde

Elle représente un des cas très particuliers où la supplémentation en vitamines est indispensable. Pour que l'alimentation soit équilibrée par ce moyen, des vitamines sont nécessaires, d'autant plus que les autres éléments n'en contiennent pas (sauf certains lipides) et que, en général, les sujets ont des besoins métaboliques accrus. Aussi, administre-t-on des quantités supérieures à celles des besoins moyens admis en général, notamment en vitamines A, B, C, acide folique et K.

Où commence le survitaminage ?

Si l'on se borne, comme le conseille le Pr Raoul, à « prendre, par sécurité, l'équivalent d'une ration moyenne, on est loin du survitaminage, même si les doses sont doublées par rapport à la normale ».

Dans une fourchette de un à deux, on n'encourt aucun risque. On reste bien au-dessous des doses thérapeutiques, dix fois plus importantes, ou même beaucoup plus.

« On ne fait que prendre des précautions pour préserver son capital. Sans en faire une psychose, il y a plus de risques à être carencé que l'inverse, à être au-dessous qu'à doubler la dose. Ce n'est pas se survitaminer ni se droguer que de prendre des vitamines, au moins par périodes. » Comme les vitamines agissent à raison d'un microgramme à un milligramme par jour, on reste dans des limites raisonnables en en prenant ainsi.

Le survitaminage est-il utile ?

En général, non. Une consommation très importante ne fait pas des surdoués, et consommer dix à vingt fois les doses normales ne rend pas la santé dix à vingt fois meilleure.

Le but de la vitaminothérapie devrait être :

- pallier une carence physiologique ;
- apporter un bénéfice thérapeutique en l'absence d'une carence réelle ;
- ne pas nuire.

Les vitamines à fortes doses, en général dix fois plus élevées que les quantités physiologiquement utiles, ne constituent plus une « vitaminothérapie » mais une « chimiothérapie », précise le Dr V. Herbert (New York).

Prenons, dit-il, l'exemple de la vitamine C :

- 10 mg par jour suffisent à guérir le scorbut de l'homme ;
- 30 mg remplacent la quantité métabolisée chaque jour ;
- 45 mg assurent une réserve de 1 500 mg, bien supérieure aux besoins d'entretien.

La fraction qui excède les besoins, et qui n'est pas stockée, perd sa fonction physiologique, mais conserve ses fonctions chimiques. Elle est fortement réductrice * (on utilise la

* La réduction est soit la réaction dans laquelle on retire l'oxygène à un corps qui en contient, soit la réaction dans laquelle on ajoute de l'hydrogène à un corps.

vitamine C comme conservateur dans la viande) ce qui est un inconvénient chez certains malades. Et comme l'organisme réagit à un apport excessif par une destruction accélérée, un scorbut réactionnel modéré pourrait apparaître à l'arrêt brutal des hyperdoses.

Une dose supérieure à 200 mg par jour n'a pas d'effets supérieurs à une dose de 200 mg. A forte dose, la vitamine C peut détruire la vitamine B_{12} *.

Une hyper-vitaminothérapie C n'a pas de base rationnelle et peut être un danger. Cependant, une dizaine de millions de tubes en sont vendus chaque année (il existe en France cent quarante-trois spécialités qui en contiennent) et, outre ses indications certaines (avitaminoses avérées ou frustes, tabagisme, etc.), beaucoup sont plus ou moins hypothétiques puisqu'on la prescrit dans des cas aussi différents que la prévention ou le traitement des états infectieux viraux, le surmenage, la convalescence, la grossesse, l'allaitement, les troubles du tonus, la prévention des rhumes, l'insuffisance surrénale chronique, les retards de consolidation des fractures, les rhumatismes, l'hypoglycémie fonctionnelle, les dysménorrhées (troubles des règles) et autres !

La mode actuelle, dit le Dr J. Duchier, est de prescrire des vitamines à doses énormes pour des indications non toujours vérifiées : la vitamine B_{12} dans le traitement des douleurs ou les problèmes rhumatismaux des gens âgés, la vitamine A dans les troubles de la ménopause, les bourdonnements d'oreille, et même la pseudo-vitamine B_{12} (Laetrile) dans les cancers... or, cela entraîne des abus, source de surdosage et d'accidents.

Le survitaminage est-il toxique ?

L'excès de consommation à doses élevées peut entraîner des troubles divers.

Si le mot « vitamine », trouvé par Funck en 1911, suggère une stimulation de la vitalité, une augmentation de l'élan vital (d'où sa popularité) c'est un mauvais terme car, en cas d'abus,

* Un exemple d'innocuité nous est cependant donné par le Dr Pauling, ce Prix Nobel américain qui a fait des doses massives de vitamine C une véritable panacée : il en consomme lui-même des quantités astronomiques depuis des années (plus de 10 g par jour...) et n'en est pas mort ! Mais en a-t-il tiré bénéfice ?

il n'en résulte aucun bénéfice et parfois des acccidents sévères, voire encore mortels dans un passé récent.

Aux États-Unis, les « suppléments nutritionnels » sont assez courants : 50 % de la population absorbe plus ou moins régulièrement des compléments de vitamines, minéraux, levures, concentrés ou extraits d'aliments. Cette pratique correspond plus au besoin de « mettre toutes les chances de son côté » qu'à un besoin nutritionnel. Car, si les Américains se supplémentent systématiquement, c'est pour mieux se permettre une alimentation délirante. Mais, ou la supplémentation est complète, ou elle est déséquilibrée (sauf en cas de manque grave : alcoolisme, par exemple). Le danger des associations vitaminiques est la survenue d'accidents quand on les prend n'importe comment.

La survitamination n'est pas toujours aussi anodine qu'on le croit, et il est inutile de se « shooter » aux vitamines. Si les excès en vitamines hydrosolubles ne sont jamais graves puisque l'organisme ne peut les accumuler *, ceux en vitamines liposolubles, qui restent fixées dans les graisses, entraînent des risques plus ou moins sérieux. En outre, un apport journalier n'est jamais utile puisqu'elles sont stockées quand on en prend en grande quantité.

* Sept cas de névropathies graves après prise à très fortes doses de vitamines B_6 pendant quelques mois ont toutefois été signalés récemment en Nouvelle-Angleterre (*New England Journal of Medecine,* 25/08/83).

Il n'existe pas d'hypervitaminose par l'alimentation...

Sauf chez les Esquimaux qui mangent du foie d'ours. Les explorateurs polaires qui avaient consommé le foie d'ours ou de phoques ont été les premiers à en faire mention. Cinq cent dix-sept cas ont été publiés (trois cent quatre-vingt-cinq aigus, cent trente-deux chroniques) dont un tiers parmi les adultes.

Les vitamines agissent-elles aussi en applications locales ?

Certaines, oui. Ainsi, au niveau cutané, la vitamine A, baptisée vitamine de la peau, assouplit et réhydrate les peaux sèches. On l'emploie en cas de rougeurs, irritations, engelures, gerçures, mauvaise cicatrisation, coups de soleil... Les pommades cicatrisantes aux vitamines A et D figurent parmi les traitements les plus efficaces des engelures et crevasses, par exemple. En spécialité pharmaceutique, la vitamine A est employée comme cicatrisant, la vitamine A acide en cas d'acné et de séborrhée, comme la vitamine B_6.

En ophtalmologie, il existe aussi de nombreux collyres aux vitamines A et B, employés pour la nutrition de la cornée, ou comme cicatrisants en cas de perte de substance, dans les inflammations ; ou, sous forme de pommades ophtalmiques, en cas de kératite ou brûlures oculaires.

De nombreuses crèmes cosmétiques contiennent, à doses plus ou moins actives et assimilables, des vitamines A, E, F, etc., le terme « vitaminé » étant davantage employé comme argument publicitaire pour évoquer une action « régénératrice » ou « assouplissante », que pour une action ponctuelle.

Les preuves manquent pour vérifier ces actions – ce qui ne signifie pas qu'il faille les nier par principe.

Peut-on enrichir les aliments en vitamines et en sels minéraux ?

L'enrichissement est techniquement possible. Actuellement, il est recommandé dans beaucoup de pays, industrialisés ou en voie de développement, et parfois même obligatoire.

L'idée est ancienne. Au XIXe siècle, le chirurgien français Boussingault, en analysant le sel de certaines populations de Colombie provenant d'une mine désaffectée (auquel on attribuait des vertus préventives et curatives du goitre) constata sa grande richesse en iode. Il conseilla alors d'ajouter de l'iode au sel de cuisine dans les régions à goitre. Ce fut fait au début du XXe siècle en Europe, puis un peu plus tard aux États-Unis et dans beaucoup de pays où cet ajout est devenu obligatoire, sous forme d'iodure ou d'iodate (moins sensibles à l'humidité).

Les premiers produits enrichis en vitamines ont été les matières grasses de la margarine, qu'on a additionnées de vitamine A, au Danemark, au cours de la première guerre mondiale. Aujourd'hui, l'enrichissement en vitamine A des matières grasses végétales se pratique dans beaucoup de pays.

Aux États-Unis, vers 1930, on a enrichi le lait entier liquide en vitamine D comme prévention du rachitisme. Dix ans plus tard, on a enrichi en vitamines B_1, B_2, PP et fer, le pain blanc et la farine blanche ménagère, pour prévenir le béri-béri, la pellagre (voir p. 109) et les déficits en vitamine B_2 et en fer. Peu après, cette mesure a été étendue à divers produits obtenus à partir du maïs, au riz et aux pâtes. Puis on a enrichi en vitamine C divers jus de fruits et boissons de façon courante.

Peut-on, en France, enrichir les aliments en vitamines ?

Oui, mais de façon limitative, et pour certaines vitamines seulement : A, B_1, B_2, B_6, B_{12}, C, E, acide folique, acide pantothénique, biotine, et seulement dans quelques catégories d'aliments.

Une commission interministérielle émanant du ministère de l'Agriculture a prévu certaines catégories d'aliments à teneur garantie en vitamines, tels les laits maternisés ou les produits diététiques de l'effort, qui doivent être :

- soit additionnés de vitamines synthétiques, de manière que le produit fini renferme de 80 à 100 % de la quantité « naturellement présente dans l'ensemble des matières premières mises en œuvre » ;
- soit préparés « d'une façon particulière qui préserve leur valeur vitaminique initiale », différente des procédés de préparation habituels.

L'étiquetage de ces produits « à teneur garantie en certaines vitamines » doit mentionner la teneur exprimée en milligrammes ou en unités internationales par 100 g de produit. Il doit comporter en outre le qualificatif « diététique », l'appellation exacte, la liste des composants et leur teneur chiffrée en éléments nutritifs. Ces produits ne peuvent en aucun cas se prévaloir de propriétés curatives à l'égard des maladies humaines.

Si, dans notre pays, en dehors des catégories très précises

prévues par le législateur, on n'enrichit pas les aliments et boissons de consommation courante en vitamines, c'est sans doute parce qu'il s'agit d'une formule trop rigide. Tout le monde n'a pas besoin de lait enrichi en vitamine A ou en vitamine D, comme cela existe en Grande-Bretagne, aux États-Unis, dans les pays scandinaves...

C'est dans le même esprit qu'on est plutôt réticent en ce qui concerne la fluorisation des eaux de boisson pour prévenir les caries dentaires, d'autant plus que, pour le fluor, la dose toxique est proche de la dose efficace.

Quels aliments peut-on enrichir ?

Les produits céréaliers

Dans une province pauvre et isolée de Terre-Neuve, au Canada, pour la première fois, en 1940, on a enrichi en vitamines B_1, B_2, PP et fer, le pain, les pâtes et autre produits céréaliers. Puis, aux États-Unis et dans le reste du Canada, quelques années plus tard, les dérivés du blé et du maïs. Actuellement, il en est de même dans beaucoup de pays, de façon facultative ou obligatoire. L'enrichissement est pratiqué au niveau des moulins.

Il est possible mais peu pratiqué d'enrichir le riz.

Il existe aussi des possibilités d'enrichissement d'autres céréales (les produits céréaliers constituent d'excellents supports) comme le maïs, l'orge, le sorgho, le mil. Au Nigeria, une partie de la farine de maïs l'est déjà. Dans beaucoup de pays, les biscuits, appréciés par les catégories vulnérables (femmes, enfants, adolescents), aussi ; il est facile de connaître la quantité consommée. Les biscuits peuvent être également enrichis en protéines.

Les aliments-amidon non céréaliers

Il est en projet d'enrichir pour l'Afrique les farines obtenues à partir de racines et tubercules (manioc, igname, patate, etc.), tous pauvres en protéines et peu vitaminés.

Les matières grasses

Les huiles et les graisses contiennent naturellement beaucoup de vitamines liposolubles. En France, le niveau de la vitamine A est le plus souvent en rapport avec la consommation de beurre. Pour les pays qui n'en consomment pas, on en ajoute à la margarine : Afrique du Sud, Allemagne, Australie, Autriche, Belgique, Brésil, Canada, Chili, Colombie, Costa-Rica, Danemark, États-Unis, Finlande, Grande-Bretagne, Grèce, Israël, Italie, Japon, Mexique, Pays-Bas, Norvège, Philippines, Pérou, Portugal, Suède, Suisse, Turquie, Venezuela, U.R.S.S. Parfois, les vitamines D et E et le bêta-carotène sont également ajoutés.

Les sauces et assaisonnements

Quand aucun aliment de base ne convient, ce support peut constituer un ingrédient secondaire (comme le sel pour l'iode). Ainsi, le glutamate pour la vitamine A aux Philippines, où 94 % de la population en consomme.

Les boissons

Certains pays (Australie, Canada, Suisse, États-Unis) ont édicté une réglementation pour normaliser les apports en vitamine C des jus de fruits, correspondant à un volume défini (par exemple, un tiers des besoins quotidiens dans 200 ml). La réglementation est la même pour les boissons et poudres pour boissons qui se substituent aux jus.

Au Japon, on ajoute aux boissons toniques les vitamines C, PP, B_6, B_2 et autres substances. En Inde, le thé est enrichi en vitamine A. Les laits de soja sont enrichis en diverses vitamines et minéraux au Brésil, à Hong Kong, en Afrique du Sud, au Mexique, aux États-Unis.

Les aliments de l'enfance

Depuis 1976, la commission FAO/OMS du Codex Alimentarius pour aliments de bébés, enfants de un an ou jeunes enfants de un à trois ans, a établi des normes : substituts de lait maternel (à base de lait de vache ou autres laits animaux et/ou autres constituants animaux), aliments à base de céréales (farines, aliments de sevrage, biscottes, biscuits), baby-foods (l'adjonction de substances nutritives aux aliments pour enfants en bas âge a été une des premières réalisations couronnées de succès en la matière, pour trois pays du Maghreb et la Turquie, le Chili, le Nigeria).

Les produits laitiers

Les vitamines hydrosolubles du lait cru sont détruites en partie lors des traitements, mais il est facile de compenser les pertes ou d'enrichir les produits finis (les produits laitiers sont d'excellents supports). En France, par exemple, il existe un lait UHT demi-écrémé à teneur garantie en deux, sept ou huit vitamines. Il existe aussi des laits enrichis en Algérie, en Inde. En Hollande, Grande-Bretagne, dans plusieurs pays d'Afrique, les laits concentrés le sont. Les poudres de lait envoyées comme aide alimentaire sont enrichies en vitamines A et D. Dans d'autres pays arabes, les fromages fondus sont à base de protéines de lait.

Le sucre

Il est, depuis 1974-1976, enrichi en vitamine A dans certains pays d'Amérique Centrale : Costa-Rica, Guatemala, Panama, Honduras.

La participation des vitamines à la lutte contre la cancérisation

Plusieurs vitamines semblent participer à la lutte contre la cancérisation. Ainsi, l'acide folique, les vitamines B_6, A, E et C agiraient, soit sur la formation dans l'organisme des agents cancérigènes qui altèrent le patrimoine génétique (génotoxiques), soit sur les effets des agents promoteurs de tumeurs qui modifient les systèmes de régulation à l'intérieur ou à l'extérieur des cellules (épigénétiques).

La vitamine C pourrait jouer un rôle préventif dans le cancer de l'estomac, lequel est associé à une consommation importante d'aliments riches en nitrates (ceux-ci forment, dans le milieu acide de l'estomac, des nitrosamines, hautement génotoxiques) : poissons fumés, salés, légumes marinés... surtout s'il s'y ajoute une faible consommation de légumes frais. La vitamine C inhibe, en effet, la synthèse des nitrosamines.

La vitamine E pourrait elle aussi bloquer cette synthèse ; mais les recherches sont moins avancées en ce domaine.

La vitamine A et ses dérivés naturels et synthétiques (rétinoïdes) produisent au niveau de la cellule des effets qui contrecarrent ceux de certains « promoteurs » tumoraux. A l'inverse, la carence en vitamine A peut favoriser l'action des promoteurs au niveau des épithéliums (peau, côlon, vessie, poumon, etc.).

(Dr Monique Castagna, Villejuif)

la conservation des vitamines

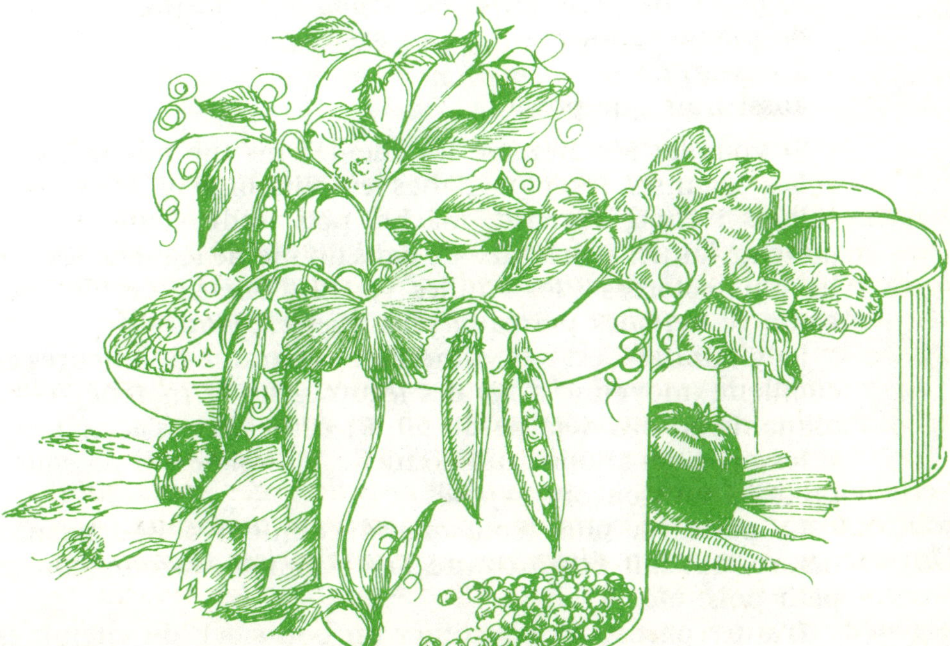

1. A L'ÉCHELON MÉNAGER

Comment choisir ses aliments pour qu'ils apportent un maximum de vitamines ?

Les vitamines sont fragiles, surtout celles qui sont solubles dans l'eau. Elles s'altèrent à l'air, à la lumière. La baisse du taux vitaminique d'un aliment commence au moment de la récolte et se poursuit à chaque étape du stockage et de la préparation.

Il existe encore peu d'études scientifiques fiables pour déterminer ces pertes, dues à l'instabilité des vitamines. Dans une certaine fourchette, néanmoins, on en évalue l'importance. Durant le parcours qui vous mène de l'achat ou de la cueillette à la consommation, essayez à chaque stade, de laisser le moins possible de vitamines en route.

Achetez, de préférence, des fruits et légumes :
- de pleine saison ;
- à maturité ;
- aussi frais que possible.

Si vous les récoltez, ne les cueillez qu'une fois mûrs.

Les légumes les plus riches en vitamine C sont les plus colorés : chou, épinard, mâche, pois, radis, tomate, carotte, poireau, laitue, artichaut... et, dans un même légume, les parties les plus colorées : les feuilles vertes d'une laitue plus que le cœur, le vert des poireaux plus que le blanc.

La vitamine C est très vulnérable : quarante-huit heures après cueillette (moyenne d'âge des légumes sur le marché), certains aliments en ont déjà perdu 50 % ; cette perte s'accroît encore si les produits attendent à domicile. Choisissez, si possible, des produits non encore exposés.

La perte est plus lente quand l'aliment a une peau, une pelure, qui fait écran contre l'air : tomate, carotte, courgette, petit pois, etc.

D'autre part, pour constituer un bon stock de vitamines (et de sels minéraux) dès le départ, préférez l'achat d'aliments

Pain complet, pain blanc, vitamines et sels minéraux

Le pain complet, fabriqué à partir de farine complète, comprend de 92 à 96 % de l'enveloppe dite couche d'or ou assise merveilleuse, et le petit son. Il apporte environ 9 % de son poids en fibres alimentaires.

Le pain bis, ou semi-complet, est fabriqué à partir de farine blutée à 85 %, provenant du grain de blé auquel on a enlevé la couche externe de l'enveloppe. Il ne contient que la moitié des sels minéraux du blé. Il apporte environ 5 à 6 % de son poids en fibres alimentaires.

Le pain blanc est fabriqué à partir de farine blanche, blutée à 12 %, provenant du grain auquel on a enlevé l'enveloppe. Il ne contient que 25 à 30 % des minéraux du blé. Il apporte environ 3 % de son poids en fibres alimentaires.

Le pain complet est donc plus riche en fibres, sels minéraux (magnésium, fer, phosphore, calcium, potassium) et aussi en vitamines : B_1, B_2, etc. 300 g de pain complet fournissent 80 % de la dose de vitamine B_1 nécessaire quotidiennement (1,5 mg/jour) ; 300 g de pain bis, 50 % ; 300 g de pain blanc, 20 % (mêmes proportions en ce qui concerne le magnésium, le fer, le calcium). Son intérêt réside toutefois moins dans ses sels minéraux (dont on manque rarement) et ses vitamines que dans la présence de ses nombreuses fibres.

D'autre part, il présente aussi des inconvénients : il peut contenir des pesticides et produits de traitement de conservation du blé.

Comme il accélère le transit digestif, un certain nombre de principes nutritifs n'ont pas le temps d'être utilisés (assimilation par l'organisme : 68 % ; 94 % pour le pain blanc). Quant au son, il risque d'irriter les muqueuses du tube digestif.

Tout bien pesé, et selon le CNERNA, les avantages du pain complet l'emportent sur ses inconvénients. Si son usage exclusif et prolongé est déconseillé, il peut être utile... à condition de ne pas contenir de pesticides, d'avoir subi une fermentation au levain assez longue (donc à acheter de préférence « biologique ») et d'être supporté par les intestins ! Ce qui est, malheureusement, une vue théorique.

qui n'en ont pas été trop appauvris, c'est-à-dire complets plutôt que raffinés. Par exemple, du riz complet ou, en tout cas, du riz prétraité (à ne pas confondre avec le riz précuit, dont le seul intérêt est de vous faire économiser quelques minutes de cuisson), plutôt que du riz poli. Dans le riz prétraité ou étuvé, un passage préalable à la vapeur fait migrer dans le centre du grain une partie des vitamines et sels minéraux, qui seront ainsi préservés durant le polissage.

Le pain complet, bien qu'il présente aussi certains inconvénients (voir encadré p. 65), peut être également préférable au pain blanc ; l'huile de première pression à l'huile ordinaire, etc.

Comment stocker les aliments pour qu'ils conservent un maximum de vitamines ?

Le stockage, imposé pour des raisons pratiques, n'est jamais bénéfique. Utilisez légumes et fruits le plus rapidement possible après l'achat ou la cueillette. Dans les climats tempérés, les légumes-feuilles entreposés à température ambiante peuvent

De lourdes pertes...

Les asperges *peuvent perdre 50 % de vitamine C au bout d'une semaine de stockage à 0 °C, 90 % à 21 °C.*

Les pommes de terre, *perdent chaque mois, à température ambiante, environ 15 % de vitamine C.*

Les pommes, *conservées chez soi, ont perdu les deux tiers de leur vitamine C en deux à trois mois.*

Le chou *ne contient pratiquement plus de vitamine C en quelques jours.*

Le jus d'orange *peut garder presque toute sa vitamine C en bouteilles fermées hermétiquement ; mais dès que celles-ci sont ouvertes, les pertes sont rapides : de 30 à 50 % au bout de huit jours, 90 % après trois ou quatre semaines.*

Les céréales : *leur vitamine B_1 est facilement détruite en milieu humide. A 17 % d'humidité, les céréales en grains peuvent en perdre jusqu'à 30 % en cinq mois.*

perdre en quelques jours jusqu'à 90 % de vitamine C. La perte est plus rapide encore en climat tropical.

Stockez-les un minimum de temps. L'idéal serait de ne conserver que quelques heures les denrées fraîches. Même dans le bas du réfrigérateur, un stockage de trois ou quatre jours entraîne une perte de vitamine C de 20 à 70 % selon les cas, bien que le froid arrête l'oxydation. Gardez-les de toute façon dans des emballages étanches, à l'ombre et au frais, à l'abri de l'air.

Les vitamines des légumes se conservent mieux si ces derniers sont blanchis à l'eau bouillante dès l'achat, ce qui stoppe les processus enzymatiques détruisant les vitamines.

Les vitamines du lait se conservent à l'abri de la lumière. Après deux heures d'exposition au soleil, la perte en vitamine B_2 est déjà de 50 %.

Comment préparer fruits et légumes pour qu'ils perdent un minimum de vitamines ?

Vitamines – et sels minéraux – sont surtout concentrés dans les couches extérieures des légumes, graines, racines et fruits. En pelant les pommes de terre, on jette de 12 à 35 % de vitamine C. En épluchant les carottes, on gaspille les vitamines B_1, B_2 et l'acide nicotinique. Il faut donc éplucher le moins possible, tout en éliminant la terre, les souillures, voire les traces de produits de conservation, en ce qui concerne les fruits. C'est parfois la quadrature du cercle !

De toute façon, il faut retirer la peau des légumes lorsqu'elle est épaisse et incomestible : navet, radis noir, salsifis, concombre, asperge, etc. Mais retirez-en un minimum, et avec un couteau économiseur.

Chaque fois que possible, grattez les légumes ou brossez-les à la brosse métallique. Seules doivent être grattées énergiquement les carottes, qui absorbent les nitrates des engrais azotés et forment des nitrites, toxiques, et fixent facilement les pesticides. Tant pis, là, pour les vitamines perdues !

Si vous n'êtes pas sûr que les fruits n'aient pas été traités, résignez-vous à peler ceux à peau épaisse : pommes, poires, pêches, etc., ou à les laver avec soin, mais rapidement (prunes, cerises, abricots) et avant équeutage.

Préparez-les juste avant cuisson ou consommation. Ne faites

jamais tremper les légumes, les vitamines hydrosolubles se dissolvent dans l'eau. Lavez-les rapidement sous un filet d'eau courante fraîche, et entiers. La meilleure méthode consiste à les mettre dans une passoire et faire couler l'eau dessus, en les remuant à la main pour que tous passent sous le jet, et sous toutes leurs faces. Lavez les artichauts sous le jet d'eau froide en écartant les feuilles.

Fragmentez le moins possible légumes et fruits. Plus ils sont coupés en petits morceaux ou en tranches fines, et plus les pertes sont importantes. Ne râpez carottes, choux et autres légumes pour crudités qu'au dernier moment. Assaisonnez-les aussitôt, avec vinaigre ou citron car l'acidité conserve la vitamine C (cela évite en outre le noircissement à l'air). N'utilisez que des râpes ou des couteaux inoxydables (les moulinettes électriques sont à la fois inoxydables et rapides). Pensez à ajouter des fines herbes : cela compensera la perte en vitamine C (à condition qu'elles soient fraîches !).

Les vitamines des pommes de terre se conservent mieux si on épluche celles-ci après cuisson.

Comme pour les crudités, morcelez, pelez et assaisonnez les fruits à servir en salade juste avant de les consommer. Ne pressez pas d'avance les jus de fruits.

En résumé, pour que les pertes soient le plus minimes possible :
– préparation juste avant cuisson ou consommation ;
– épluchage minimum ;
– pas de morcelage des légumes ou fruits ;
– lavage bref.

Soyez égoïste !

Ne nourrissez pas votre poubelle mieux que vous-même, *en rejetant les parties externes des salades, la peau des fruits, les fanes de carotte, les feuilles de radis, de betterave (utilisez-les en potages).*

Ne nourrissez pas votre évier mieux que vous-même, *en y déversant l'eau de trempage et de cuisson des légumes, où ont migré vitamines et sels minéraux.*

Comment cuire les aliments pour qu'ils conservent un maximum de vitamines ?

Plus un légume – ou un fruit – est fragmenté (ce qui augmente la surface de contact) et la cuisson prolongée, et plus les pertes en vitamines B_1 et C (et en sels minéraux) seront élevées. Cuisez les légumes entiers, avec la peau. S'ils doivent être fractionnés, faites-le après cuisson, ou coupez les morceaux le plus gros possible. Si vous êtes obligé de les éplucher, ne les laissez pas à l'air ni au contact de l'eau. Ne les cuisez pas à l'avance.

La cuisson à l'eau

C'est celle qui conserve le moins la valeur nutritive des aliments, et notamment les vitamines B_1 et C. Les pertes sont d'autant plus élevées que la surface augmente par le découpage en tranches ou en morceaux, et que la quantité d'eau est importante.

Elle doit, en tout cas, se faire à l'eau bouillante, bouillie au préalable (l'ébullition chasse l'air contenu dans l'eau – les bulles en sont la preuve – donc l'oxygène dissout qui oxyde les vitamines, et elle permet une cuisson plus courte). En outre, l'eau bouillante provoque, par une légère coagulation, une pellicule isolante à la surface des légumes, ce qui ralentit encore la dissolution. Salez également au départ, le sel limite les diffusions. Vous pouvez aussi employer de l'eau douce.

Parfumez l'eau (sel, bouquet garni, jus de citron, etc.), mais ne l'additionnez pas d'alcalins comme le bicarbonate de soude, parfois encore préconisé pour préserver la couleur ou faciliter la cuisson ; les vitamines C et B_1 ne se conservent pas en milieu alcalin. Ajoutez plutôt un filet de vinaigre ou de citron.

Ajustez bien le couvercle, pour diminuer le contact avec l'air, les pertes par oxydation et l'évaporation. Faites-les cuire un minimum de temps. Il faut réduire autant que possible le temps de cuisson car la teneur en vitamines diminue avec la durée. Le chauffage inactive en partie les substances passées dans l'eau ; mais mieux vaut une cuisson très chaude et rapide que l'inverse.

Utilisez un minimum d'eau : plus il y en a et plus la déperdition est grande, les vitamines hydrosolubles passent dans l'eau de cuisson.

En résumé, respectez ces quatre principes :
- aliments entiers, non pelés ;
- eau bouillante et ayant bouilli ;
- cuisson la plus courte possible et en casserole avec couvercle bien ajusté ;
- minimum d'eau.

Les modes de cuisson qui conservent le mieux les vitamines sont la cuisson à la vapeur, la cuisson sous pression, la cuisson au four, et celle dans les matières grasses.

La cuisson à la vapeur

Dans ce cas, l'aliment n'est pas au contact de l'eau ou du liquide de cuisson. La perte en vitamines est d'environ 10 à 20 %, alors que dans la cuisson à l'eau, la perte en vitamine C est estimée à 50 %, en vitamine B_1 à 30 %, en vitamine B_2 à 20 %.

Conservez l'eau de cuisson de vos légumes

Elle représente une véritable infusion enrichie de vitamines, minéraux, substances solubles, utilisable comme base de potage, sauce ou en jus apéritif : certains jus de légumes ont un goût agréable, ceux de haricot vert, d'épinard, par exemple. Vous pouvez même les employer... comme lotion sur le visage ! Ou consommez les légumes dans leur jus.

L'eau de cuisson du chou peut contenir plus de vitamines B_1, B_2 et d'acide nicotinique que le chou lui-même.

Que reste-t-il ?

Après cuisson à la vapeur de haricots verts frais, il subsiste, par rapport à la cuisson dans l'eau bouillante : + 30 % de vitamine B_1 ; + 58 % de vitamine B_2 ; + 32 % de vitamine B_6 et + 41 % de vitamine PP.

(R. Karlin, Méd. Nut. 1977)

La cuisson à l'autocuiseur

La diffusion étant moindre, la perte en vitamines solubles dans l'eau l'est également. Les aliments cuisent sans contact avec l'eau, à l'abri de l'air et de la lumière, et la cuisson est trois fois plus rapide qu'avec les ustensiles classiques. Certes, la forte chaleur est préjudiciable, mais mieux vaut une température élevée pendant un temps court que l'inverse.

Les pertes en vitamines C, B_1, B_2, acide nicotinique et carotène sont moindres que par plongée dans l'eau, plus limitées encore si la cuisson s'effectue sans eau du tout.

Pour les mêmes raisons, *la cuisson à l'étouffée* (ou braisé) n'altère pas trop les qualités vitaminiques. Dans *la cuisson au four,* il n'y a pas de pertes par oxydation. Dans *la cuisson dans les matières grasses,* les aliments étant tout de suite saisis, une couche protectrice se crée.

Ne faites pas trop souvent de fritures, car les vitamines y sont détruites par oxydation, sauf si vous utilisez une friteuse électrique où la cuisson s'effectue à l'abri de l'air.

La cuisson de la viande et du poisson

Elle entraîne beaucoup de pertes en vitamines B, notamment en B_1, et le mode de cuisson a beaucoup d'influence sur la teneur finale en vitamines.

Dans les viandes bouillies, les vitamines ne sont pas détruites, mais passent dans le liquide de cuisson. On peut en sauver quelques-unes en utilisant le jus ou le gras pour la sauce (mais attention aux réactions digestives !).

Les viandes braisées et cuites à l'étouffée sont les plus « ménageantes » parce qu'on peut employer une température plus basse. Il reste environ 40 % de vitamine B_1 (20 % dans la viande bouillie).

Les viandes grillées et celles cuites à la broche ne souffrent pas non plus de pertes trop importantes : de 15 à 40 %. Celles-ci atteignent de 30 à 60 % pour les viandes rôties, et de 40 à 50 % pour les viandes frites.

Le poisson, quel que soit le mode de cuisson, perd toutes ses vitamines C. On peut conserver sa vitamine B_1 s'il est frit ou bouilli plutôt que cuit au four.

La cuisson du pain

Un certain nombre de gens ont pris l'habitude « écologique » de faire eux-mêmes leur pain. Il faut savoir que la cuisson entraîne une perte en vitamines B (B_1 notamment) de 15 à 30 %. Cette perte dépasse 80 % quand on ajoute à la pâte des levures alcalines.

Le grillage du pain blanc pendant 30 à 70 secondes détruit de 10 à 35 % de vitamine B_1 en plus.

Que penser des fours à micro-ondes ?

Une certaine méfiance règne au sujet de cet appareil de cuisson. La valse des molécules ne détruit-elle pas les éléments vivants ?

Il existe peu d'études sur le sujet – elles ne concernent que la sécurité du procédé – et l'on peut dire que, jusqu'ici, il n'est pas prouvé qu'il présente des avantages marqués par rapport aux méthodes classiques pour la préservation des substances nutritives.

Du point de vue pratique et gustatif, les avantages sont un chauffage homogène et rapide, la facilité d'utilisation, le bon rendement énergétique, donc l'économie réalisée. En effet, le chauffage se fait par l'eau contenue dans les aliments (l'onde électro-magnétique fait vibrer les molécules polaires, et c'est ce mouvement qui produit de la chaleur) ; le chauffage a lieu en volume (c'est-à-dire à cœur) et non en surface. L'énergie – non ionisante – ne décompose pas les molécules, elle se contente de les mettre en mouvement pour produire de la chaleur.

Les inconvénients sont l'absence de croûtage, qui donne un aspect peu appétissant, les faibles dimensions des fours, la nécessité d'acheter une vaisselle spéciale et le prix élevé de ces matériels.

Du point de vue nutritionnel, on peut cependant penser que la méthode n'est pas mauvaise puisque l'élévation de la température dans l'intérieur de l'aliment pendant un temps très court supprime les dégradations des protéines et évite l'altération des graisses (le point de fumée n'est pas atteint). Quant aux phénomènes d'oxydation qui détruisent les vitamines, ils ne sont pas accélérés. Les vitamines B_1 (très sensible à la chaleur), C, et les éléments nutritifs sont conservés intacts puisque la cuisson s'effectue sans eau.

Un avantage est net : ce procédé garantit une certaine protection lors de la décongélation.

Consommez les aliments aussitôt après cuisson

Tout aliment « qui attend », « gardé au chaud », perd rapidement sa vitamine C. Plus le temps qui s'écoule entre le moment où le repas est préparé et celui où il est servi est long, plus les pertes sont importantes. Elles le sont aussi quand les plats sont réchauffés.

Le « maintien au chaud » des plats dans les écoles, établissements pour personnes âgées, cantines d'usine, est habituel. Il l'est aussi dans les familles dont les membres prennent leurs repas à des heures différentes. Il n'y a guère, pour l'instant, de solution de rechange à l'échelon collectif. Mais, chez soi, on essayera de ne faire attendre les aliments préparés qu'en cas d'obligation.

Toutefois, si le pourcentage de perte vitaminique d'un aliment est préjudiciable quand celui-ci en constitue la source principale (par exemple, les pommes de terre qui, pour beaucoup, représentent une source importante de vitamine C), il ne faut pas trop s'en soucier quand l'aliment en contient peu ; ainsi, la destruction quasi totale de la vitamine C dans le lait quand il est chauffé n'importe guère puisque le lait en est très pauvre.

Sachez que si une Golden Provence renferme 1,13 mg/100 g de vitamine C, il y en a 5,4 dans la pelure ; et 12 mg dans la pelure d'une Golden Quercy qui en contient elle-même 2,6 pour 100 g.

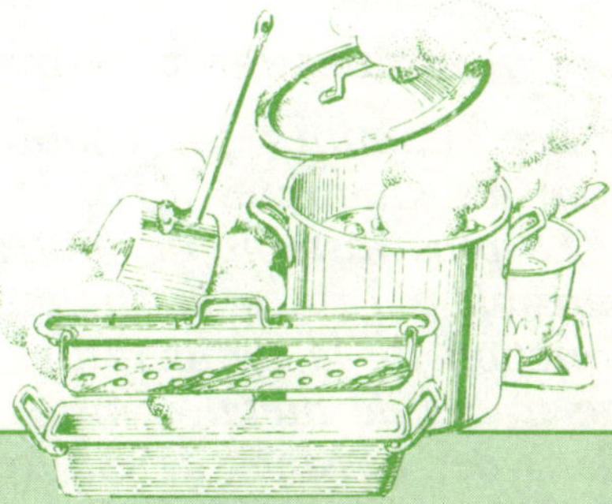

Faut-il manger la peau des fruits ?

... puisque les trois quarts des vitamines y sont concentrées ? Mieux vaut en effet ne pas les éplucher (pommes, par exemple) mais les laver rapidement à l'eau courante pour évacuer les traces éventuelles de pesticides : on pourra alors consommer la peau.

Pour conserver vos vitamines, tenez compte de ce tableau

Vitamine	Sensible à la lumière	Sensible à l'air (aux oxydants)*	Sensible à la chaleur
A et pro-vitamine A ou bêta-carotène	Très	Très	Résistent assez bien à une cuisson modérée mais détruites à température élevée en présence d'oxygène
B_1	Sensible	Sensible	Très
B_2	Très	Stable	Stable
PP	Très	Stable	Stable
B_5	Stable	Peu	Sensible
B_6	Sensible	Stable	Stable
H	Stable	Stable	Stable
Acide folique	Assez	Très	Très
B_{12}	Sensible	Stable	Stable
C	Peu	Extrêmement	Extrêmement
D	Très	Très	Sensible
E	Peu	Peu	Stable
K	Très	Sensible	Peu
F	Très	Très	Sensible

* Oxydation : dégradation par l'oxygène de l'air.

Les vitamines les plus instables

Les vitamines qui « souffrent » le plus durant la préparation sont les vitamines C, B_1 et l'acide folique.

La plus instable de toutes est la vitamine C, extrêmement sensible à l'air, à la chaleur et à l'humidité. Elle se dégrade en fonction de la température, du degré d'acidité et de la présence de traces de métal comme le cuivre. La cuisson des confitures dans des bassines de cuivre de nos grand-mères, dont nous avons la nostalgie, était un non-sens diététique.

La vitamine B_1 est la plus instable des vitamines B, une des plus sensibles à la chaleur en milieu humide.

L'acide folique, assez instable en général, est détruit par la chaleur en milieu acide.

La vitamine E est la seule qui supporte mal la congélation.

En résumé :

– Craignent la lumière : A, D, B_2, K, PP, mais aussi B_1, B_6, B_{12}.
– Craignent l'oxygène : C, A, D, acide folique, mais aussi B_1, K.
– Craignent la chaleur : B_1, mais aussi A, D, C, B_5, acide folique.
– Stables à la lumière : B_5, H.
– Stables à l'oxygène : B_6, H, B_{12}.
– Stables à la chaleur : B_2, B_6, B_{12}, PP, E, K.

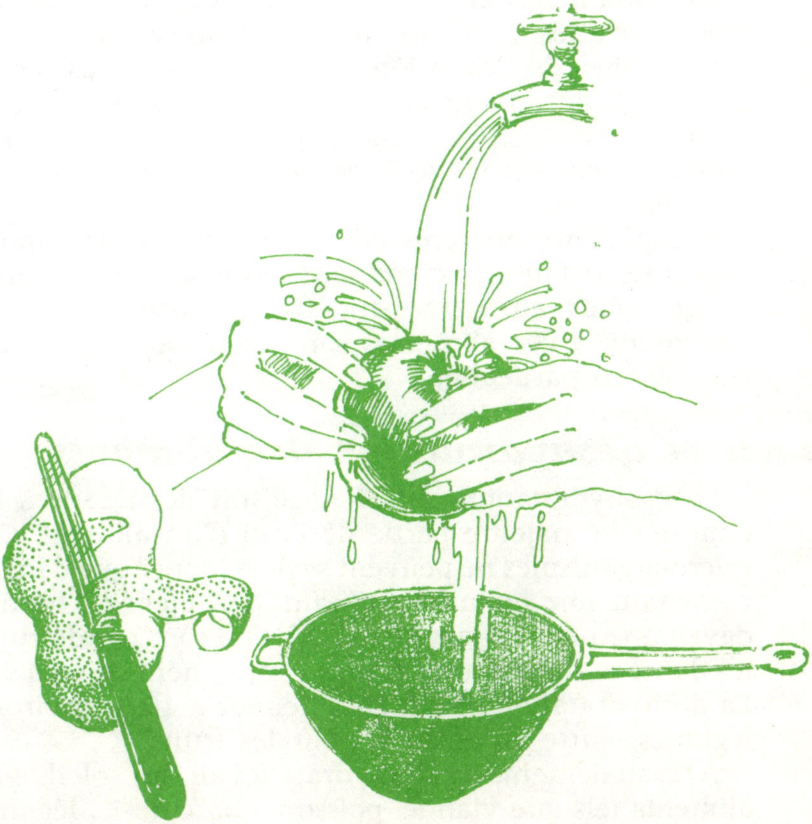

2. A L'ÉCHELON ARTISANAL ET INDUSTRIEL

Tous les procédés de conservation suscitent, à des degrés divers, une certaine méfiance quant au maintien des éléments « vivants » dans les aliments. Cette méfiance va croissant en partant du procédé apparemment le plus « naturel », la dessiccation au soleil, pour aboutir à l'irradiation. Qu'en est-il exactement ? Comment distinguer entre préjugés et réalité ?

Tous les aliments végétaux sont le siège d'activités biologiques internes (germination, maturation, destruction enzymatique aboutissant à la putréfaction) et externes (action des parasites, micro-organismes, moisissures). Les diverses méthodes de conservation agissent en provoquant des remaniements chimiques dans les aliments traités et/ou dans les organismes susceptibles de les altérer. De ce fait, tous les procédés industriels entraînent des modifications plus ou moins importantes, et, en général, une déperdition en vitamines qui se poursuit pendant le stockage, le transport et les préparations culinaires.

L'emploi des aliments conservés répond néanmoins à une nécessité. Il faut donc connaître l'impact de chaque procédé, ce qui vous amènera peut-être à recourir plus ou moins largement à ces aliments, soit d'une façon générale, soit à certains en particulier.

Vitamines et déshydratation des aliments

La déshydratation, ou séchage, ou dessiccation, consiste à éliminer la majeure partie de l'eau d'un aliment. Comme les micro-organismes ne peuvent se développer que dans un milieu contenant une quantité suffisamment élevée d'humidité, leur développement est stoppé (mais ils ne sont pas détruits). Toutes les denrées alimentaires brutes contiennent de 65 à 95 % d'eau. La déshydratation réduit cette teneur à 10 % environ pour les légumes, entre 10 et 20 % pour les fruits.

Artisanalement, on déshydrate à l'air, au soleil, au four, des aliments tels que viande, poisson, charcuterie, légumes, fruits.

Ces procédés ne sont pas fameux pour les vitamines. Le séchage au soleil élimine les vitamines A et E – sensibles à la lumière – et certaines vitamines B (qui restent présentes lors du séchage en intérieur). A la longue, les vitamines A, C et E sont détruites par oxydation, surtout si les produits n'ont pas été convenablement blanchis. Plus un aliment est séché rapidement, plus il conserve de vitamines. Mais, d'autre part, une température trop élevée les détruit. Ainsi, alors qu'un soleil ardent accélère le séchage, il élimine les vitamines. La bonne moyenne est difficile à trouver...

Parmi les techniques de déshydratation industrielle, la plus moderne est la lyophilisation. Celle-ci consiste à soumettre les aliments à un traitement sous vide, à température très basse, pour congeler l'eau qu'ils contiennent et l'éliminer ensuite à 90 %. Les pertes en vitamines sont, là, insignifiantes ou nulles car le froid ne les détruit pas, et leur teneur reste intacte durant le temps de conservation.

Mais le procédé ne s'applique qu'à un nombre limité de produits, tels que les boissons (jus de fruits, café, thé, sauces), les aliments de petite taille : légumes (herbes, aromates, champignons), fruits (fraises, framboises) ou petits crustacés (crevettes). On ne peut donc compter sur les aliments lyophilisés pour constituer l'essentiel des « bonnes » conserves.

Vitamines et conservation par le sel ou le sucre

Si vous préparez vous-même des salaisons (viandes, volailles, charcuterie, jambons, poisson, etc.), au sel ou à la saumure, sachez que le procédé ne détruit pas les vitamines au départ. Mais le rinçage ou le trempage prolongé auquel on doit soumettre l'aliment ainsi conservé pour le consommer, en entraîne une forte déperdition, ainsi qu'en sels minéraux.

Dans les confitures, conservées par le sucre, la perte en vitamines est assez importante, du fait de la chaleur, puisqu'on amène et qu'on maintient les fruits à ébullition, et à l'air, pendant un certain temps.

Vitamines et conservation par la chaleur

Cette technique se pratique à différents degrés. La pasteurisation, par exemple, réalisée au-dessous du point d'ébullition, laisse subsister un certain nombre de micro-organismes, et les aliments pasteurisés doivent être gardés au froid (voir à « Conservation du lait »).

Le procédé le plus courant est l'appertisation (bien que la congélation lui prenne chaque année du terrain) qui s'applique pratiquement à toutes les denrées. Il est habituel de désigner les produits appertisés par le terme de « conserves », comme si les produits surgelés, lyophilisés, etc. n'en étaient pas également.

L'appertisation, ou stérilisation, a pour but, en portant les aliments à ébullition, de détruire ou d'inactiver les enzymes et de détruire les micro-organismes dangereux et les toxines qu'ils contiennent ou hébergent ; puis, en les maintenant dans des récipients étanches, à l'abri de l'air, d'éviter leur réensemencement. Cette stérilisation au-dessus de 100 °C, même de très courte durée, à l'abri de l'oxygène et après désaération des produits, entraîne cependant une perte en vitamines hydrosolubles (C, B_1, B_2 et PP). De 20 à 60 % pour la vitamine C dans les fruits et légumes, elle est un peu moindre dans les viandes, dont le pH acide joue un rôle protecteur.

Cette déperdition peut se poursuivre lors de la conservation, quand les aliments sont conditionnés en bocaux, si ceux-ci ne sont pas placés dans l'obscurité et au frais. Si, à 18 °C, les éléments nutritifs sont préservés, à 26 °C, la vitamine C diminue de 25 % par an, la vitamine B_1 de 20 %, la vitamine A de 10 %. La déperdition est moindre dans les boîtes métalliques qui préservent la vitamine C de la destruction par la lumière et l'oxygène.

Ne rincez pas les aliments en conserve

Une partie des minéraux ayant diffusé dans le jus de conservation, il est inutile de la gaspiller.

N'oubliez pas, en outre, que les conserves en bocal de verre risquent une perte partielle en vitamines A, D, E, K (sensibles à la lumière) si elles ne sont pas stockées dans un endroit sombre.

Dans ce domaine, la stérilisation industrielle est supérieure à la stérilisation ménagère. En effet, les produits sont traités très tôt après la récolte, et la durée, comme le degré de la température à atteindre, sont calculés au plus juste en fonction de la nature et du pH de l'aliment, ainsi que de la taille des boîtes.

Il faut distinguer, enfin, entre conserves de produits cuits et crus. Dans les produits conservés sans cuisson, les vitamines subsistent presque à 100 %.

Vitamines et conservation par le froid

Ce type de conservation comporte trois degrés, qui diffèrent par l'intensité du froid et la rapidité de sa pénétration. Il s'agit de :

– la réfrigération : conservation des aliments entre + 2° et + 5 °C ;
– la congélation : refroidissement progressif des aliments jusqu'à – 20 °C ;
– la surgélation : refroidissement rapide au-dessous de – 18 °C.

La croissance des micro-organismes est suspendue entre – 5° et – 7 °C, et les phénomènes d'oxydation aux environs de – 20 °C. Seuls les surgelés assurent donc une conservation de longue durée. Soumis « à cœur » à un rapide refroidissement (au moins – 20 °C), ils peuvent rester longtemps intacts si la chaîne du froid est maintenue sans faille jusqu'à leur utilisation.

La surgélation exerce un effet protecteur sur la plupart des vitamines, dont la dégradation est considérablement ralentie par le froid, à l'exception des vitamines E et B_6. Les taux de vitamines B sont en général comparables à ceux des produits frais cuits à l'eau. La vitamine C n'est pas détruite à – 18 °C, et ne disparaît que progressivement avec le temps (au bout d'un an, même à – 18 °C, il n'en reste pratiquement plus ; au bout de six mois, à – 9 °C, il n'en subsiste que la moitié environ).

De la rapidité de l'application du froid dépend l'intégrité des membranes cellulaires de l'aliment, qui évitera la perte importante de vitamines et sels minéraux lors de la décongélation. Il y aura toutefois, à ce moment, beaucoup de pertes en vitamines B, notamment en vitamine B_6, dans le jus de viande en train de décongeler.

Les aliments conservés sont-ils moins riches en vitamines que les aliments frais ?

Le préjugé enraciné dans l'esprit français, affirmant que les conserves sont moins vitaminées que les produits frais, demande à être fortement nuancé.

En effet, d'une part, la conservation industrielle possède plusieurs avantages. Les usines de conservation sont proches des lieux de production, donc le stockage n'excède pas quelques heures. La cuisson se fait sous vide, le conditionnement à l'abri de l'air et de la lumière. Une fois les aliments mis en boîte ou congelés, la stabilité de leurs vitamines est bonne et leur pourcentage ne diminue que très lentement. D'autre part, c'est avec l'aliment frais passé par le circuit de distribution courant, stocké deux jours en moyenne et préparé par la ménagère, qu'il faut comparer l'aliment conservé.

Si un aliment fraîchement cueilli dans son jardin conserve sa richesse en vitamines, dans tous les autres cas – qui constituent la majorité – on peut estimer que le pourcentage

Comparons ce qui est comparable

Ce n'est pas le produit frais au produit surgelé ou au produit en conserve qu'il faut comparer, mais la totalité des opérations subies par le produit depuis son origine jusqu'à son arrivée dans l'assiette du consommateur, a fait remarquer Christ (16e Congrès du Froid, septembre 1983), qui donne en exemple le tableau suivant, établi à propos des petits pois :

Incidence des opérations cumulées sur les pertes en vitamine C des petits pois

	Congelés	En conserve	Frais
Blanchiment	25	30	
Congélation	25		
Appertisation		37	
Décongélation	29		
Cuisson	61		56
Réchauffage		64 *	

* Ces chiffres sont l'expression du pourcentage cumulé de pertes après l'opération unitaire.

de vitamines subsistant dans les conserves et les aliments courants est plus ou moins équivalent, et peut-être supérieur dans les conserves.

De toute façon, selon le Pr Gounelle de Pontanel, tous se valent s'ils sont consommés cuits. En effet, la cuisson dégrade les vitamines sensibles à la chaleur, quel que soit leur pourcentage dans l'aliment avant cuisson.

Conserves appertisées ou aliments surgelés ?

Au départ, dans les deux cas, un maximum est fait pour conserver les vitamines. Les usines de conservation sont installées à proximité des lieux de production, la congélation des produits de la pêche s'effectue sur le bateau même ou dès l'arrivée ; le stockage est ainsi réduit. Dans l'appertisation, la cuisson s'effectue sous vide, le conditionnement à l'abri de l'air et de la lumière.

Toutefois, le blanchiment, ou précuisson, pratiqué parfois avant l'un ou l'autre procédé (nécessaire pour diminuer le volume, éliminer les gaz et détruire partiellement les enzymes) en détruit un certain nombre, surtout les vitamines hydrosolubles. Dans les aliments soumis ainsi à la vapeur ou à l'eau bouillante, les pertes (un peu supérieures dans l'eau, qui lessive les vitamines) peuvent atteindre, selon les conditions du blanchiment, jusqu'à 30 % ou davantage pour la vitamine C

Ce qu'en disent les chiffres...

Selon une étude du Laboratoire coopératif (n° 148, janvier-février 1983) :

100 g de haricots verts en conserve apportent de 4 à 11 mg/100 g de vitamine C ; 100 g de haricots verts surgelés cuits, de 3 à 18 mg/100 g.

100 g de petits pois en conserve : moins de 3 mg à 20 mg/100 g ; 100 g de petits pois surgelés, de 7 à 18 mg/100 g.

Les grandes variations de taux selon les échantillons analysés viennent des différences de variétés, époques de récolte, lieux de récolte et fabrication, entreposage, etc.

et la vitamine B_1, 40 % pour la vitamine B_2. Elles sont moindres dans les viandes, dont le degré d'acidité joue un rôle protecteur.

S'il n'y a pas blanchiment, la surgélation a conservé davantage de vitamines. Mais à la décongélation, les enzymes, qui n'étaient qu'endormies par le froid, peuvent agir. Et une congélation trop rapide provoque une exsudation importante qui entraîne jusqu'à 33 % de vitamines B.

Aussi, la comparaison est-elle, en définitive, bien difficile en fin de parcours, et ce sont plus des considérations de prix, de goût et de commodité qui doivent guider le choix que des considérations diététiques.

Vitamines et aliments irradiés

Parce qu'elle évoque le nucléaire, l'irradiation, ou ionisation, ou encore électrostabilisation, fait peur. Bien qu'elle soit étudiée et expérimentée depuis une trentaine d'années, que plus de trente mille articles lui aient été consacrés, que des centaines d'experts internationaux se soient portés garants de son innocuité et en aient autorisé l'emploi, elle continue de susciter une telle suspicion, une telle méfiance, qu'elle est encore peu employée en France (où des produits irradiés, en provenance de l'étranger, sont cependant consommés...).

Le principe consiste à soumettre un aliment à un rayonnement de haute énergie pour augmenter sa durée de conservation et améliorer ses qualités hygiéniques. Les rayonnements détruisent les insectes parasites, leurs larves et leurs œufs, interrompent le développement des moisissures, retardent éventuellement la maturation de certains fruits. Cette action n'est pas totale car un excès de prudence fait qu'on n'utilise que des doses de rayonnements très faibles, quoique suffisantes pour assurer la salubrité de l'aliment et retarder sa dégradation.

L'ionisation engendre deux craintes : rendre l'aliment radioactif et le « tuer », c'est-à-dire le priver de ses qualités nutritives et gustatives.

La première n'a aucun fondement car le principe même du procédé l'exclut. Quant à l'action « destructrice », elle n'existe, elle aussi, que dans les imaginations.

Certes, le procédé modifie les molécules de l'aliment. Mais, comme le « bouleversement » apporté à sa structure ne dure qu'un millionième de seconde, les éléments modifiés ne représentent qu'une partie insignifiante de l'aliment : moins de 20 mg par kilo de poids (c'est d'ailleurs pourquoi il est si difficile, en analysant un aliment, de voir s'il a été irradié). Et comme l'irradiation n'élève pas la température du produit, elle respecte les principes nutritifs : les glucides, les protéines ne sont pratiquement pas modifiés. Les graisses, elles, réagissent mal à l'oxydation ou à l'hydrogénation, et prennent un goût, une odeur désagréables (c'est pourquoi on n'irradie pas les produits laitiers).

Quant aux vitamines et aux sels minéraux, l'irradiation exerce sur eux une action plus sensible mais, comme ils ne se trouvent qu'en quantité minime dans l'aliment, ils sont protégés par les constituants majeurs, les plus touchés. Essayons donc d'être un peu rationnels...

Vitamines et aliments raffinés

Le raffinage est l'un des procédés industriels qui fait perdre le plus de vitamines (et de sels minéraux).

Le blutage des céréales diminue la teneur du produit final. La déperdition de la farine se poursuit lors du pétrissage, de la fermentation et de la cuisson du pain. Le pain de seigle conserve plus de vitamines que le pain de blé car les vitamines sont localisées plus profondément à l'intérieur du grain.

Dans les produits céréaliers (pain blanc, pâtes blanches, riz poli, etc.), une partie importante – et parfois la totalité – des

Il y a riz et riz

Ne confondez pas riz précuit *(traité à partir de riz blanchi, appauvri en vitamines et sels minéraux comme le riz poli ou glacé)* et riz étuvé ou prétraité, *traité avant le décorticage ou le blanchiment. L'étuvage provoque une migration des vitamines et des sels minéraux hydrosolubles, qui se diffusent à l'intérieur du grain et ne seront que partiellement éliminés lors du polissage. Le germe et la partie périphérique sont également conservés ; mais le riz complet vaut encore mieux.*

Le boulghour, blé germé, cuit à l'eau, séché et concassé, qui présente les mêmes avantages, est en outre enrichi en vitamines et en acides aminés essentiels (lysine) par la germination, et rendu plus digeste par la prédigestion de l'amidon.

vitamines et sels minéraux peut être éliminée : de 60 à 85 % des vitamines, et de 50 à 60 % des sels minéraux.

Dans le sucre blanc : 100 % des unes comme des autres.

Le raffinage des huiles leur fait perdre de 10 à 20 % de vitamine E.

Le sel raffiné est grandement appauvri en magnésium et en oligo-éléments.

Consommer davantage de céréales et de pain complets est en général bénéfique.

Comment cuire le riz

Les pertes en vitamines dépendent beaucoup du volume d'eau employé. G. Vob a obtenu des résultats très différents selon que le riz est cuit à l'orientale (dans 1 fois 1/2 son volume d'eau) ou à la créole (dans 8 fois son volume d'eau) :

Pertes en vitamines B_1, B_2 et P

	Cuisson à l'orientale	*A la créole*
Riz cargo (complet)	*4 à 9 %*	*26 à 32 %*
Riz blanchi	*1,5 à 7,4 %*	*42 à 54 %*
Riz étuvé (pré-traité)	*1 à 7 %*	*29 à 44 %*

Cité par le Laboratoire Coopératif (n° 153, novembre-décembre 1983), qui a également effectué la cuisson de différents riz dans un large excès d'eau (100 g cuits dans 1 litre) pour estimer les pertes en vitamine B_1 :
Riz cargo : il reste de 0,15 à 0,20 mg de vitamine B_1.
Riz étuvé ou demi-complet : 0,1 mg.
Riz blanchi : de 0,01 à 0,02 mg.

Il semble donc que les teneurs en vitamine B_1 soient davantage diminuées par dilution dans l'eau que par dénaturation à la chaleur, les riz complets et semi-complets cuisant nettement plus lentement que le riz blanchi. Outre le type et la durée de cuisson, la nature de l'eau employée intervient aussi. Ainsi, la vitamine B_1, qui résiste très bien aux températures élevées en milieu acide, devient instable en milieu même légèrement alcalin.

Pour conserver au riz un maximum de sa valeur vitaminique et minérale, il est donc conseillé de :
- *préférer un riz complet, demi-complet ou étuvé à un riz blanchi ;*
- *ne pas le laver, pour ne pas entraîner les vitamines de surface ;*
- *le faire cuire à l'orientale plutôt qu'à la créole.*

Peut-on fabriquer chez soi, gratuitement, des vitamines ?

C'est possible de deux façons :

1) par germination : *« Une graine en germination est l'usine à vitamines la plus perfectionnée et la moins coûteuse qu'on puisse imaginer » (C. Aubert). En trois jours, la teneur en vitamine C de graines de soja passe de 0 à 72 mg/100 g ; celle en carotène de graines de céréales et légumineuses est multipliée de deux à quatre fois ; celles en vitamines B_2 et B_{12} augmentent beaucoup aussi (d'où l'intérêt des aliments à base de graines germées comme les germes de soja ou le boulghour).*

2) par fermentation lactique, *qui provoque la synthèse de vitamines, notamment C et B. La choucroute augmente la teneur en vitamine C, par synthèse microbienne, par rapport au chou, et elle est plus digeste. Tous les produits fermentés à partir du soja ont également davantage de vitamines : shoyu et miso en Chine et Japon, tempeh (enrichi en vitamine B_{12}, absente dans les produits végétaux) en Indonésie, etc. En Afrique Occidentale, le soumbala fermenté à partir de graines du néré, est également très vitaminé.*

Il en va de même des boissons fermentées traditionnelles à base de céréales comme certaines bières, le kwass, etc., plus vitaminées que les boissons industrielles.

Vitamines et techniques modernes de culture et de conservation

Ces techniques n'améliorent pas forcément la teneur en vitamines des aliments. En agro-alimentaire, les nouveaux critères de productivité, de meilleure conservation, la standardisation de forme ou de taille, se font parfois aux dépens de la teneur en vitamines. Ainsi, les pommes Golden, dont on favorise la production, sont plus de dix fois moins vitaminées que les Calville blanches (Golden : 5 mg de vitamine C/100 g au plus ; Calville blanche : 59 mg/100 g).

En revanche, la modernisation des installations, l'hygiène plus poussée que par le passé et les progrès technologiques, entraînent parfois une amélioration. Les confitures de grand-mères cuites dans des bassines de cuivre perdaient davantage de vitamine C que celles d'aujourd'hui.

Lait, laitages, fromages : les procédés qui diminuent le taux vitaminique, et ceux qui l'augmentent

La pasteurisation basse du lait, à 72 °C, entraîne 10 % de pertes de vitamines B_1 et C ; la pasteurisation haute, à 92 °C, de 25 à 50 %.

La stérilisation en récipient clos ou le traitement à haute température (120 °C pendant 20 mn) occasionne de 15 à 30 % de perte en vitamine C, de 20 à 40 % en vitamines B_1 et B_2.

Le séchage pour obtenir le lait en poudre entraîne les mêmes pertes que la pasteurisation ; la plus importante est celle en thiamine (si le lait n'est pas conservé en verre ambré ou en carton doublé de polyéthylène, il y a, en outre, perte par la lumière en vitamines A, B_6, C et, surtout, B_2).

Quant à la teneur en vitamines liposolubles, celle du lait, de la crème et du beurre varie selon la saison, la nourriture du bétail. Et l'écrémage les fait toutes disparaître. Le lait demi-écrémé contient déjà deux fois moins de vitamines A et D que le lait entier.

Le lait UHT est celui qui préserve le mieux les vitamines.

La teneur en vitamines des laits fermentés et des fromages résulte d'actions diverses et parfois opposées. Les ferments lactiques en consomment mais, sous l'effet des micro-organismes, il y a possibilité de synthèse, notamment de vitamine B_{12}. Dans les fromages avec moisissures, il se produit un enrichissement en vitamines B_{12}, PP et même en acide pantothénique. Le taux est surtout élevé dans la croûte...

Enfin, ne conservez pas votre lait à la lumière : elle détruit rapidement, vous l'avez vu, les vitamines B_2 et C.

Les additifs chimiques altèrent-ils les vitamines ?

Parfois. Ainsi, l'anhydride sulfureux et ses dérivés (E 220 et E 226), utilisés surtout pour conserver les boissons (vins, cidres, jus de fruits) ou pour empêcher le brunissement des fruits et des pommes de terre prépelées, détruit la vitamine B_1.

Où trouver le maximum de vitamines ?

Un des aliments les plus riches en vitamines diverses est le foie (de quelque animal qu'il soit), qui en stocke un grand nombre : A, B_1, B_{12}, H, PP. Viennent ensuite : le persil ; les salades vertes (pissenlit, chicorée, cresson) ; les parties les plus colorées des légumes ; la peau des fruits ; le germe de blé ; la levure de bière ; le jus de citron, et, aussi, le paprika !

Une boisson minérale : le vin !

Très riche en potassium (en moyenne 1 g/l), il est très pauvre en sodium. Il est assez riche en magnésium et en calcium (100 mg/l) et en oligo-éléments utiles : fer, cuivre, zinc, manganèse (davantage de ce dernier dans les vins de producteurs directs : jusqu'à 10, 20 et même 31 mg/l), silicium, bore, rubidium (dans les vins rouges), aluminium, fluor, etc.

On y retrouve aussi des traces de brome, étain, titane, iode, plomb, baryum, vanadium, nickel, lithium, molybdène, cobalt, cadmium, chrome, arsenic, sélénium, argent, thallium et, à doses à peine décelables, antimoine, bismuth, gallium, mercure, or, tungstène, uranium !

Quand les vignobles sont proches de la mer ou à sous-sol saumâtre, il y a plus de chlore, brome et sodium. Les vignobles des pays volcaniques peuvent être riches en fluor.

Éliminez ce double préjugé :
vitamine = aliment végétal ; vitamine = aliment cru

On a communément tendance à associer l'idée de vitamines à celle de végétaux, fruits juteux, salades, comme à celle de crudités. Or, certaines vitamines indispensables se trouvent uniquement dans le règne animal, comme la vitamine B_{12} (anti-anémique), et la cuisson en laisse intactes le plus grand nombre : celles qui sont solubles dans l'huile (A, D, E, F), plus certaines vitamines B.

Il y a davantage de vitamines dans une boîte de sardines à l'huile que dans une laitue qui a voyagé et a séjourné à l'étal (elle perd de 20 à 40 % de vitamines C en 24 heures, de 30 à 60 % en 48 heures, jusqu'à 80 % ensuite).

Un peu de cosmétologie : les vitamines sur le visage

Les masques aux fruits riches en vitamines sont encore recommandés par certains dermatologues modernes (le Dr Jossay, par exemple, qui conseille les masques aux fraises, aux prunes...), lesquels les considèrent comme eutrophiques (bons pour la peau). En voici deux exemples :

Vitamine C : un masque au citron. *Mettez un jaune d'œuf dans un demi-citron évidé et laissez-le reposer pendant quelques heures. Il absorbera l'huile essentielle du zeste. Puis mélangez quelques gouttes de jus de citron au jaune d'œuf, étalez sur le visage, gardez une vingtaine de minutes. Rincez à l'eau chaude puis froide. Ce masque nettoie l'épiderme, le vivifie, resserre les tissus. Ninon de Lenclos, qui connaissait empiriquement les vertus du citron, avait créé un masque composé d'un peu d'eau-de-vie, de lait frais et de jus de citron battus pendant quelques minutes. Elle lui devait, disait-elle, teint frais et visage sans rides (!)*

Vitamine A : un masque aux carottes. *La carotte, dit-on, garde le teint frais et lisse. Voici deux façons de l'employer en masque :*
- *Exprimez le jus de deux ou trois carottes au mixer, étalez-le sur le visage au blaireau ou au gros pinceau. Laissez sécher et retirez au bout d'une demi-heure.*
- *Broyez ou râpez deux ou trois carottes au mixer ou à la râpe ; mélangez la pulpe ainsi obtenue à de la lanoline pure (en pharmacie) jusqu'à former une pâte légère, de la consistance d'une pâte à crêpe. Étalez sur le visage, gardez vingt minutes, retirez à l'eau tiède.*

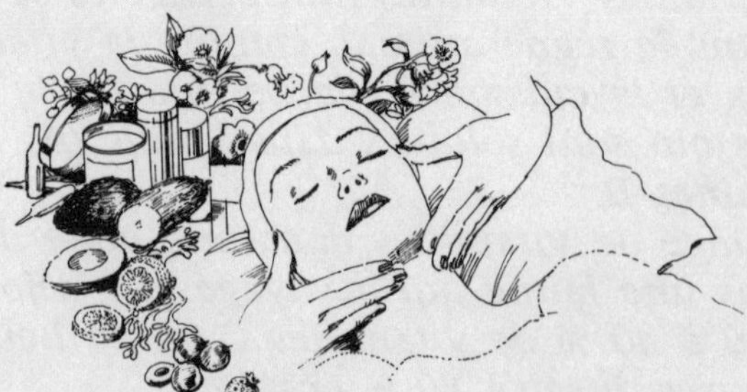

l'alphabet des vitamines

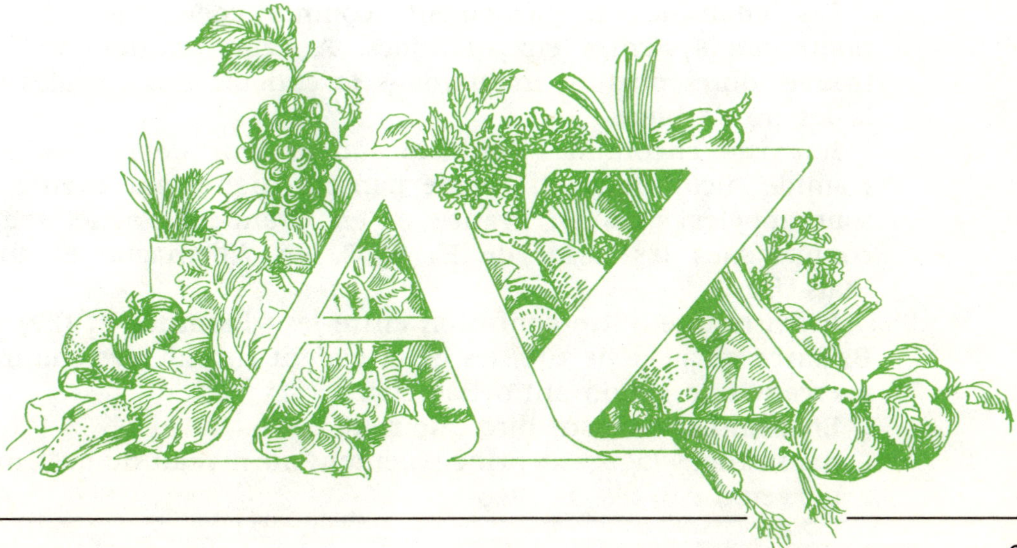

1. LES VITAMINES HYDROSOLUBLES

Les vitamines B

Contrairement à ce qu'on pourrait penser, la première vitamine découverte n'a pas été la vitamine A, mais la vitamine B_1, appelée d'abord vitamine B tout court.

Le groupe des vitamines B a été individualisé par Funk en 1912, à partir du riz et de la levure de bière, considéré d'abord comme une seule vitamine, puis divisé peu à peu en sous-groupes de plus en plus nombreux.

Lucie Randoin et Simonnet, en 1925, distinguèrent, sur le pigeon, la vitamine B_1, antinévritique, et une vitamine, thermostable, intervenant dans l'utilisation des aliments (plus tard, cette vitamine thermostable s'est révélée être un complexe d'où dérivent beaucoup de facteurs).

Certaines (B_4, B_7, B_{10}) n'en font pratiquement plus partie, du fait que leur caractère vitaminique n'a pas été confirmé chez l'homme, tandis que d'autres, dont le rôle avait été pressenti (B_{11} et B_{13}) n'ont pas encore fait la preuve de leur activité vitaminique. Les progrès se poursuivent dans l'évaluation des signes cliniques de carences isolées spécifiques.

Les vitamines B participent, comme coenzymes, à de nombreux systèmes enzymatiques. A l'état naturel, on les trouve toutes plus ou moins dans la cuticule des céréales et la levure de bière.

Il existe encore des confusions dans leur dénomination. L'amide nicotinique ou l'acide pantothénique, par exemple, sont appelés ainsi en France et en Grande-Bretagne, mais connus sous les noms de B_3 et B_5 en Allemagne et aux États-Unis.

Il existe une autre confusion entre les vitamines B_3 (PP) et B_6 parce qu'au départ toutes deux étaient considérées comme exerçant une action antipellagreuse.

En résumé, on peut dire que sont :

- neurotropes (agissant principalement au niveau du système nerveux) : B_1 ;

– anabolisantes (participant à la construction des tissus) : $_c$B et B_5 ;
– anti-anémiques (permettant l'élaboration des globules sanguins : B_9 (acide folique) et B_{12}

Les formes frustes de polycarences en vitamine B sont relativement fréquentes, du fait de la faiblesse des apports, de l'accroissement des aliments raffinés, et de celui des sujets à risques (buveurs excessifs, par exemple).

La vitamine B_1 ou thiamine

La vitamine B_1, ou thiamine, ou aneurine, est la plus importante des vitamines B. C'est en 1912, lorsque Funk l'isola, que, pour définir le groupe de substances auxquelles elle appartenait, fut créé le mot vitamine, c'est-à-dire amine nécessaire à la vie.

L'organisme en contient environ 25 mg. Elle est stockée dans tous les tissus, mais plus concentrée dans le foie, le cerveau, les reins et le cœur. Dans le sang, la presque totalité se trouve dans les globules blancs : de 3 à 12 microgrammes dans les globules rouges, et jusqu'à dix fois plus dans les globules blancs ; très peu dans le plasma.

Les enzymes : qu'est-ce que c'est ?

Ces enzymes (dont nous vous parlons sans cesse) sont des substances activant les réactions métaboliques qui se déroulent en permanence dans toutes nos cellules.

Le métabolisme est la transformation de la matière vivante qui se construit (anabolismes) ou se détruit (catabolismes).

Les enzymes se fabriquent à partir de protéines. Au départ, une protéine ou apoenzyme devient une enzyme à part entière quand un coenzyme (vitamine ou minéral) s'y associe. On a actuellement identifié environ 700 enzymes dans l'organisme, classées en six catégories chimiques.

Son rôle

Baptisée antinévritique ou anti-béri-béri, elle joue un rôle important dans le bon fonctionnement du système nerveux et musculaire, et est essentielle, notamment, au métabolisme du cerveau.

Elle est indispensable, en tant que coenzyme, à l'assimilation des sucres. Sans elle, le glucose, seule source d'énergie pour les cellules nerveuses, n'est pas oxydé normalement et produit un dérivé toxique qui s'accumule dans le tissu nerveux.

Elle joue aussi un rôle important dans le métabolisme des muscles striés et du cœur.

Elle permet la synthèse des lipides à partir des glucides.

C'est, enfin, un facteur de croissance de nombreux micro-organismes.

Stimulante et antalgique, elle mérite, plus que la vitamine C, le qualificatif de vitamine de l'effort. Bien avant sa découverte, elle était prescrite par les homéopathes – qui faisaient ainsi de la vitaminothérapie sans le savoir – comme tonique, en teinture-mère ou diluée, dans « Céréales germées ».

Ses caractéristiques

La vitamine B_1 est :

- soluble dans l'eau ;
- insoluble dans les solvants et les graisses ;
- relativement stable à l'oxygène de l'air ;
- sensible à la chaleur, en milieu humide (elle est détruite par la cuisson à 100 °C) ; il est de ce fait difficile de la conserver dans la cuisson des aliments et la stérilisation des conserves à l'autoclave, ou au cours de la pasteurisation du lait ;
- sensible à la lumière ;
- sensible à la présence d'acide sulfureux (colorant ou additif E 220) ; utilisé pour protéger les fruits secs, celui-ci diminue de moitié sa teneur ;
- sensible aux alcalins ; l'addition de bicarbonate de soude, parfois conseillée pour attendrir les légumes secs, la détruit.
- peu altérée par la congélation ;
- résorbée dans l'intestin et phosphorylée (transformée en pyrophosphate de thiamine) par le foie *.

* La phosphorylation est une réaction qui transfère un groupement phosphate d'un composé (biochimique ou organique) à un autre. Voir Phosphore.

A savoir : l'organisme ne sait pas la stocker, ce qui entraîne deux conséquences : tout apport supplémentaire est éliminé si l'organisme est saturé ; les carences surviennent rapidement dès que son absorption est perturbée (troubles digestifs). Il faut donc en consommer chaque jour.

Sources

La vitamine B_1 est présente dans presque tous les tissus animaux et végétaux, très répandue, à très faibles concentrations (quelque 1/10 de mg/100 g) dans le règne végétal, et notamment dans :
- la levure de bière ou de boulanger ;
- les graisses et germes de céréales (blé, riz, etc.), dans la partie périphérique du grain et partie du germe qui coiffe l'embryon de l'amande ; elle est donc éliminée par la mouture et le blutage des farines, le polissage du riz, et ne subsiste que dans le pain complet, le riz complet, les flocons d'avoine, l'orge perlé, les corn-flakes, les pâtes ; l'étuvage du riz avant usage (prétraité) en préserve une partie ;
- les légumes secs, soja notamment, pois, haricots, lentilles ;
- certains fruits : noix, prunes, châtaignes ;
- les pommes de terre.

Parmi les sources animales :
- le foie et autres abats (rognons, cœur) ;
- le jaune d'œuf ;
- la viande de porc (de une à huit fois plus que celle de bœuf) ;
- le lait ;
- les moisissures de fromage (les « bleus ») ;
- le poisson.

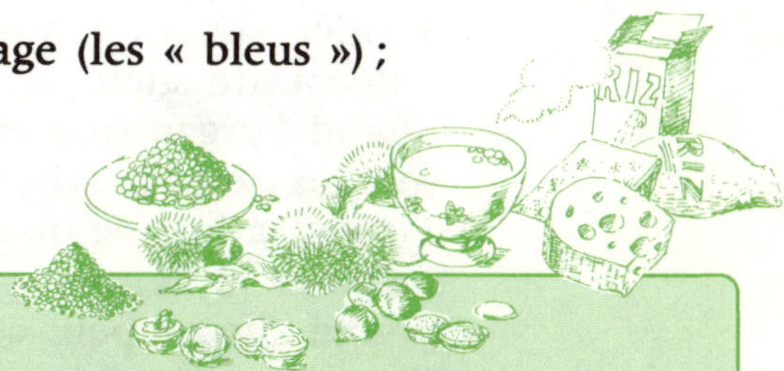

Les « mines » de vitamine B_1

Entre 3 et 20 mg/100 g : *extrait de levure, germe de blé, levure sèche, levure de boulanger.*

De 0,5 à 3 mg/100 g : *abats, châtaigne, farine de blé complète, haricots frais, huîtres, lentilles, noisettes, noix, œuf de poule, orange, pois, viande de porc.*

(Pr Apfelbaum)

Besoins

Ils dépendent de la composition de la ration alimentaire (plus ou moins riche en glucides), de l'utilisation digestive, du poids du corps, de l'intensité du métabolisme et du niveau d'activité physique. Plus les rations sont élevées en glucides, plus les besoins s'accroissent. Plus elles le sont en protéines et en graisses, moins ils sont élevés. Ils sont estimés à environ 1,3 à 1,5 mg/jour.

Les apports conseillés par le CNERNA sont :
Nourrisson (6 à 12 mois) : 0,4 mg/24 heures
1 à 3 ans : 0,7
4 à 9 ans : 0,8
10 à 12 ans : 1,2
13 à 19 ans (fille) : 1,3
13 à 19 ans (garçon) : 1,5
Adultes activité habituelle (femme) : 1,3
Adultes activité habituelle (homme) : 1,5
Femme enceinte ou allaitante : 1,8

Par portion, cela fait environ : 100 g de foie ou rognon (0,40 mg) ou 150 g de viande ou poisson (0,45 mg) ; 200 g de pommes de terre (0,24) ; 200 g de riz poli, semoule ou pâtes cuites (0,20) ; 1 bol de lait entier (0,15) ; 2 œufs (0,12) ; 1 tranche de pain complet ou de seigle (0,10).

Quand les besoins sont-ils accrus ?

- En cas d'apport insuffisant, du fait d'une nourriture trop purifiée, stérilisée, dévitalisée, d'une consommation excessive d'alcool, de sucre, de farineux raffinés, de pain blanc.
- Quand l'organisme en métabolise plus que normalement : en cas d'hyperthyroïdie, de grossesse, de lactation, d'intoxication, de maladie infectieuse (certaines enzymes des bactéries la détruisent), d'hyperthermie, d'effort musculaire.
- Quand elle ne peut être résorbée par l'estomac (gastrites) ou l'intestin : dans les maladies avec accélération du transit (diarrhées abondantes) ou lors d'alimentation prolongée par perfusion ou sonde. La prise d'adsorbant comme le charbon empêche son absorption par l'intestin.
- Quand une étape de sa transformation (la phosphorylation) qui s'effectue dans le foie, est perturbée : en cas d'affections graves du foie ou des voies biliaires.

Si l'organisme en manque, les cellules qui souffrent le plus sont les cellules qui utilisent largement les sucres (cellules nerveuses), les fibres cardiaques. Lors des carences chroniques par mauvaise alimentation, l'organisme se trouve dépourvu devant une épreuve physique qui exige une augmentation du métabolisme. C'est pourquoi, on l'a vu, la vitamine B_1 peut être qualifiée de vitamine de l'effort.

Comment être sûr d'en consommer assez ? 120 g de porc (ou jambon), quelques tranches de pain complet, une portion de riz complet ou de légumes secs, apportent la ration d'une journée.

Souffre-t-on souvent de carence ?

Dans nos pays, on souffre relativement souvent de déficit, en cas de causes majeures de restriction ou de destruction : diarrhées abondantes, certaines affections biliaires. La principale cause est l'alcoolisme chronique, à la fois par insuffisance d'apport (on n'a plus d'appétit) et mauvaise absorption (on souffre de gastrite chronique). Il y a également déficit en vitamines B_6, B_{12} et PP. Chez l'adulte, une carence chronique peut survenir en cas de mauvaise alimentation ou de malabsorption par troubles digestifs.

En Europe, on a constaté un béri-béri * infantile chez les nourrissons exclusivement nourris aux farines trop blutées ou à base de soja et aux pâtes. Une carence importante et prolongée provoque le béri-béri, qui sévit encore dans le Sud asiatique, en Extrême-Orient, quand la population se nourrit de riz poli.

Quels sont les signes de carence ?

Expérimentaux : en laboratoire, on a créé des carences chez le rat et le pigeon nourris artificiellement au riz poli et aux grains décortiqués. En vingt jours, on provoque ainsi une paralysie du pharynx et des muscles du cou avec rétraction de la tête, polynévrites, crises convulsives et, bientôt, mort.

Chez des volontaires humains, quand on ne supprime que la seule vitamine B_1, on ne constate ni troubles nerveux ni œdèmes.

Cliniques : les cellules nerveuses, qui utilisent largement les sucres, souffrent en premier (fatigue, douleurs névritiques,

* Mot cingalais qui signifie faiblesse-faiblesse.

faiblesse musculaire, tendance dépressive et, en cas de carence grave, béri-béri).

Chez le nourrisson, les signes sont sévères, et parfois fulgurants. Au début, anorexie, vomissements, constipation ou diarrhées ; puis contractions musculaires ; puis aphonie. La courbe de poids s'infléchit, des signes nerveux apparaissent (insomnie, hyper-excitabilité, agitation, raideur de la nuque), tachycardie, parfois anémie. En l'absence de traitement, le nourrisson peut mourir en douze à vingt-quatre heures.

Chez l'adulte, la carence peut revêtir deux formes :

– Une forme sèche qui se manifeste par des polynévrites (alcoolique, diabétique, gravidique, pellagreuse, urémique), des névralgies et névrites (suite de zona, tabès, etc.). L'atteinte du système nerveux périphérique est insidieuse : fatigabilité, lourdeur des jambes, raideurs musculaires, diminution progressive de la force musculaire (d'abord au pied, puis aux membres supérieurs), démarche mal assurée. L'atteinte du

L'encéphalopathie de Gayet-Wernicke : caractéristique d'une carence élective en vitamine B_1

Décrite par Gayet en 1875, puis par Wernicke en 1881, sa cause (carence en vitamine B_1) n'a été connue qu'en 1930. C'est la plus commune des encéphalopathies par carence, et sa fréquence semble sous-estimée.

La maladie survient surtout chez les alcooliques dénutris et amaigris, au décours d'un delirium tremens ou d'une crise comitiale (épileptique) ; mais aussi (de 5 à 15 % des cas), dans certaines circonstances qui entraînent un déséquilibre nutritionnel intense et prolongé. Le début est, le plus souvent, progressif : anorexie avec asthénie et amaigrissement ; puis les premiers signes neurologiques apparaissent : anxiété, insomnie, troubles de l'équilibre, pendant un mois ou deux ; puis la confusion mentale survient.

Non traitée, la maladie connaît une évolution souvent mortelle ; sinon, il subsiste de lourds handicaps (perte de la mémoire de fixation). Traitée par injections massives intramusculaires de vitamine B_1 (1 g ou 1,50 g/jour), elle guérit sans séquelles.

système nerveux central se traduit par l'agitation, l'irritabilité, la tristesse, des troubles de la personnalité, et aussi une tendance dépressive, de l'insomnie, de l'anorexie.

– Une forme humide avec insuffisance cardiaque droite (qui se traduit par des œdèmes), très vite améliorée par la vitamine B_1. Chez l'alcoolique, la carence, due à la fois à une carence d'apport et à une augmentation des besoins, se traduit par des polynévrites. Le traitement ne fait effet qu'au bout de plusieurs semaines. Il y a carence aussi dans certaines maladies chroniques de l'encéphale (voir texte encadré). Mais, en fait, celles-ci surviennent surtout quand on est carencé en plusieurs vitamines B, carences accrues par une nutrition déséquilibrée.

Le béri-béri s'annonce par des signes prémonitoires : anorexie, nausées, vomissements, inappétence, diarrhées. Puis surviennent des troubles nerveux et cardiaques, puis des polynévrites, des paralysies, des œdèmes, de la myocardite. Dans la forme sèche, qui dure très longtemps, le sujet maigrit, ses nerfs s'enflamment puis ses membres se paralysent. Dans la forme humide, aiguë, le corps retient l'eau, la circulation est perturbée, d'où parfois collapsus (choc) et mort.

Biologiques : le dosage de la vitamine B_1 dans le sang n'est pas de pratique courante ; la carence se constate indirectement par d'autres analyses. L'analyse biologique des globules rouges se fait selon diverses méthodes : le taux normal est de 4 à 7 µg/100 ml de sang. Dans l'urine, un taux inférieur à 30 µg/24 heures est un signal de carence.

Dans quels cas les médecins en prescrivent-ils ?

Normalement, l'alimentation suffit à assurer la prophylaxie des carences. On la prescrit en cas de :

– avitaminose ;
– névrites et polynévrites chroniques ;
– éthylisme ;
– signes gastro-intestinaux des bébés et aussi, à faibles doses, comme traitement préventif des insuffisances digestives chroniques de l'enfant ;
– douleurs névralgiques et rhumatismales (névralgie faciale, sciatique, zona).

Son emploi semble légitime dans les atteintes nerveuses liées à l'alcoolisme. Il n'est pas négligeable dans les petits troubles fonctionnels hépato-digestifs de l'enfant, de la femme enceinte et des sujets qui observent un mauvais régime (mais mieux vaut alors prescrire un complexe de vitamines B).

Son action antalgique n'a jamais été démontrée expérimentalement, mais on continue à l'employer dans ce but. On peut, en outre, se demander si de très fortes doses (comprimés ou dragées de 250 mg) sont utiles, alors que l'excès non utilisé par les cellules est éliminé et que, physiologiquement, la vitamine B_1 intervient à la dose de quelques milligrammes.

Peut-on être survitaminé ?

Des troubles par sensibilisation peuvent résulter d'une injection intraveineuse ou intramusculaire : nausées, anxiété, urticaire... parfois un choc (collapsus), qui peut être irréversible.

Existe-t-il des antivitamines B_1 ?

Oui, dans divers aliments animaux ou végétaux : on trouve dans la chair de certains poissons une enzyme (la thiaminase) qui hydrolyse la vitamine B_1 et la rend inactive. La présence de thiaminase pourrait expliquer la fréquence du béri-béri dans certaines régions du Japon où la nourriture est à base de poisson cru et de riz.

La vitamine B_1 serait-elle un « anti-cuite » ?

*C'est ce qu'affirme le Dr Patrick Braun * : « Le problème de la « gueule de bois », écrit-il, comporte un précieux adjuvant. Il consiste à prendre, après un arrosage trop copieux, 1 g de vitamine B_1 sous forme de comprimés, ou mieux, de se faire faire une injection de ce produit. Si le malaise persiste, il y a intérêt à poursuivre, le lendemain, la prise de cette vitamine. Le résultat est souvent étonnant. »*

* *Passeport santé du voyageur*, éd. du Rocher.

Sa petite histoire

Le béri-béri était déjà décrit en Chine aux environs de l'an 2600 av. J.-C. En Asie, entre 1870 et 1920, la construction de nombreuses usines de décortication pour blanchir le riz a entraîné la « maladie des mangeurs de riz », le riz poli ayant perdu ses vitamines. En 1885, l'amiral japonais Tataki, pressentant sa cause nutritionnelle, avait remplacé dans le régime des marins de la flotte japonaise le riz poli par une nourriture variée.

En 1890, un médecin hollandais, Eijkman (1858-1930) soignait au pénitencier de Java des détenus atteints d'une maladie incurable et de cause inconnue, le béri-béri. Les patients souffraient de troubles cardiaques, de paralysies. Un jour, Eijkman remarqua, dans la cour de l'hôpital, que les poules de la basse-cour étaient également paralysées. Les troubles des humains et des animaux devaient avoir une origine commune, pensa-t-il. Peut-être l'alimentation ? Les uns et les autres étaient nourris au riz décortiqué. Il reproduisit expérimentalement la maladie chez le pigeon et la guérit par l'administration d'une substance présente dans l'écorce de riz. Il donna alors aux poules du riz complet, et leurs troubles guérirent de façon spectaculaire. Le même régime, prescrit aux malades, obtint des résultats aussi merveilleux. La preuve était faite qu'une certaine carence en un principe encore inconnu était responsable de la maladie.

Il fallut attendre 1912 pour que Funk puis Susuki parviennent à extraire du son de riz une base organique capable de prévenir et de guérir les polynévrites, base qu'ils appelèrent vitamine (il s'agissait, en fait, de toute une famille de vitamines B).

Les travaux sur le traitement de la polynévrite aviaire prouvaient l'existence d'un facteur de croissance hydrosoluble à propriété antinévritique : la vitamine B_1, différente de la vitamine A (liposoluble et antixérophtalmique) découverte presque en même temps.

Lucie Randoin et Simonnet, en 1925, distinguèrent, sur le pigeon, on l'a vu, la vitamine B_1. Elle n'a été isolée qu'en 1927 par Jansen et Donath, à Batavia, en partant des polissures de riz, et appelée aneurine. Sa formule chimique a été connue en 1931, sa synthèse réalisée en 1936 par deux équipes, Andersad et Westphal, Williams et Todd.

Depuis lors, dans certains pays, des lois interdisent le raffinement excessif. L'étuvage du riz avant polissage (riz prétraité), mis au point ultérieurement, a concilié dans une certaine mesure polissage et conservation des vitamines : le riz est cuit sous pression avant d'être décortiqué ; vitamines et sels minéraux migrent alors en partie dans l'intérieur du grain.

La vitamine B_2 ou riboflavine

Son rôle

Sa phosphorylation (combinaison avec l'acide phosphorique) aboutit à la formation de deux coenzymes qui entrent dans la constitution de nombreuses enzymes. A ce titre, elle joue un rôle important dans la respiration des cellules ; elle intervient ainsi dans la dégradation des substances qui produisent l'énergie nécessaire aux besoins des cellules.

Baptisée, de ce fait, vitamine de l'énergie ou vitamine d'utilisation digestive, elle permet à l'organisme de métaboliser, d'utiliser les sucres, les protéines. Elle assure notamment le bon développement du fœtus. Elle influence aussi les tissus de l'œil. C'est donc un facteur de croissance et de régénération des tissus.

Ses caractéristiques

Elle est absorbée dans l'intestin puis transportée jusqu'au foie, puis dans toutes les cellules de l'organisme.

- Elle est soluble dans l'eau ;
- stable à l'oxydation ;
- assez stable à la chaleur (la pasteurisation et les cuissons ménagères diminuent très peu sa teneur) ;
- sensible à la lumière et aux rayons ultra-violets : le lait exposé deux heures à la lumière solaire en perd 85 % ;
- stable en milieu fortement acide, instable en solution alcaline.

La congélation, la dessiccation, le salage, la stérilisation l'altèrent peu. Elle existe à l'état libre dans le lait, l'urine, la cornée, la rétine.

Sources

Elle est très répandue dans la nature. Outre les quatre sources principales de vitamines B en général (le foie et les rognons, la levure de bière, les enveloppes et germes de céréales et le riz complet), on la trouve surtout dans la viande, le poisson, le lait et le fromage, puis le jaune d'œuf, les végétaux à feuilles et aussi l'extrait de malt.

Par ordre décroissant, les teneurs des aliments sont les suivantes (en mg/100 g) :

Foie de veau	3,12	Bolet (cèpe)	0,37
Grain de blé	3 à 5	Maquereau	0,35
Foie de bœuf	2,9	Œuf entier cru	0,34
Levure de boulanger	2,5 à 3	Anguille	0,31
Germe de blé	0,5 à 4		
Farine de blé	0,1 à 4		
Amande	0,67		
Noisette	0,55		
Lait de brebis	0,50		
Camembert	0,45		

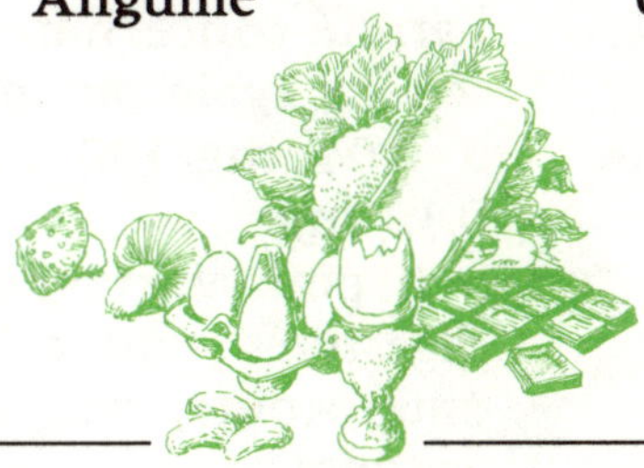

Besoins

Ils varient selon le poids, l'intensité du métabolisme, le niveau d'activité physique et la composition de la ration, notamment sa richesse en protéines. Selon le CNERNA, ils sont de :

Nourrisson (de 6 à 12 mois) : 0,6 mg/jour
Enfant (de 1 à 3 ans) : 0,8
de 4 à 9 ans : 1
de 10 à 12 ans : 1,4
de 13 à 19 ans (fille) : 1,5
de 13 à 19 ans (garçon) : 1,8
Adulte activité habituelle (femme) : 1,5
Adulte activité habituelle (homme) : 1,8
Femme enceinte ou allaitante : 1,8

100 g de foie, 2 œufs, 1/2 litre de lait, en apportent suffisamment.

Quand les besoins sont-ils accrus ?

Durant la grossesse, l'allaitement.

Souffre-t-on souvent de carence ?

Il y a en général assez de vitamine B_2 dans les aliments. Les carences d'apport sont rares sous nos climats, bien qu'avec les aliments raffinés, la nourriture pourrait être appauvrie en vitamines B en général.

Les carences se voient surtout dans le cadre de malnutritions complexes. Des études chez les femmes enceintes et les nourrissons montrent des variations individuelles importantes du taux, et l'influence des situations diététiques : prise de lait de femme par rapport au lait de vache, par exemple. Il peut y avoir carence d'apport chez les nourrissons nourris au lait artificiel quand celui-ci n'en contient pas assez. En France, l'arrêté concernant le lait maternisé (1er juillet 1976) exige une teneur égale ou supérieure à celle du lait de femme : de 0,03 à 0,04 mg/100 ml. L'enrichissement ne doit pas dépasser 0,12 mg.

Il peut y avoir carence d'absorption quand les muqueuses digestives sont altérées : insuffisance d'acide chlorhydrique, entérocolite, etc., et quand on prend des sulfamides ou des antibiotiques, qui détruisent les bactéries chargées de les synthétiser.

Il existe aussi des carences quand on consomme trop de graisses et de sucres par rapport aux protéines.

Mais toutes les vitamine B agissent en synergie (action coordonnée) et on les distingue parfois mal les unes des autres. Cependant, il arrive que l'insuffisance de l'une d'elles devienne manifeste la première.

Quels sont les signes de carence ?

Expérimentaux : chez l'animal, la croissance du rat est retardée.

Chez les volontaires qui ont absorbé une nourriture équilibrée à l'exclusion de cette vitamine, la carence provoque des troubles à trois niveaux :

– au niveau des yeux ; hypersensibilité, opacification, congestion de la cornée (kératite), congestion de la conjonctive, sensibilité des yeux à la lumière, diminution de l'acuité visuelle, notamment dans la pénombre ;
– au niveau des muqueuses ; inflammation des lèvres (chéilite) qui deviennent lisses, sèches, brillantes, et de leurs commissures (perlèche), qui suintent, se crevassent et se rident ;

inflammation de la langue (glossite), qui prend une couleur fuchsia, devient lisse ;
- au niveau de la peau : excès de sécrétions grasses (dermite séborrhéique), surtout dans la partie médiane du visage (front, ailes du nez, menton, avec parfois inflammation à type d'acné).

Cliniques : chez l'homme, il n'existe pas de carence à l'état pur. Les signes sont associés à d'autres signes de carences en vitamines ou protéines ; ou ils sont frustes, non spécifiques : lésions des yeux, des muqueuses, de la peau, comme celles que l'on vient de voir. Plus rarement, on note des perceptions anormales (paresthésies) ou de l'anémie.

Biologiques : on peut effectuer un dosage direct dans certains globules blancs. Un test thérapeutique peut constituer une autre preuve (l'administration de vitamine B_2 fait disparaître les symptômes).

Dans quels cas les médecins en prescrivent-ils ?

- Signes d'avitaminose présumée : chéilite, perlèche, glossite, stomatite ; séborrhée, chute des cheveux ; certains troubles oculaires ;
- insuffisance de croissance du nourrisson, retard en taille et en poids de l'enfant ;
- malabsorption : entérite chronique, résection de l'intestin, insuffisance hépatique.

La vitamine B_2 a été préconisée dans les crampes et la fatigue musculaire, et même l'acné rosacée, certaines migraines, l'insuffisance de sécrétion lactée.

Au-delà de 50 mg/jour, le surplus est éliminé. Elle est, le plus souvent, prescrite dans les préparations de complexe B.

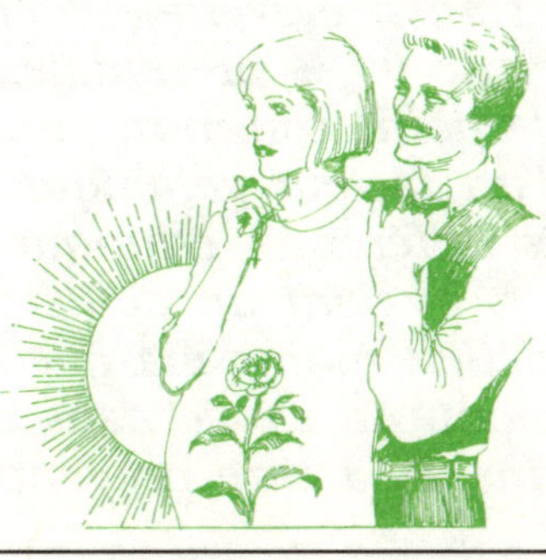

Sa petite histoire

Après la découverte de la vitamine B_1, puis d'un autre facteur B, c'est seulement en 1920 que Emmut a pu identifier ce second facteur permettant d'utiliser protéines et sucres, donc facteur de croissance, identique à un pigment jaune isolé du petit lait, la lactoflavine.

Isolée en 1933, la vitamine B_2 a été synthétisée par Kuhn et Karrer en 1934. Ceux-ci constatèrent ensuite qu'elle était identique à la riboflavine.

La vitamine B_3 ou PP ou amide nicotinique

La vitamine B_3, d'abord appelée ainsi parce qu'elle fut découverte après les vitamines B_1 et B_2, puis baptisée vitamine PP (en anglais, *Pellagra Preventing*) ou antipellagreuse, parce que sa carence provoque la pellagre, porte aussi le nom correspondant à sa formule chimique, l'amide nicotinique.

Vitamine B_2 et cancer de l'œsophage de certaines populations

En 1980, une équipe dirigée par le Pr Crespi et le Dr Munoz (équipe de Rome et de Lyon) a entrepris une expédition dans la région nord de l'Iran où la mortalité par cancer de l'œsophage frappait de 150 à 200 habitants p. 100 000 (en Europe et aux États-Unis : de 3 à 3,5 p. 100 000). Dans cette région, 1 cancer sur 4 concerne l'œsophage ; en Occident, 1 sur 50. Sur 431 sujets, on a constaté que 87 % avaient une œsophagite chronique.

Puis une autre expédition en Chine Centrale, province de Hunan, où le taux était aussi élevé, a été entreprise. Là aussi, sur 530 personnes, près de 90 % présentaient une œsophagite chronique. Quel était le point commun entre les deux ?

Il ne s'agissait pas d'un facteur génétique puisque les deux populations étaient très différentes ethniquement. L'analyse du sang a montré que 98 % avaient un déficit modéré ou sévère en vitamine B_2 (plus un déficit moins marqué et moins fréquent en vitamine A). Actuellement, on essaie dans ces populations d'administrer la vitamine B_2 à titre préventif.

Son rôle

Elle joue un rôle essentiel dans la production et l'utilisation de l'énergie, elle aide à la respiration des cellules en contribuant au transport de l'hydrogène. Elle participe à de nombreuses synthèses dans l'organisme, intervient dans le métabolisme des cellules. Elle possède aussi une action dilatatrice sur les vaisseaux capillaires et agit dans tous les troubles de la circulation, centrale et périphérique.

Protectrice de la peau, elle assure sa nutrition, la protège contre les sensibilisations, prévient la pellagre, les engelures.

Une petite partie est synthétisée par les bactéries intestinales, mais les deux tiers de la quantité nécessaire sont fournis par la transformation dans l'organisme du tryptophane, un acide aminé, dont sont riches nombre de protéines animales. C'est donc une vitamine particulière, puisque l'organisme peut en faire la synthèse à partir du tryptophane.

Ses caractéristiques

Elle est soluble dans l'eau et dans l'alcool ;
- stable à l'oxydation, aux alcalins, à la chaleur, à la lumière.

C'est la plus stable des vitamines.

Sources

On la trouve sous forme de nicotinate dans les fruits et légumes, de nicotinamide dans les viandes et poissons (en mg/100 g) :

Levure fraîche de bière	36,2
Levure fraîche de boulangerie	28,2
Foie de veau	17,0
Foie de mouton	16,9
Cacahuète	16,2
Foie de bœuf	13,6
Lapin	12,6
Thon rouge en boîte	10,8
Saumon frais	7,5
Saumon en boîte	6,5
Canard	5,6
Noisette	5,3
Bolet	4,9
Amande	4,6
Germe de blé	4,6
Farine complète de blé	4,6
Riz non décortiqué	4,6
Aloyau de bœuf	4,6
Hareng	4,3
Jambon cru	4,0
Sardine	3,9

Les vitamines des végétaux, levure, germe de blé et tomates exceptés, ne sont pas aussi bien utilisées (30 %) que celles des tissus animaux (100 %).

Besoins

Le CNERNA estime les besoins (en mg/jour) à :
Nourrisson (de 6 à 12 mois) : 6
Enfant de 1 à 3 ans : 9
de 4 à 9 ans : 12
de 10 à 12 ans : 14
Adolescent de 13 à 19 ans (fille) : 15
Adolescent de 13 à 19 ans (garçon) : 18
Adulte activité habituelle (femme) : 15
Adulte activité habituelle (homme) : 18
Femme enceinte ou allaitante : 20

Soit en moyenne de 15 à 20 mg/jour. Besoins qui peuvent être couverts par une petite tranche de foie de veau, par exemple.

Leur satisfaction dépend en partie de l'apport des aliments en tryptophane, son précurseur. L'équivalent est d'environ 60 mg de tryptophane pour 1 mg de vitamine PP. Quand l'alimentation est riche en protéines d'origine animale, vitamines B_2 et B_6, l'organisme peut fabriquer la vitamine PP à partir du tryptophane.

Quand les besoins sont-ils accrus ?

Au cours de la grossesse et de l'allaitement (comme pour la majorité des autres vitamines), au cours de traitements avec des médicaments antivitamines comme l'isoniazide (antituberculeux), ou certains sulfamides, où l'on peut voir des signes de pellagre.

Les carences et subcarences en vitamine B_6 inhibent la transformation du tryptophane en vitamine B_3, et augmentent le besoin.

Souffre-t-on souvent de carence ?

Rappelons que les carences en vitamines B, quelles qu'elles soient, ne proviennent pas uniquement d'un déficit en telle ou telle, mais de carences générales en vitamines B avec insuffisance plus accentuée en certaines. Actuellement, dans nos pays, elles n'existent en général qu'à l'état fruste, comme celles en vitamine B_2.

Il peut y avoir carence d'apport – en cas de déficits alimentaires globaux ou de régime déséquilibré et pauvre, insuffisant en protéines animales (et donc en tryptophane) – parmi les populations qui se nourrissent presque exclusivement de millet (il contient une antivitamine : la leucine), de maïs (polenta), de sorgho, de seigle, de mélasse, de canne à sucre, dans certaines régions d'Asie, Afrique du Sud et Afrique Centrale (Zaïre), Égypte, Inde (Deccan) et même d'Europe Orientale.

Le maïs contient de la vitamine PP, mais celle-ci est inutilisable car il contient aussi une antivitamine.

La pellagre se voit donc encore en Afrique, dans certaines régions d'Amérique Latine, en Malaisie, et chez les ruraux, dans les régions agricoles pauvres, durant les mois de soleil, à Hawaï, où les populations sont nourries presque exclusivement de poisson cru qui contient également une antivitamine.

Il peut aussi y avoir carence d'absorption en cas d'ablation de l'estomac, de rétrécissement (sténose) du pylore, de diarrhée chronique, de maladies comme la sprue.

Il y a carence d'utilisation en cas d'alcoolisme chronique, à la fois par gastrite (qui diminue l'absorption) et atteinte du foie (qui perturbe le métabolisme de la vitamine). Mais si l'on note parfois des carences isolées, elles sont le plus souvent intriquées avec celles en vitamine B_1.

Quels sont les signes de carence ?

Cliniques : pour les Anglo-Saxons, les signes de la pellagre se résument en trois mots commençant par D : dermatose, diarrhée, démence.

- Il s'agit surtout de troubles cutanés – ils sont les premiers à apparaître – les régions les plus atteintes étant celles exposées au soleil : érythème (rougeurs), prurit (démangeaisons) puis apparition de vésicules et desquamation, signes plus ou moins comparables à ceux d'un coup de soleil. Ultérieurement, la peau est épaissie, rugueuse, inégalement pigmentée. La sensibilité au soleil est accrue, on « attrape » plus facilement des coups de soleil. On note aussi de l'acrocyanose (coloration bleu violacé des extrémités des mains, des pieds, des oreilles), des engelures.
- Les troubles digestifs : glossite (inflammation de la langue) commençant sur les côtés avec langue noire, stomatite,

œsophagite, gastrite, entérite, diarrhée, sialorrhée (salivation accrue), souvent nausées ou vomissements, anorexie.

- Les troubles mentaux : état dépressif, insomnie, maux de tête, signes confusionnels et dépressifs, troubles de la mémoire, irritabilité, qui peuvent évoluer jusqu'à la démence avec hallucinations et délire. Plus souvent, polynévrites des membres inférieurs, en général symétriques.

Biologiques : les méthodes de dosage montrent l'effondrement du taux d'amide nicotinique dans le sang (taux normal : de 0,6 à 1,2 mg/100 ml plasma). Il n'y a pas de parallélisme avec l'apparition des signes cliniques. Le dosage dans l'urine est plus utile. On peut pratiquer aussi un test de surcharge. L'organisme est considéré comme saturé s'il y a élimination de 500 μg en quatre heures, après absorption de 50 mg.

Il n'existe pas d'hypervitaminose, mais il peut y avoir des effets secondaires en cas de prise trop élevée.

Dans quels cas les médecins en prescrivent-ils ?

La vitamine PP n'a pas d'effets pharmacologiques à la dose de 20 à 100 mg/24 heures. Mais à fortes doses (de 2 à 12 g/24 heures), elle aurait une double action :

- elle diminuerait le taux des triglycérides (graisses du sang), sans doute en accélérant leur dégradation et en diminuant la destruction des graisses dans le tissu adipeux ;
- elle diminuerait le taux de cholestérol, en réduisant la synthèse des protéines qui le transportent, dans le foie.

Les médecins en prescrivent pour :

- Pellagre. L'amélioration est souvent spectaculaire dès les premières vingt-quatre heures : stomatite, sialorrhée, troubles digestifs disparaissent très vite, les troubles cutanés plus lentement.
- Carences polyvitaminiques (en vitamines B_1 et B_6, souvent intriquées).
- Déficit génétique d'absorption du tryptophane.
- Maladie de Hartnup (sensibilité au soleil, dermatite et troubles psychiques) due à la diminution d'absorption du tryptophane.
- Dans divers troubles psychiatriques, des essais à doses massives ont été tentés, mais ni leur efficacité ni leur innocuité n'ont été démontrées.

– Taux excessif de triglycérides et de cholestérol ; mais, aux doses prescrites dans ce dernier cas (de 2 à 12 g/24 h), des effets secondaires peuvent se produire.

Comme il n'y a plus guère de pellagre dans nos régions, on considère plutôt la vitamine PP comme l'un des médicaments les plus actifs au niveau des vaisseaux capillaires (fragilité, troubles de leur perméabilité) et pour les insuffisances du système nerveux central et périphérique du troisième âge : déficits de l'irrigation sanguine cérébrale, ramollissement et tous les troubles psychiques qui en découlent, comme la perte de la mémoire et de l'intelligence, la diminution des facultés intellectuelles, les fatigues neuro-psychiques, la dépression.

– Troubles circulatoires périphériques : maladie de Raynaud, engelures.
– Déficits circulatoires de la rétine.
– Troubles ORL : vertiges, bourdonnements d'oreille...
– Divers troubles du côlon : colites, diarrhées...
– Pour pallier les effets secondaires provoqués par certains médicaments (sulfamides, antibiotiques, sels d'or, isoniazide) ou par les rayons X.
– Malnutrition, alcoolisme, aphtes, gingivites, stomatites, hypersensibilité au soleil (la vitamine PP renforce la résistance de la peau).

Par voie externe : acné, brûlures, engelures, lucites ou intolérances au soleil ; en collyres : certains troubles oculaires.

L'éventail est vaste, on le voit !

Sa petite histoire

Elle se confond avec celle de la pellagre. C'est au milieu du XVIIIe siècle que la pellagre a été signalée pour la première fois. La première description évocatrice a été faite par Gaspar Casal à Oviedo, en Espagne, vers 1730, dans son *Histoire naturelle et médicale de la population des Asturies* publiée en 1762 : c'était la « maladie de la Rosa » des populations pauvres.

Elle a été décrite ensuite en Lombardie et dans la région de Venise entre 1760 et 1800 : lésions cutanées et troubles digestifs survenant au printemps ou en été, diminuant en hiver, dans les familles rurales pauvres qui ne mangeaient que du maïs. On l'a parfois rapprochée du scorbut (preuve qu'on pensait déjà à une origine alimentaire).

En France, J. Hameau a observé, dès 1818, dans plusieurs villages des Landes, une maladie appelée « maladie de la misère » ou « mal de La Teste » (nom d'un village). L'identité a été vite reconnue avec la pellagre (peau sèche, rugueuse) observée en Italie.

En 1830 et 1837, une épidémie est survenue dans le Sud-Ouest (plus de trois mille cas recensés dans les Landes). En 1845, une thèse de Théophile Roussel lui est consacrée. Les observateurs constatent l'influence de l'exposition au soleil. On dit aussi qu'elle est due à la malpropreté (celle-ci peut la favoriser, mais non la créer) puis, après avoir recherché divers responsables alimentaires (eau insalubre, vin frelaté, manque de vin, viandes salées), on observe qu'elle frappe les paysans consommateurs de maïs, et on la croit due à l'altération de cet aliment dont la consommation est le seul point commun entre des populations très éloignées les unes des autres.

A la fin du XIXe siècle et au début du XXe, le Portugal, la Roumanie, la Yougoslavie, les Balkans, l'Égypte, sont atteints. Les cas diminuent en Italie et dans le sud-ouest de la France quand le niveau de vie s'élève et qu'on consomme moins de maïs. Aux États-Unis, après la guerre de Sécession, on note une flambée dans le Sud à partir de 1907 : plus de 25 000 cas, avec 40 % de mortalité. On croit à une épidémie, et on conclut à une maladie infectieuse (mais les humbles praticiens constatent que la maladie ne frappe ni curé, ni médecin, ni notaire, ni agent du Gouvernement).

C'est Goldberger qui, à la suite de nombreuses observations, constate, au XXe siècle, que les Noirs, au régime alimentaire pauvre, monotone, à base de maïs, en sont atteints, alors que les Blancs vivant parmi eux, mais consommant viande et lait en plus du maïs, n'en souffrent pas. Leur régime guérit même les sujets atteints (à l'époque, les maladies par carence sont peu connues).

En 1914, il fait modifier le régime dans les orphelinats et asiles, où beaucoup de cas sont signalés ; en 1915, il n'y en a plus un seul. Puis il fait une contre-épreuve dans un pénitencier du Mississippi sur des détenus volontaires : des signes de pellagre apparaissent alors. Mais il a beaucoup de mal à réfuter l'idée tenace qu'il s'agit d'une maladie infectieuse. Pour le prouver, comme l'expérience comporte des risques, Goldberger lui-même, sa femme et quatorze membres du Service de Santé, ingèrent des extraits de selles et d'urines de pellagreux et s'inoculent des broyats de lésions de peau et sécrétions du nez et du pharynx, pendant cinq à sept mois. Aucun ne manifeste de pellagre. D'où la présomption qu'il ne s'agit pas d'une maladie infectieuse.

Puis des observations sur l'alimentation sont faites à plus grande échelle dans sept villages de Caroline du Sud. En 1917, l'origine carentielle de la pellagre est définitivement prouvée, et la prévention par l'administration de certains aliments précisée. Mais on pense encore qu'il s'agit d'une carence en protéines. Pendant cette période encore, vers 1920, il y eut des milliers de morts chaque année aux États-Unis.

Un peu plus tard, vers 1925, frappé par l'analogie entre pellagre et *black tongue* (langue noire ou stomatite ulcéreuse du chien), Goldberger démontre avec ses collaborateurs, qu'une même alimentation guérit les deux affections. Rapprochant ces faits des récentes découvertes des vitamines A, B_1 et B_2, ils imaginent l'existence d'une vitamine antipellagreuse. Dans le même temps, Funk, Weill et Mouriquand constatent que les troubles cutanés consécutifs à une

La pellagre : un tableau dramatique

Elle associe, comme on l'a vu plus haut, trois types de troubles : des troubles de la peau et des muqueuses ; des troubles digestifs et des troubles mentaux. Ces derniers, assez effroyables et, le plus souvent, irréversibles, aboutissaient souvent, jadis, au suicide par immersion dans l'eau.

Il est impressionnant de penser que des troubles aussi graves proviennent uniquement de l'absence d'une substance normalement présente dans l'organisme à doses à peine pondérables, et qu'il suffit d'administrer cette vitamine, associée à d'autres vitamines B, et de suivre un régime alimentaire plus équilibré et riche en protéines, pour la guérir.

Le diagnostic de pellagre est plus difficile dans les formes mineures, sans signes cutanés.

alimentation à base de maïs sont dus au manque de cette vitamine, qui fut ensuite isolée par Elvehgem.

En 1937, à partir d'aliments dont on a constaté les propriétés antipellagre (foie, viande fraîche, lait), elle est alors appelée vitamine PP : *Pellagra Preventing Factor* ou B_3. On observe que la maladie est favorisée par l'alcoolisme et les rayons solaires, et l'on constate que cette vitamine n'est autre, du point de vue chimique, que l'amide de l'acide nicotinique, substance blanche cristallisée, préparée dès 1867 à l'état pur (en 1937, la nature des principales vitamines était précisée et leur synthèse réalisée).

Tout paraît clair. Pourtant, l'analyse des aliments pauvres en vitamine PP montre que le maïs n'en contient pas moins que les autres céréales qui ne provoquent pas de pellagre, et que le lait et les œufs, qui jouent un rôle préventif, en sont relativement pauvres !

En 1946, Krehl prouve que le rat peut effectuer la synthèse de la vitamine PP à partir du tryptophane. Puis on démontre qu'il en est de même chez l'homme. Les vitamines B_2 et B_6 interviennent aussi dans les réactions qui conduisent du tryptophane à la vitamine PP (d'où l'explication du rôle joué par le lait et les œufs, riches en tryptophane). La pellagre résulte ainsi d'une double carence : en vitamine PP (accessoirement, en autres vitamines B) et en un acide aminé, le tryptophane. Mais la carence en tryptophane résulte, elle, d'un faible apport en protéines, surtout animales. La pellagre est donc une maladie de malnutrition générale.

Il y a également peu de vitamine PP dans le seigle (qui ne provoque pas de pellagre) mais, dans le maïs, elle se trouve intégrée dans un complexe peu dissociable par les enzymes digestives.

La vitamine B_4 ou adénine

Cette « vitamine des globules blancs », n'est pas l'une des plus importantes du groupe B. La plupart des médecins ne la reconnaissent même pas comme une véritable vitamine.

Son rôle

Elle stimule la formation de certains globules blancs, les polynucléaires.

Sources

Elle se trouve dans les aliments qui renferment toutes les vitamines B : foie, levure, germes de céréales, etc.

Sa carence, qui n'a été constatée qu'à titre expérimental, se traduit par des polynévrites.

Elle peut contribuer à provoquer de l'agranulocytose : diminution du nombre de globules blancs ou leucocytes, qui passent de 6 000-10 000 à 1 000-2 000, et d'une variété de ceux-ci, les polynucléaires, de 50-70 % à moins de 5 %.

Les médecins en prescrivent dans les maladies du sang dues au manque de granulocytes, les agranulocytoses, dans les asthénies après prise d'antibiotiques.

La vitamine B_5 ou acide pantothénique

Baptisée « vitamine de la peau et des cheveux », elle joue un rôle capital pour l'organisme.

Son rôle

Elle existe sous forme de coenzyme A. En tant qu'élément essentiel de ce coenzyme, elle est indispensable à de multiples réactions de dégradation et de synthèse, participe à la formation d'importantes substances organiques. Elle intervient dans la dégradation et la synthèse des acides gras à longue chaîne, de l'acétylcholine (substance sécrétée par les cellules nerveuses), de certaines hormones surrénales (stéroïdes), du cholestérol, de l'hémoglobine du sang. Sans elle, les lipides et les glucides ne peuvent produire de l'énergie.

Elle est également indispensable au développement et à la régénération des épithéliums [1], à la croissance des phanères [2], et favorise la cicatrisation (avec la vitamine A).

C'est, comme la vitamine C, la vitamine anti-stress.

Elle est indispensable à toute vie cellulaire dans tous les tissus animaux et végétaux. C'est même la seule dont l'absence entraînerait la mort et c'est pourquoi sa carence est impossible (pantothénique vient du grec *pentothen :* de toutes parts).

1. Tissus qui recouvrent les surfaces externes (peau, muqueuses des orifices naturels) et internes (tube digestif, glandes, etc.) de l'organisme.
2. Annexes de la peau ou des muqueuses qui font saillie à leur surface : cheveux, ongles.

Ses caractéristiques

Elle est soluble dans l'eau ;
- peu sensible aux oxydants ;
- sensible à la chaleur (détruite par la cuisson à haute température) ;
- stable à la lumière.

Sources

Elle se trouve dans nombre d'aliments, notamment ceux qui apportent toutes les vitamines B : levures, germes de céréales, abats (surtout foie, rognons), jaune d'œuf, lait, puis cœur, viande, céréales et pain complet, nombreux végétaux. Les végétaux qui en sont le plus riches sont les pommes de terre, les tomates, les choux et les pois.

Besoins

Les besoins quotidiens sont très variables mais ils sont largement couverts par l'alimentation car la vitamine B_5 est très répandue dans la plupart des aliments. Il n'existe pas de déficit alimentaire connu. Ils sont, selon le CNERNA (en mg/24 h) de :

Nourrisson (de 6 à 12 mois) : 3
Enfant de 1 à 3 ans : 3
Enfant de 4 à 9 ans : de 4 à 7
Enfant à partir de 10 ans et adulte : de 7 à 10

Souffre-t-on souvent de carence ?

Elles sont rares, étant donné son abondance dans les aliments. Comme elle est fortement concentrée dans le foie (sous forme de coenzyme), il y a surtout déficit dans les hépatites, alcooliques ou autres.

Quels sont les signes de carence ?

Expérimentaux : pratiquement, il n'existe que des carences expérimentales, qui entraînent des troubles de la peau, des phanères, du système nerveux, des fonctions immunitaires, dans la synthèse des stéroïdes.

Chez les animaux et les volontaires sains, le déficit se traduit par des lésions atrophiques de la peau et des phanères (blanchissement des poils – ce qui donne une idée de son rôle dans les métabolismes qui aboutissent à la régénération des épithéliums), une altération des glandes surrénales, des crampes.

Son insuffisance rend moins résistant aux infections : l'organisme n'élabore plus d'anticorps, et d'autres substances de défense, les gamma-globulines, diminuent dans le sang, par exemple. Elle entraîne aussi une hypoglycémie, les surrénales n'incitant plus les protéines de l'organisme à se dégrader en sucres.

Au bout d'une semaine d'une expérience ainsi effectuée aux États-Unis chez des prisonniers, et citée par le Dr A. Davis *, les volontaires, gravement malades, durent cesser l'expérience et ne purent se rétablir que lentement, grâce à la cortisone et à des doses massives (4 000 mg/jour) de vitamine B_5. Le Dr Davis en conclut qu'on se rétablirait sans doute mieux des maladies infectieuses et autres stress intenses si l'on prenait de 50 à 100 mg de vitamine B_5 après chaque repas et au coucher, en observant en même temps une alimentation équilibrée.

Cliniques : les subcarences qui apparaissent chez les sujets manquant de vitamines B en général se traduisent par une diminution des défenses contre les infections. Une cause de carence fruste serait – rarement – l'alimentation des bébés au lait artificiel.

Dans quels cas les médecins en prescrivent-ils ?

Ses actions pharmacologiques semblent aussi mal définies que multiples. Néanmoins, les médecins en prescrivent pour :

– la cicatrisation des plaies torpides (ulcères variqueux, brûlures, escarres) ;
– l'amélioration des greffes cutanées ;
– le traitement des cicatrices épaisses, en bourrelets, adhérentes aux plans sous-jacents (les résultats seraient meilleurs, associée aux corticoïdes) ;
– certaines entérocolites, constipations chroniques ou accidentelles, iléus (occlusion intestinale) après opération. Elle se comporte de manière identique au parasympathique, en stimulant la motricité intestinale (elle aurait amélioré les deux tiers des constipations). Son action est moins puissante

* *Les vitamines ont leurs secrets,* éd. Tchou.

que celle des laxatifs, mais plus physiologique, et constitue une vraie rééducation de la motilité intestinale.

– séborrhée et chute de cheveux, calvitie, souvent associée avec la vitamine B_2, au pouvoir antiséborrhéique, soit en piqûres ou en comprimés, soit localement, en friction (onguents, lotions).

Ses indications sont d'ailleurs très larges. En usage externe, on l'utilise aussi en cas de troubles de la nutrition des ongles, de crampes de la grossesse, dans les rougeurs fessières des nourrissons ; en aérosol, dans certaines affections respiratoires chroniques (rhinites, rhinopharyngites, pharyngites et sinusites). Elle aurait sa place aussi dans des affections stomatologiques. On la conseille, d'autre part, pour lutter contre l'action toxique de certains antibiotiques.

Selon le Pr Apfelbaum, les indications thérapeutiques resteraient hypothétiques en l'absence d'essais contrôlés sur son efficacité. Et, dit-il, le « syndrome des pieds brûlants » semblerait seul en bénéficier !

A noter : les acides salicylique, mandélique et omégamethyl pantothénique auraient une action antivitamine B_5. Il faut donc s'abstenir de prendre de l'aspirine ou dérivés (salicylates) quand on suit un traitement à la vitamine B_5.

Sa petite histoire

Elle a été découverte à l'occasion de recherches sur la croissance des levures. En 1931, un régime carencé provoque chez le poulet une maladie de la peau. En 1933, Williams isole un facteur de croissance de la levure et l'appelle acide pantothénique. En 1939, on constate que cette substance est celle dont l'absence provoque la maladie du poulet. En 1940, elle est isolée et synthétisée. Il y a donc moins d'un demi-siècle qu'on peut l'utiliser.

Sa structure chimique est aujourd'hui parfaitement connue : c'est un dérivé de l'acide butyrique, dont la synthèse s'effectue couramment dans l'industrie.

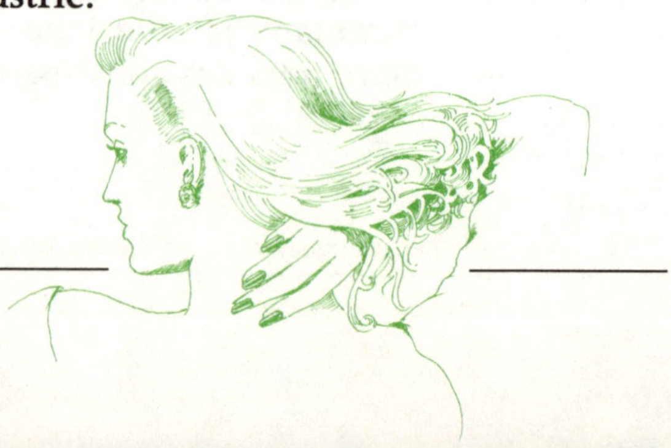

La vitamine B_6 ou pyridoxine, anciennement appelée adermine

Son rôle

Voilà encore une vitamine qui joue un rôle très important et complexe dans l'organisme. Sans elle, encore une fois, l'activité des cellules se ralentit, les tissus dégénèrent et développent des lésions parfois irréversibles.

Elle existe dans les aliments sous trois formes : pyridoxol, pyridoxal et pyridoxamine qui, après phosphorylation, se transforment dans le foie et le cerveau en une substance métaboliquement active, le pyridoxal-5-phosphate ou PALP.

Elle intervient comme coenzyme dans plus de soixante réactions enzymatiques. Elle est indispensable, notamment, à la synthèse de l'adrénaline et de la noradrénaline. Elle est donc essentielle au bon fonctionnement du cerveau, et régularise le système nerveux végétatif (c'est pourquoi son déficit entraîne des troubles nerveux parfois sévères et, chez les enfants, des convulsions).

Elle est essentielle aussi :

- au métabolisme des protéines, à la dégradation de leurs éléments constitutifs, les acides aminés, à la conversion de l'un d'eux, le tryptophane, en vitamine PP (aussi les signes de carence en vitamine B_6 sont-ils identiques à ceux de la pellagre), et à leur synthèse ;
- au métabolisme des lipides (graisses). Elle favorise l'épargne et la transformation des acides gras insaturés qui les constituent, tels l'acide linoléique Avec deux autres vitamines B, la choline et l'inositol, elle participe au maintien d'un taux normal du sang en cholestérol, est nécessaire à la synthèse des acides biliaires ;
- au métabolisme des glucides (sucres). Elle facilite et accélère la formation de glycogène dans les muscles, dont elle diminue la fatigabilité ;
- au maintien d'un taux normal de magnésium dans le sang et les tissus. Elle exerce, avec ce minéral, une action synergique dans l'organisme pour en stimuler les métabolismes.

Elle stimule probablement la synthèse de l'hémoglobine, pigment rouge des globules sanguins qui fixe l'oxygène ;

- elle joue un rôle dans le métabolisme de l'acide oxalique,

permet de réduire ses taux urinaires, donc de diminuer les risques de lithiase rénale ;
- elle est, enfin, nécessaire au bon développement du fœtus.

Ses caractéristiques

Elle est facilement soluble dans l'eau (la cuisson à l'eau en détruit les deux tiers, la perte dans les conserves est de 50 à 75 %) ;
- relativement stable à l'oxydation ; à la chaleur sèche (la cuisson à la vapeur des légumes et celle au gril des viandes en diminuent peu la teneur) ;
- sensible à la lumière ;
- stable en solution neutre ou alcaline, moins en solution acide.

La surgélation ne l'altère pas.

Sources

Elles sont très nombreuses, notamment viande, céréales, légumes (en mg/100 g) :

Levure de boulanger	1,2	Banane	0,60
Foie de veau	1,2	Lapin	0,60
Noix	1	Bœuf	0,50
Saumon frais	0,98	Rognon	0,50
Germe de blé	0,92	Poulet	0,50
Flocons d'avoine	0,75		
Maquereau	0,72		
Langue de bœuf	0,70		
Limande	0,70		
Maïs	0,70		
Soja	0,64		
Avocat	0,61		

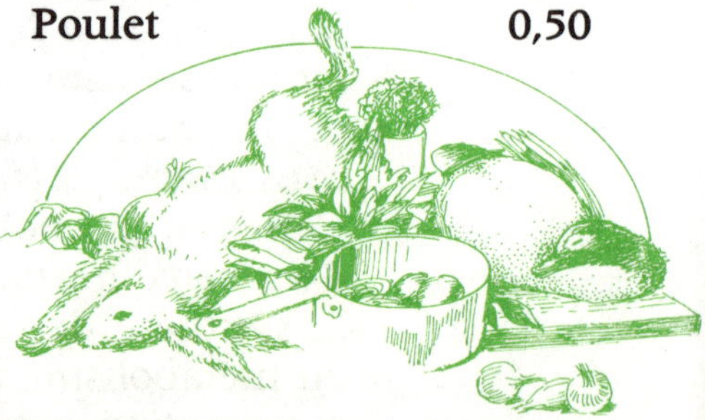

Les légumes en contiennent entre 0,11 mg/100 g (chou blanc) et 0,20 (pomme de terre, épinard).

Besoins

Le CNERNA les estime (en mg/jour) à :
Nourrisson (de 6 à 12 mois) : 0,6
Enfant de 1 à 3 ans : 0,8
Enfant de 4 à 9 ans : 1,4

de 10 à 12 ans : 1,6
de 13 à 19 ans (fille) : 2
de 13 à 19 ans (garçon) : 2,2
Adulte activité habituelle (femme) : 2
Adulte activité habituelle (homme) : 2,5
Femme enceinte ou allaitante : 2,5

Une tranche de foie de veau ou une grosse tranche de saumon ou un bifteck + une banane ou plus de 100 g de pain complet assurent, par exemple, la ration journalière en vitamine B_6.

Le lait maternel, bien qu'en contenant très peu, est une source suffisante pour le nourrisson. Tous les laits pour bébé sont enrichis en vitamine B_6. Il y a quelques années, aux États-Unis, les laits artificiels non supplémentés avaient provoqué des troubles nerveux sévères chez quelques nourrissons.

Quand les besoins sont-ils accrus ?

Durant la grossesse.

Quand on prend des contraceptifs oraux (la carence peut alors provoquer un état dépressif : les estrogènes augmentent la transformation du tryptophane en acide nicotinique, donc augmentent les besoins en vitamine B_6, et ils diminuent l'activité de la sérotonine, ce qui s'ajoute à la carence en vitamine B_6 pour provoquer une tendance dépressive ; voir p. 121).

Certains médicaments telles l'hydralazine, la pénicillamine, la cyclosérine, augmentent les besoins ; d'autres, comme l'isoniazide, exercent une action antivitamine qui peut entraîner des polynévrites.

Souffre-t-on souvent de carence ?

Il n'existe pas de signes cliniques d'avitaminose spontanée. Il peut y avoir déficit chez le nourrisson alimenté au lait artificiel stérilisé, ou enrichi en huile de palme. On a signalé, aux États-Unis, des signes de carence (encéphalopathies) dans quelques cas d'alimentation au lait artificiel sans adjonction de vitamine B_6.

On connaît un trouble congénital (un besoin génétique accru en vitamine B_6) qui provoque chez l'enfant convulsions ou anémie. Mais il ne s'agit pas d'une véritable carence en vitamine B_6 (dont le taux sanguin est normal) mais d'une erreur innée du métabolisme (le coenzyme se fixe mal sur l'apoenzyme avec laquelle il forme l'enzyme complète) ; d'où une perturbation de l'activité enzymatique.

Quels sont les signes de carence ?

Expérimentaux : les carences expérimentales, chez les animaux ou les volontaires, ont entraîné des dermatites avec hyperkératose (épaississement de la peau) et séborrhée, crises convulsives, anémie.

Cliniques : l'insuffisance se traduit à trois niveaux.

- La peau : on peut souffrir de séborrhée ou de dermatose séborrhéique (eczéma), à son niveau ou à celui du cuir chevelu ;
- Les muqueuses : des rougeurs de la bouche, des lèvres, de la langue, peuvent apparaître ;
- L'état nerveux : fatigue, vertiges, migraines, irritabilité, voire convulsions, altération du caractère, sont des signes de carence.

  Il peut exister aussi une certaine anémie et, chez le nourrisson, de l'anorexie avec retard de croissance, stomatite, glossite, parfois des convulsions.

Biologiques : la teneur en vitamine B_6 peut être dosée dans le sang ou par une méthode indirecte, le test de surcharge en tryptophane : on absorbe une quantité variable de cet acide aminé selon le poids ; l'augmentation de son métabolite

Vitamine B_6 et athérosclérose

Comme la vitamine B_6 joue un rôle dans l'évolution de l'athérosclérose, on l'a prescrite en cas de taux excessif des graisses du sang. Administrée pendant vingt à trente jours à la dose de 50 à 200 mg/jour, elle diminuerait le taux de cholestérol et des graisses totales du sang.

Ce serait la première substance qui agirait à la fois sur les différents facteurs de coagulation du sang pour prévenir les thromboses. Les premières expériences faites en Grande-Bretagne sur des animaux, puis des volontaires sains, semblent montrer que des doses modérées (40 mg/jour) pourraient s'opposer au développement des lésions d'athérosclérose (The Lancet, 1981).

(produit de sa dégradation), l'acide xanthurénique, dans l'urine, est un signe de carence (le tryptophane s'est transformé en cet acide au lieu de former de la sérotonine).

Vitamine B_6, pilule et troubles prémenstruels

*En 1975, Adams et Winston ont démontré que les signes dépressifs des femmes utilisant les contraceptifs oraux – qui se manifestent trois mois après le début de la prise, même en cas de faible dose – étaient associés à une carence en vitamine B_6, elle-même consécutive à un trouble dans le métabolisme du tryptophane d'où dérive la sérotonine *. La prise de 20 mg/jour de vitamine B_6, en deux fois, a rapidement normalisé le métabolisme et l'humeur. D'autres études ont confirmé ces observations. Ce phénomène s'explique ainsi : les estrogènes de la pilule induisent une enzyme qui accélère la dégradation du tryptophane.*

La vitamine B_6 agit aussi sur la diminution de la tolérance au glucose, fréquente chez les femmes sous estro-progestatifs. A long terme, la carence en vitamine B_6 pourrait entraîner chez celles-ci des complications vasculaires et, peut-être, des tumeurs urinaires.

Certains préconisent d'en administrer systématiquement aux femmes sous pilule.

Ce lien entre prise d'estrogènes, déficit en vitamine B_6 et réactions dépressives a donné l'idée d'entreprendre, à partir de 1977, des essais pour traiter aussi le syndrome prémenstruel (troubles qui précèdent les règles, parmi lesquels une altération de l'humeur) par des doses de 50-100 mg/jour de vitamine B_6. Ce traitement se serait révélé efficace sur les réactions dépressives, les gonflements, l'irritabilité, les maux de tête, les douleurs dans les seins. On a enregistré de 50 à 60 % de succès, 80 % en ce qui concerne les maux de tête. La tolérance est très bonne, même si les doses sont fortes (100 à 800 mg/jour) et les traitements prolongés. Il n'y a ni contre-indications ni risques. Son rôle et son mécanisme d'action demeurent inexpliqués.

* Neuro-transmetteur mis en cause dans la dépression.

Dans quels cas les médecins en prescrivent-ils ?

- Traitements prolongés à l'isoniazide ;
- prise de contraceptifs, en cas de signes de carence (sa prise préventive semble inutile) ;
- au cours de certains traitements : par la D-pénicillamine, par exemple ;
- maladies du métabolisme dues à des troubles protidiques, lipidiques, glucidiques ;
- certains troubles sanguins, d'origine toxique ou médicamenteuse ;
- maladies des muscles (myopathies, myasthénies) et crampes musculaires ;
- névrites toxiques, alcooliques, « jambes sans repos », tremblements ; chez l'enfant : convulsions ; aphtes.

En injection intraveineuse de 5 mg, elle diminue ou suspend l'état d'ivresse éthylique.

On la prescrit souvent associée à la vitamine B_1 ou à la vitamine B_{12}, ou aux deux ensemble.

Elle est contre-indiquée pendant les traitements à la lévodopa, dont elle contrarie l'action au niveau du cerveau, dans la maladie de Parkinson.

Sa petite histoire

C'est seulement en 1935 que Gyorgi a mis en évidence dans la levure un facteur différent des vitamines B_1 et B_2, facteur qui guérissait la dermatite du rat.

La vitamine B_6 a été isolée, analysée et synthétisée en 1938-1939. C'est un dérivé de la pyridoxine, dont on connaît parfaitement la constitution chimique.

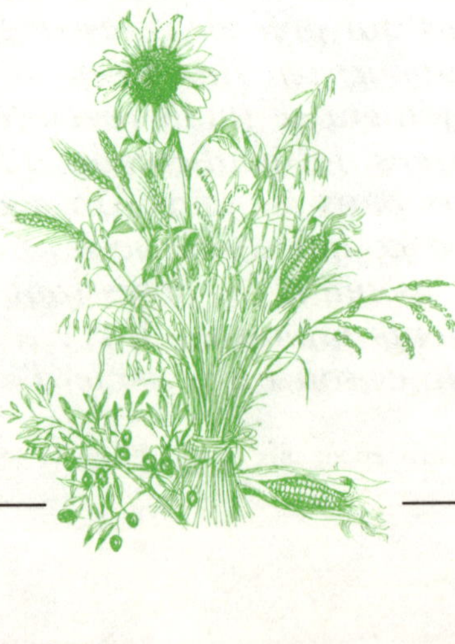

La preuve par... l'absurde

Des recherches comparables à celles qui ont été faites pour la vitamine B_5 sur des prisonniers américains, dans l'État de l'Iowa, ont été entreprises pour la vitamine B_6. Des volontaires privés d'aliments contenant cette vitamine mais qui, pour le reste, observaient un régime normal, ont souffert, au bout d'une semaine, de migraines, irascibilité, vertiges, hyper-nervosité, incapacité à se concentrer, crampes, douleurs abdominales intenses. Plus tard, rougeurs et démangeaisons s'y sont ajoutées... Les uns étaient atteints de diarrhées, d'autres d'hémorragies douloureuses. Tous étaient anémiques. Nausées, vomissements, douleurs aux lèvres, à la bouche, à la langue, survinrent ensuite. Leurs analyses de sang étaient perturbées, et la présence d'azote dans l'urine traduisait des anomalies dans le métabolisme des protéines. Une dermatose séborrhéique des sourcils et des cheveux se manifesta un peu plus tard. Ils se trouvaient dans un état de torpeur permanente, qui n'excluait pas des insomnies. Ces signes devenaient de plus en plus aigus, et il fallut leur donner 600 mg de vitamine B_6 par jour durant quatre à six semaines, pour vaincre nervosité et migraines, signes les plus persistants.

La même – étrange – expérience fut entreprise chez des malades hospitalisés. Elle donna des résultats analogues.

En cas d'avitaminose bénigne, seuls un ou deux symptômes se manifestent. Certains sujets supportent même la fatigue de leur anémie pendant des années, prennent du fer, reçoivent parfois des transfusions, alors qu'il leur aurait suffi de prendre de la vitamine B_6 pour guérir leur anémie.

La présence d'acide xanthurénique dans l'urine permet de dépister une insuffisance avant l'apparition des signes cliniques. Son taux est toujours élevé chez les femmes enceintes, les utilisatrices de pilule contraceptive, en cas d'épilepsie, de diabète, anémie, calculs rénaux.

Chez les animaux, les carences entraînent une telle quantité d'acide xanthurénique qu'il irrite les parois de la vessie et augmente le nombre de cancers de cet organe.

La mégavitaminothérapie

Si l'indication principale de la vitamine B_6 est la lutte contre les phénomènes toxiques, ses indications se sont peu à peu étendues et l'on donne couramment de 2 à 4 g pour des troubles aussi divers que la schizophrénie, l'autisme, le syndrome prémenstruel, les œdèmes et même le syndrome du canal carpien (atteinte des tendons de la main), sans aucun début de preuve.

Or, une étude américaine, publiée par le New England Journal of Medecine *(25/08/83) fait état de sept cas d'atteintes nerveuses graves (impossibilité de marcher sans aide, gêne prononcée à manipuler de petits objets, anomalies importantes de la sensibilité superficielle, réflexes tendineux abolis ou très diminués, etc.), dont la seule cause apparente est la prise depuis quelques mois de vitamine B_6 à très fortes doses (de 2 à 6 g/jour).*

La plupart des troubles ont régressé à l'arrêt, mais ces réactions prouvent que la vitamine B_6, utilisée pour protéger les nerfs, peut être toxique pour eux... à moins que la responsabilité n'incombe aux impuretés du produit (aux États-Unis, 98 % de pureté sont exigés, mais les 2 % tolérés deviennent peut-être toxiques quand les doses sont augmentées et de longue durée).

La vitamine B_7 ou I ou méso-inositol

La plupart des médecins ne la reconnaissent pas comme une véritable vitamine. Elle a été découverte dans le jus de viande et on l'extrait de ses sources naturelles.

Son rôle

Facteur lipotrope (littéralement : qui va vers les graisses), elle s'oppose aux dépôts de graisse dans les organes. C'est un facteur de croissance des levures et de certains rongeurs.

Sources

On la trouve dans les protéines animales et végétales, toutes les sources de réserves végétales : tubercules, graines de céréales et autres ; notamment, germe de blé, pain complet, levure de bière, foie et cœur, lait, yaourt, maïs, épinards, mélasse de canne à sucre, soja, etc.

Besoins

Assez mal connus, ils sont largement couverts par l'alimentation.

Souffre-t-on souvent de carence ?

Il n'existe pas de carence chez l'homme. On a constaté seulement que les animaux carencés perdent leurs poils, sont atteints d'eczéma, dermites, de stéatoses (dépôts graisseux), souffrent d'asthénie.

Dans quels cas les médecins en prescrivent-ils ?

Les affections du foie et l'athérosclérose, un taux excessif de cholestérol... sans preuve définitive d'efficacité.

Certains médecins la considèrent comme un tonique du système nerveux et de la nutrition, et la prescrivent dans les affections où l'apport phosphorique semble insuffisant, ou son assimilation incomplète ; convalescence, surmenage, grossesse, lactation, ralentissement de la croissance, dépression, troubles psychiques du troisième âge, anorexie, troubles du métabolisme des graisses (surcharge graisseuse du foie). On l'associe souvent à la choline.

La choline ou vitamine J (aussi appelée vitamine B_7)

C'est une base organique présente dans nombre de tissus. La plupart des médecins ne la reconnaissent pas comme une véritable vitamine.

Son rôle

Elle intervient tout particulièrement dans le métabolisme des graisses. Facteur « lipotrope », protecteur du foie, elle s'oppose à l'accumulation des graisses à son niveau et prévient sa dégérénescence graisseuse, puis les cirrhoses.

Protecteur des vaisseaux dans l'athérosclérose, elle s'oppose à leur détérioration et à leur obstruction par les dépôts d'excès de graisse (cholestérol, triglycérides) à l'intérieur de leur paroi et à leur sclérose, notamment dans les artérioles du cœur et du cerveau.

L'acétylcholine est un neuro-transmetteur qui permet la contraction normale des muscles.

Sources

Cervelle, foie, levure de bière, germe de blé, rognons, jaune d'œuf, citron, betterave, entre autres.

Besoins

Ils sont estimés entre 3 000 et 5 000 mg/jour (une tranche de foie de veau de 100 g = 500 à 700 mg).

Souffre-t-on souvent de carence ?

Chez l'homme, il n'existe pratiquement pas de carence, car la choline peut s'élaborer dans l'organisme à partir d'un acide aminé, la méthionine. Sans choline, on ne vivrait pas.

Quels sont les signes de carence ?

Expérimentaux : chez l'animal, les déficits chroniques (il n'y a pas de carence totale) se traduisent par des ulcères d'estomac, des affections du foie, des hémorragies des muscles cardiaques et des glandes surrénales. Elles entraînent des lésions graves et génératrices de néphrites, hypertension artérielle, augmentation du taux de cholestérol.

Cliniques : le symptôme le plus connu est la dégénérescence graisseuse du foie.

Dans quels cas les médecins en prescrivent-ils ?

Pour réduire les dépôts de graisses dans certains organes, notamment le foie, et pour tout ce qui affecte cet organe : cirrhoses, congestion, hépatites, ictères, insuffisance, stéatoses (dépôts graisseux) des gros mangeurs ou en cas d'abus de médicaments.

Il existe actuellement vingt-deux spécialités à base de choline associée à d'autres substances, dont on pense que le rôle est surtout celui d'une placebothérapie non dangereuse.

La vitamine B_8 ou biotine ou H_1

Facteur extrait du foie et du lait, la peau en est particulièrement riche et, semble-t-il, également le cerveau. Il en existe aussi des réserves dans le foie : 0,2 mg/100 g environ.

Son rôle

Sa fonction principale est le transport du groupement CO_2 : facteur de croissance des levures et vitamine antiséborrhéique du rat, elle s'associe au CO_2 pour en constituer la forme active dans les réactions de carboxylation.

Elle jouerait un rôle important dans le métabolisme des glucides et des lipides, intervient au cours de la biosynthèse des acides gras, participe au bon état de la peau et du système pileux. Elle semble nécessaire à la formation des cellules nerveuses et cutanées, des globules rouges, au bon fonctionnement du foie, au bon état général.

Ses caractéristiques

Elle est soluble dans l'eau.

Sources

Tous les aliments riches en vitamines B comme la levure de bière. Elle se trouve aussi dans tous les tissus animaux et végétaux.

Les aliments qui en sont les plus riches sont le foie, les rognons, le jaune d'œuf ; et aussi le lait, le fromage, les légumes secs, le chocolat, les légumes (chou-fleur, champignons, haricots, pois secs, etc.), la viande, les cacahuètes.

Besoins

Ils ne figurent pas toujours dans les « apports conseillés » car ils ne posent pas de problème et sont largement couverts par l'alimentation normale. Le CNERNA les estime à 50 à 90 μg jusqu'à 12 ans, de 100 à 300 μg ensuite.

Quand les besoins sont-ils accrus ?

En cas de grossesse, allaitement, stress, maladie de foie, prise excessive d'antibiotiques, qui détruisent les bactéries intestinales.

Souffre-t-on souvent de carence ?

Il n'y a pas de carence spontanée chez l'homme. Les bactéries de l'intestin en font en partie la synthèse, et l'importance de cette synthèse explique qu'il n'y ait pas de maladie carentielle (il est impossible d'obtenir par carence chez l'homme un tableau typique de déficience).

Quelques carences exceptionnelles ont pu être signalées dans les maladies exigeant une désinfection intestinale prolongée, ou encore en cas de nutrition prolongée par sonde ou par perfusion.

On a observé aussi trois cas semblables aux cas expérimentaux, par absorption massive de blanc d'œuf cru, et on aurait noté la survenue d'eczéma chez les sujets qui gobent beaucoup d'œufs. En effet, l'avidine, glycoprotéine extraite du blanc d'œuf cru (la chaleur la détruit), exerce une action antivitamine, en donnant un complexe non dissociable par les enzymes digestives. L'oxybiotine et la biotine sulfone également. La déficience est favorisée par la prise de sulfamides.

Quels sont les signes de carence ?

Expérimentaux : on a pu provoquer une avitaminose chez des rats nourris au blanc d'œuf cru comme source exclusive de protéines. Elle entraîne, comme d'autres avitaminoses B, une chute des poils, des troubles neuro-musculaires, des lésions cutanées, un arrêt de croissance chez le petit, du rachitisme chez l'adulte.

Cliniques : les rares carences spontanées observées chez l'homme se traduisent par des troubles au niveau de la peau (H vient de *haut :* peau, en allemand) et du système pileux : dermatose séborrhéique avec atrophie des papilles de la langue et troubles du goût, pâleur et sécheresse de la peau, alopécie et atteinte des poils, lassitude, anorexie, anémie modérée, augmentation du taux de cholestérol, électrocardiogramme modifié. Ces signes sont améliorés rapidement avec des doses de 150 à 300 µg.

Certains ont suggéré que sa carence pourrait avoir un rapport avec la mort subite du nourrisson.

Biologiques : diminution de son taux dans le sang (quantité normale : 200 à 500 µg/l) et dans les urines (doses normalement éliminées en 24 heures : de 30 à 50 µg/l).

Dans quels cas les médecins en prescrivent-ils ?

Pour certaines affections de la peau et des muqueuses : dermites séborrhéiques, glossites, alopécie, etc., en injections intramusculaires, associée à l'acide pantothénique.

Sa petite histoire

Isolée en 1931, elle a été synthétisée en 1942. Comme la plupart des autres vitamines B, elle a été découverte grâce à sa carence expérimentale (car il n'y a pas de déficience d'apport) chez le rat nourri au blanc d'œuf cru, comme on l'a vu plus haut.

La vitamine B_9 ou acide folique

On la désigne parfois aussi sous les noms de vitamine M, foldine, vitamine L_1, vitamine B_c, folates et, dans les pays anglo-saxons, folacine.

Elle est ainsi nommée en raison de sa présence abondante dans les feuilles sombres des végétaux, épinards en particulier (folique vient de *folium,* feuille). Elle se trouve dans le foie des mammifères.

Son rôle

Facteur antipernicieux, l'acide folique est indispensable à la formation des globules rouges du sang dans la moelle osseuse (hématopoïèse), à leur maturation et à leur régénération, donc à l'équilibre de la formule sanguine et à son bon développement.

Il intervient dans de nombreux métabolismes, dans la synthèse des protéines, des acides nucléiques, dans l'élaboration de la plupart des cellules. Sans lui, celles-ci ne se divisent pas (le dédoublement de l'ADN est perturbé pendant leur division), la croissance s'arrête – celle des cheveux, des ongles, de la couche germinale notamment – la cicatrisation ne s'effectue pas.

Il est nécessaire au bon état des organes génitaux, du tube digestif, à la formation du système nerveux, à l'absorption d'éléments nutritifs comme les vitamines B_1 et B_{12} par l'intestin grêle.

Ses caractéristiques

L'acide folique est fragile, notamment à la chaleur.

Sources

Il est très abondant dans la nature et présent à très faibles doses dans toutes les cellules.

On le trouve principalement dans les légumes à feuilles vertes et sombres et les légumes verts, la levure de bière, le foie et autres abats, la viande, les huîtres, les œufs ; voici les teneurs moyennes, en μg/100 g :

Levure de bière	1 400	Œuf	12,9
Huître	240	Steak (bœuf)	9,2
Asperge	110	Carotte	8
Épinard	de 75 à 150		
Haddock	50		
Chou de Bruxelles	de 30 à 40		
Foie	30		
Laitue	21		
Tomate	de 8 à 30		
Petit pois	20		
Pain blanc	15		

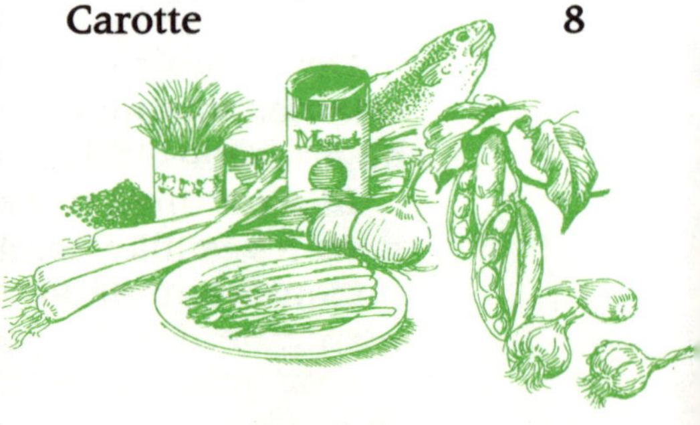

Il y en a peu dans le lait cru, pas du tout dans celui de chèvre (certains enfants élevés exclusivement au lait de chèvre peuvent être anémiés).

Besoins

Il sont assez mal connus et varient beaucoup selon les estimations. Pour le CNERNA, ils sont les suivants (en µg/jour) :

Nourrisson : 50
Enfant de 1 à 3 ans : 100
de 4 à 12 ans : 300
A partir de 13 ans : 400
Femme enceinte : 800
Femme allaitante : 500

Quand les besoins sont-ils accrus ?

Ils augmentent quand on prend des contraceptifs oraux. Ils doublent chez la femme enceinte car il y a captation par le fœtus. L'alcool diminue son taux.

Souffre-t-on souvent de carence ?

Oui, son insuffisance serait la plus courante parmi celles en vitamines. Elle est fréquente chez les femmes enceintes et aussi les adultes jeunes, dans de nombreux pays en développement des régions tropicales. C'est aussi la plus fréquente des carences d'Europe septentrionale. Il peut y avoir :

- carence d'apport, très fréquente chez le nourrisson nourri au sein si la femme enceinte a épuisé son stock en fin de grossesse (il y a peu de folates dans le lait de femme et de vache) ; au lait artificiel trop stérilisé (moins depuis que l'ajout de folates est réglementaire) ; au lait de chèvre dans le sud de la France ; en cas d'alimentation non variée : lait + farines (parfois alors associée au scorbut) ;
- insuffisance du stock fœtal, chez les prématurés et enfants de petit poids ;
- carence d'absorption : dans la maladie cœliaque (intolérance au gluten), taux abaissé dans plus de 90 % des cas ; résection de l'intestin ou de l'estomac, intestin grêle court, sprue tropicale (dysenterie en cas de muqueuse intestinale altérée) ;
- carence d'utilisation quand on prend certains médicaments : anti-épileptiques (notamment barbituriques, phénytoïne, primidone...), médicaments « antimétaboliques » qui bloquent sa formation (aminoptérine, méthotrexate...), pilule contraceptive (estroprogestatifs), certains sulfamides et antibiotiques et divers autres, qui inhibent sa synthèse par les bactéries intestinales ;
- défaut d'utilisation ou déviation métabolique par excès de consommation : grossesse, anémies hémolytiques chroniques, certains cancers ; alcoolisme.

Carence et vieillesse

Du fait de l'accroissement énorme de la longévité (en France, entre 1900 et 1980, le nombre des personnes âgées de plus de soixante ans a été multiplié par cinq) et de l'alcoolisme chronique, les carences en folates sont beaucoup plus fréquentes. Bowles, dans une étude faite à Rotterdam, constate que plus de 34 % des cas affectent les plus de soixante-dix ans ; aux États-Unis, 14 % des septuagénaires en souffrent. L'étude la plus documentée est celle de Bailey : 60 % des Noirs américains de plus de soixante ans seraient des sujets à haut risque.

Dans nos pays, 40 % des septuagénaires seraient carencés, pour de multiples causes : alimentation souvent réduite en quantité et en qualité, anorexie, régime monotone et carencé, édentation, milieu socio-économique bas. Tout concourt à ce qu'ils consomment peu d'aliments riches en folates (pas ou peu de viande ni de légumes verts) et qu'ils cuisent leurs aliments de façon trop prolongée.

Carence et alcoolisme

Chez 45 % des alcooliques, le taux est inférieur à la normale, en raison d'un ensemble de facteurs : diminution des apports alimentaires en quantité et en qualité, mauvaise absorption intestinale, perturbation des fonctions du foie, etc.

Carence et grossesse

Chez la femme enceinte, l'alimentation ne suffit pas à couvrir les besoins de la mère et du fœtus, qui sont plus que doublés. Le fœtus se comporte comme une « pompe à folates » et les détourne de la mère. Or, les réserves sont faibles et épuisées en un à trois mois. S'y ajoute une diminution de l'absorption intestinale des polyglutamates et l'anorexie, les vomissements, le régime pauvre en légumes frais, le manque de crudités, la cuisson prolongée des aliments.

Un déficit apparaît dans la seconde moitié de la grossesse et augmente jusqu'au terme : de 20 à 30 % (50 % pour certains) de cas à six mois dans les pays développés, et de 60 à 80 % à terme, avec de 2 à 4 % d'anémies manifestes.

Les facteurs de risque durant la grossesse sont les âges extrêmes (moins de vingt ans ou plus de trente-six ans), la gémellité, la multiparité, les conditions nutritionnelles de la vie moderne, les milieux défavorisés, les infections, les carences en fer, les maladies entraînant la destruction des globules rouges ou hémolyse (paludisme, maladies de l'hémoglobine) qui augmentent les besoins, l'alcoolisme souvent latent, le tabac, les traitements anticonvulsivants, et la prise de médicaments inhibant l'enzyme qui convertit les folates en dérivés actifs, la grossesse survenant rapidement après l'arrêt des estroprogestatifs pris pendant plus de cinq ans.

En cas de carence chez la femme enceinte, il y a risque pour le fœtus : avortement, hémorragies pendant la grossesse, accouchement prématuré ; et pour l'enfant : petit poids, prématurité, croissance en poids diminuée et, surtout, risque d'anomalies congénitales, proche de celui de l'alcoolisme fœtal.

Dès 1965, Hibard et Smithells entrevoyaient un lien possible entre carence en folates et la malformation appelée spina bifida : fissure verticale de la colonne vertébrale, due à l'absence de soudure des arcs postérieurs des vertèbres (tube neuronal), accompagnée de malformations de la moelle épinière avec gros désordres neurologiques. Cette relation a été confirmée grâce aux progrès effectués dans les dosages des vitamines. D'où l'administration de folates, associés à d'autres vitamines, dès qu'une carence est constatée ou même, selon certains médecins, systématique durant le troisième trimestre de la grossesse.

Quels sont les signes de carence ?

Expérimentaux : chez les animaux d'expérience, anémie, diminution du taux des globules blancs et parfois des plaquettes (éléments figurés du sang jouant un rôle dans la coagulation), lésions buccales, gingivite, nécrose, asthénie.

Cliniques : anémie mégalocytaire (globules rouges plus grands que la normale), souvent masquée parce qu'il y a en même temps carence en fer ; diminution du taux des globules blancs et des plaquettes ; parfois troubles psychiques et, éventuellement, polynévrites. L'asthénie est constante.

Le plus souvent, la carence est mineure et se traduit par une anémie banale, traînante.

Au moment de sa découverte, la vitamine B_9 était connue pour les anomalies qu'elle entraînait dans la formation des globules rouges. Aujourd'hui, son déficit semble responsable aussi de troubles variés : digestifs, dermatologiques et neurologiques (stomatites, glossites, diarrhées, vomissements ; eczéma, acné rosacée, dermatites diverses ; modifications du caractère, troubles du sommeil et de la mémoire).

Chez le nourrisson, on l'a d'abord reconnue par les anomalies de l'hématopoïèse, aujourd'hui par son retentissement général. Quand elle est majeure : fièvre, pâleur, ganglions, gros foie, purpura. Mais, le plus souvent, on ne note qu'une anémie banale.

Chez la femme enceinte, il peut s'agir d'une forme fruste, insidieuse – la plus fréquente – qui se manifeste par de l'asthénie, de l'anorexie ; ou d'intensité moyenne, où ces signes s'accompagnent de pâleur, de signes psychiques (irritation, apathie, tendance dépressive), des impatiences des jambes.

Chez les gens âgés, anémie, état dépressif, apathie, légère confusion. On attribue ces signes à l'âge ou à l'athérosclérose, alors que la prise d'acide folique les améliore.

Le diagnostic s'établit aussi par l'inefficacité du traitement martial (administration de fer).

Biologiques : le taux dans le sérum du sang, normalement de 5 à 15 μg/ml, est abaissé en dessous de 3 μg/ml. Plus significatif encore, quand le dosage est possible, est l'abaissement du taux, non plus dans le sérum, mais dans les globules rouges (moins de 100 μg/ml). D'autres tests indirects peuvent être pratiqués.

Il n'existe pas d'hypervitaminose.

Dans quels cas les médecins en prescrivent-ils ?

Dans certaines formes d'anémie : de 10 à 20 mg/jour.

Lors de la grossesse, la carence en folates, au vu des analyses, même en l'absence d'anémie, justifie, semble-t-il, un traitement préventif, étant donné les complications possibles chez la mère et le retentissement sur l'enfant. L'apport de folates chez une mère ayant déjà eu un enfant mal formé, un mois avant et deux mois après la conception, réduit les malformations du tube neuronal (0,5 au lieu de 4,2 %). Il réduit aussi le nombre de becs-de-lièvre.

Pour certains, la vitamine B_9 aurait un pouvoir anticancéreux (elle peut améliorer et guérir certaines tumeurs spontanées de la souris).

Elle n'est pas toxique.

Sa petite histoire

Sa découverte est due à des expériences sur le singe soumis à un régime de riz poli et de pain blanc, régime qui a provoqué une anémie mégalocytaire, curable par des autolysats de levure, donc par un facteur qui ne guérit pas l'anémie de Biermer. Puis on a isolé de la feuille d'épinard le facteur qui la guérissait, d'où son nom.

Sa structure a été déterminée, et sa synthèse réalisée, en 1945.

La vitamine B_{10} ou acide para-amino-benzoïque, ou H_2 ou H'

La plupart des médecins ne la reconnaissent pas comme une véritable vitamine. Sa structure ressemble à celle des sulfamides.

Son rôle

Elle intervient dans la chaîne de réactions oxydatives qui aboutit à la formation de mélanine (pigment brun de la peau et des cheveux) à partir de la dopa, et assure une forte protection contre la lumière solaire et les démangeaisons qu'elle provoque. Elle renforce la résistance des épidermes sensibles au soleil.

Ses caractéristiques

Elle est soluble dans l'eau, l'alcool, l'éther, le chloroforme.

Sources

Levure de bière, petit lait, mélasse, arachides, céréales, foie de poisson, entre autres.

Souffre-t-on souvent de carence ?

Non. Son insuffisance entraînerait une décoloration des cheveux, et de l'eczéma. Quatre vitamines B au moins semblent concourir à la coloration des cheveux : l'acide para-amino-benzoïque, la biotine, l'acide pantothénique et l'acide folique. Les cheveux se recoloreraient temporairement après la prise régulière d'aliments très riches en vitamines B, ce qui reste à confirmer...

Dans quels cas les médecins en prescrivent-ils ?

Principalement comme photoprotecteur : allergies à la lumière, démangeaisons et toutes affections sensibles au soleil, telles que lucites, vitiligo, psoriasis, etc.

Et contre les colorations anormales (dyschromies) des cheveux et de la peau ; dermatoses avec démangeaisons, eczémas secs, calvitie, blanchissement des cheveux (canitie) ; dyspnées, asthme ; certains rhumatismes.

La vitamine B_{11} ou O, assimilée parfois à la vitamine B_t ou T

La plupart des médecins ne la reconnaissent pas comme une véritable vitamine.

Son rôle

On l'appelle la « vitamine de l'appétit ». Elle stimule les sécrétions digestives, surtout celles de l'estomac et du pancréas, d'où augmentation de l'appétit et, ainsi, meilleure alimentation.

Sources

Il y en a beaucop dans les tissus animaux, notamment les muscles (viandes rouges surtout, viscères : cœur, foie, reins, tripes), le jus de viande, les laitages, la levure de bière.

Souffre-t-on souvent de carence ?

Il est difficile de l'affirmer. On aurait noté des carences spontanées (anorexies pathologiques) ou provoquées par la famine.

Quels sont les signes de carence ?

Son déficit entraîne un trouble de la nutrition (anorexie, maigreur, mauvaise assimilation) puis conduit à l'atrophie d'un groupe plus ou moins important de muscles ou d'organes, parfois de tous les muscles en cas de maigreur extrême.

Il n'y a pas d'hypervitaminose.

Dans quels cas les médecins en prescrivent-ils ?

Anorexie, atrophies musculaires, maigreur, états de dénutrition, insuffisance sécrétoire de l'estomac et du pancréas, rachitisme. Les contre-indications sont les suivantes : ulcère de l'estomac, diabète, obésité, ablation partielle de l'estomac.

La vitamine B_{12} ou cyanocobalamine ou L_2 ou facteur extrinsèque

C'est l'une des plus importantes. De formule très complexe, elle contient un atome de cobalt. Elle existe dans l'organisme sous beaucoup de formes, désignées sous le nom de cobalamines (vitamine B_{12}b ou hydroxocobalamine, qui s'obtient par exposition à la lumière de la vitamine B_{12} ; vitamine B_{12}c conjuguée ou acide ptéroyl heptaglutamine, et divers autres dérivés).

Sa particularité : elle n'est absorbée au niveau de l'intestin grêle que si elle se lie, lors de son passage dans l'estomac, à un « facteur intrinsèque » : substance sécrétée par les cellules du fundus de l'estomac.

Son rôle

Elle intervient dans les transferts de radicaux monocarbonés. Elle est indispensable au déroulement de nombreuses réactions de synthèse et elle joue de multiples rôles :

- anti-anémique : elle participe à la synthèse des protéines et, notamment, à la formation et à la maturation des globules rouges ; elle catalyse la synthèse des « hèmes » (constituants de l'hémoglobine), permet la synthèse des nucléo-protéines qui servent à l'hématopoïèse.
- constructif : elle favorise et facilite l'intégration des acides aminés dans les protéines des tissus (anabolisme protidique). Elle favorise la croissance et la régénération des tissus, active la formation des muscles. Elle est indispensable à l'assimilation, à la croissance, au maintien du poids, et joue un rôle de stimulant général dans l'organisme.
- protecteur du foie : elle facilite l'élaboration de la choline et de la méthionine.
- neurotrophique (nutrition des tissus nerveux) : elle est nécessaire au bon maintien des cellules nerveuses et épithéliales ; elle intervient dans le métabolisme du phosphore et, indirectement, dans la synthèse du noyau de certaines cellules (moelle osseuse, système nerveux).

Ses caractéristiques

Elle est soluble dans l'eau. Stable à l'oxydation et à la chaleur. Sensible à la lumière.

Sources

Les plantes n'en contiennent pas ; elle se trouve exclusivement dans les produits animaux : la plupart des viandes, surtout bovines (leur flore intestinale la synthétise) et particulièrement le foie frais (bœuf, veau, mouton, porc, lapin, volailles), les rognons, le lait (cru, de préférence, ou pasteurisé UHT) et les produits laitiers, le fromage, le jaune d'œuf, le poisson, les coquillages (huîtres, palourdes). Une alimentation comprenant suffisamment d'aliments d'origine animale couvre largement les besoins.

Besoins

Ils sont très faibles. Le CNERNA les estime à 1 μg/jour jusqu'à 3 ans, 2 μg/jour de 4 à 9 ans, 3 μ/jour à partir de 10 ans. Ils sont accrus (4 μg/jour) chez les femmes enceintes ou allaitant.

Souffre-t-on souvent de carence ?

Les carences d'apport sont exceptionnelles car les besoins sont minimes et les réserves du foie peuvent couvrir les besoins normaux pendant trois ans. Elles se manifestent seulement chez les végétariens stricts depuis plus de quatre ans.

Il peut y avoir carence à point de départ estomac quand manque le facteur intrinsèque (c'est l'anémie de Biermer, autrefois mortelle) ou après ablation totale ou partielle de

Son rôle dans la douleur est-il un mythe ?

Certains médecins se demandent pourquoi l'administrer en cas de douleur. « Parce qu'elle serait deux fois plus active que la vitamine B_6 et douze fois plus que la vitamine B_1 ? » lit-on ironiquement dans le Quotidien du Médecin. *Selon une thèse de C. Aumaitre (Clermont-Ferrand), elle n'a aucune action chez l'animal, ni dans les cas aigus ni dans les cas chroniques. Chez l'homme, sur quatre-vingt-quatorze études cliniques, elle agirait un peu. Mais dans aucun cas, elle n'a apporté de preuve d'une activité antalgique. Et la posologie (le dosage) connaît une escalade vertigineuse sans raison et, certainement, sans effet supplémentaire... à part la coloration rose des urines !*

l'estomac (mais les signes tels que l'anémie apparaissent plusieurs années après quand les réserves du foie sont épuisées).

Il y a carence à point de départ intestinal en cas de souffrance ou de résection étendue de l'iléon empêchant l'absorption intestinale, dans les maladies chroniques de l'intestin, la maladie cœliaque, la sprue.

Une parasitose, la botriocéphalose, semble due à la carence en vitamine B_{12} ; le parasite (tænia botriocéphale) en serait très avide, et l'ingérerait avant qu'elle soit absorbée par la muqueuse intestinale, ou entraverait son absorption par des mécanismes inconnus. Elle se voit surtout parmi les populations riveraines des lacs et cours d'eau, dans les pays scandinaves, en Suisse, en Roumanie, au Canada.

Quels sont les signes de carence ?

Cliniques : la maladie de Biermer, qui est devenue très rare, se manifeste par des signes d'anémie (pâleur importante, asthénie, palpitations, difficulté à respirer à l'effort) ; des signes digestifs (anorexie, diarrhées) et des signes neurologiques (paresthésies, c'est-à-dire sensations anormales et sans objet, troubles de la sensibilité profonde dus à l'atteinte de la moelle), des douleurs musculaires.

Les signes de carence ne sont pas faciles à diagnostiquer quand elle est légère : aphtes, stomatites, gingivites, anémie discrète sont peu caractéristiques. Au début, fatigue généralisée, puis paresthésies, troubles de la marche, de la mémoire, de l'humeur et autres troubles neurologiques variés, d'évolution lente et progressive.

Biologiques : le taux de vitamine B_{12} dans le sérum du sang, normalement de 150 à 900 picog/ml, se trouve en dessous de 100 picog/ml.

Dans quels cas les médecins en prescrivent-ils ?

Dans l'anémie de Biermer, en cas de déficit du facteur intrinsèque ou déficit par malabsorption. Le traitement doit être permanent puisque les causes de carence sont difficilement curables ; la vitamine B_{12} devrait être réservée à l'insuffisance en cette vitamine de diagnostic confirmé par les examens de laboratoire. Malheureusement, on la prescrit pour de nombreux symptômes n'ayant aucun rapport avec celle-ci (asthénie, fatigue, retards de croissance, chez les convalescents, les gens âgés ; dans les névrites et polynévrites, migraines, névralgies cervico-brachiales, alcoolisme, anorexie) ce qui perturbe les examens biologiques ultérieurs.

On l'associe souvent aux autres vitamines B : B_1 et B_6 en cas de névralgies, B_6 et B_9 en cas d'anémie.

Elle est très bien tolérée. Seuls des accidents allergiques sont possibles lors d'injections intraveineuses à fortes doses.

Il n'y a pas d'hypervitaminose.

Sa petite histoire

Jusqu'aux environs de 1950, les malades atteints d'une forme grave d'anémie, appelée de ce fait « pernicieuse », mouraient peu à peu, inexorablement, sans qu'on sache la raison de cette anémie (carence d'utilisation) ni comment l'empêcher.

Bien avant la découverte de la vitamine B_{12} cependant, Addison et Biermer avaient caractérisé l'anémie pernicieuse par une insuffisance de globules rouges, une atrophie de la muqueuse gastrique et, en 1928, grâce aux travaux de Castle, on découvrit qu'un facteur interne sécrété par l'estomac, permettait le transport et l'absorption dans l'intestin terminal d'un facteur externe apporté par l'alimentation : la vitamine B_{12}.

Auparavant, un médecin américain, Wipple, passionné par le nouveau problème des vitamines, avait soupçonné que l'anémie pernicieuse pouvait provenir du manque d'une certaine vitamine, non encore découverte. Il orienta ses recherches en ce sens, et c'est ainsi qu'il mit en évidence dans le foie frais de veau, en 1920, un principe anti-anémique. Cette découverte lui valut le prix Nobel en 1934.

En 1938, on attribua, à tort, cette action à l'acide folique, qui venait d'être isolé. Ce n'est qu'en 1947 qu'on a isolé, à partir du foie, une substance cristalline, rouge, appelée vitamine B_{12}, qui, administrée par voie parentérale, guérit l'anémie pernicieuse de Biermer.

Sa structure chimique, parfaitement définie aujourd'hui, a été déterminée en 1955. Au début, on la préparait à partir d'extraits de foie, avec un très faible rendement. Puis on l'a retrouvée dans un champignon, le *Streptomyces griseus,* qui sert à la fabrication de la streptomycine, et elle peut être préparée maintenant comme sous-produit de la streptomycine.

La vitamine B_{13} ou acide orotique ou Uracil-6-carboxylique

La plupart des médecins ne la reconnaissent pas comme une véritable vitamine. C'est un précurseur des acides nucléiques.

Son rôle

Elle a deux actions bénéfiques :

- *hypo-uricémiante :* c'est-à-dire qu'elle fait baisser le taux d'acide urique dans le sang (elle dévie la synthèse de l'acide urique au profit de l'acide uridylique, plus facile à éliminer) ; en même temps, le taux d'acide urique dans l'urine est diminué ;
- *protectrice de la flore intestinale utile :* elle multiplie la prolifération de la flore intestinale physiologique, normale et utile (c'est pourquoi on l'emploie après traitements antibiotiques prolongés ou opérations mutilantes du tube digestif, qui la détruisent ou l'altèrent).

Son pouvoir subsiste en cas d'insuffisance rénale.

La vitamine B_6 exerçant sur les oxalates une action identique à celle qu'elle exerce sur les urates, elles ont chacune leur intérêt dans les lithiases rénales.

Dans quels cas les médecins en prescrivent-ils ?

- Accidents digestifs de l'antibiothérapie (diarrhées, etc.).
- Excès d'acide urique, en cas de lithiase rénale.

Elle ne calme pas les coliques néphrétiques, mais contribue à les prévenir en dissolvant les calculs et dépôts d'urates des reins, tandis que la vitamine B_6 dissout les oxalates.

Elle est atoxique.

La vitamine B_{14} ou xanthoptérine

La plupart des médecins ne la reconnaissent pas comme une véritable vitamine.

Très mal connue, elle n'est pas encore utilisée en thérapeutique, et est encore à l'étude chez les Anglo-Saxons, qui l'ont trouvée dans les ailes de papillon puis, plus tard, chez les insectes, et l'ont extraite de l'urine et du crabe.

Insoluble dans l'eau, elle aurait des propriétés antitumorales et pourrait être transformée en acide folique par des levures.

La vitamine B_{15} ou acide pangamique

C'est un dérivé de l'acide glutamique, que la plupart des médecins ne reconnaissent pas comme une véritable vitamine.

Son rôle

Baptisée « vitamine antifatigue des sportifs », elle est peu connue en France, mais réputée dans certains pays de l'Est pour prolonger l'entraînement des sportifs.

Elle est favorable à la respiration des cellules et susceptible de neutraliser certains toxiques comme l'alcool, en accélérant leur oxydation. Il est possible qu'elle soit active dans l'insuffisance cardiaque, en augmentant l'utilisation de l'oxygène par la cellule. Elle exerce aussi une action protectrice du foie.

Proposée, donc, comme tonique musculaire sous forme de pangamate d'arginine, on aurait découvert plus récemment son effet bénéfique lors d'exercices physiques et, notamment, dans la pratique des sports de compétition. Elle interviendrait dans la durée de l'effort en diminuant la dépense de glycogène et en diminuant l'accumulation d'acide lactique (déchet du travail musculaire). Elle permettrait donc d'augmenter la durée et l'intensité de l'effort en augmentant la respiration des cellules et, ainsi, de mieux supporter les efforts musculaires intenses et prolongés, puis de faciliter la récupération. Cela reste à vérifier.

Sources

Elle se trouve dans le foie, certains grains (riz), la levure de bière, le sang de bœuf, le foie de cheval.

Besoins

Ils sont estimés de 1 à 2 mg/jour. L'alimentation en apporte une quantité suffisante.

Souffre-t-on souvent de carence ?

Aucun trouble n'a encore été observé.

Dans quels cas les médecins en prescrivent-ils ?

Elle a été proposée, on l'a vu, comme stimulant à la fois artificiel et naturel, sans effet dopant et non toxique (il n'y a pas d'hypervitaminose actuellement connue). Elle est indiquée dans les stéatoses (dépôts graisseux) du foie.

Bien qu'elle se trouve en quantité suffisante dans l'alimentation, un supplément peut être utile en cas d'effort sportif et en période de récupération (Dr de Mondenard). Elle n'est pas commercialisée en France, mais beaucoup de sportifs se la procurent par la Suisse et la Belgique, où on la trouve sous le nom de Bio-Pangamine.

Sa petite histoire

Elle a été découverte par Krebs dans l'amande d'abricot. Pour la Food and Drug Administration, il n'y a pas d'évidence scientifique de ses propriétés nutritionnelles, aussi considère-t-elle comme illégal d'en vendre au titre d'aliment diététique.

La vitamine C ou acide ascorbique

C'est la plus vendue sur des données inconnues, et l'une des plus importantes, celle dont le besoin en quantité est le plus élevé : plusieurs dizaines de mg (quelques mg ou fractions de mg pour les autres vitamines).

Elle se concentre dans le foie, les glandes endocrines (cortex surrénal, corps jaune de l'ovaire, anté-hypophyse), les tissus péri-dentaires.

Tous les animaux sont capables de la synthétiser, sauf l'homme, le cobaye et le singe.

Pour le profane, elle symbolise toutes les autres vitamines qu'on croit ainsi, à tort, apportées presque uniquement, comme elle, par les végétaux frais.

Transporteur d'oxygène, c'est la seule vitamine à agir isolément, sans se complexer avec un apoenzyme pour former un coenzyme.

Son rôle

Pendant longtemps, on n'a considéré la vitamine C que comme la vitamine *antiscorbutique et anti-infectieuse.* Aujourd'hui, on découvre la complexité et l'étendue de son rôle, pas totalement élucidé, d'ailleurs, malgré les milliers de travaux qui lui sont consacrés.

Anti-oxydante, elle participe à la protection des acides gras poly-insaturés de la membrane cellulaire, ce qui est essentiel pour le fonctionnement de toutes les cellules. On sait maintenant qu'elle participe à presque toutes les réactions chimiques du corps, intervient dans de nombreux métabolismes.

Elle joue un rôle de premier plan dans *la formation, la synthèse du collagène* (protéine qui constitue les fibres du tissu conjonctif), participe à la formation et à l'entretien de tous les tissus où celui-ci se trouve impliqué : les cartilages, les ligaments, les parois des vaisseaux sanguins, surtout capillaires (qu'elle rend moins fragiles), les os, les dents. Sans elle, les fractures se consolident mal, les plaies et brûlures cicatrisent lentement, le tissu cicatriciel (cal osseux ou conjonctif) manque de solidité et de souplesse.

Ses caractéristiques

C'est la plus fragile des vitamines. Elle est soluble dans l'eau ;
- très sensible à l'oxydation (à l'oxygène de l'air) ;
- détruite par les oxydants (le cuivre, par exemple) ;
- détruite par la chaleur, la lumière : une cuisson lente l'altère davantage qu'une cuisson courte à haute température. Elle s'altère rapidement pendant le stockage et la préparation des aliments (voyez p. 66).

Sources

Elle est très répandue dans la nature. Tous les végétaux en contiennent, surtout les tissus très colorés (verts, rouges) des fruits et légumes, au maximum quand ils sont crus, mais également, à un moindre taux, cuits, en conserve ou surgelés.

Toutefois, il ne faut pas croire que tous en soient riches : les aubergines, les endives, les champignons, les pommes golden, par exemple, en contiennent fort peu.

Les plus riches sont les fruits à réaction acide, car la présence d'acide est un facteur de stabilité pour la vitamne C (cassis, groseilles, agrumes, fraises, framboises), la plupart des fruits exotiques (goyave, kiwi, mangue, cerise des Antilles). Les autres fruits en contiennent peu (raisin, banane), voire presque pas (figue).

Les choux en sont riches, les tomates selon espèce et saison (peu dans les petites tomates de serre en hiver). De même, la teneur des pommes de terre varie selon le stockage, le mode de cuisson ; les nouvelles en contiennent un maximum ; celles cuites en robe des champs, à la vapeur ou à l'eau plus que les frites.

Une bonne source également : les fines herbes.

Il y en a un peu dans la viande fraîche, les abats (foie surtout) et dans le lait de vache ; voici les teneurs moyennes en mg/100 g :

Goyave	250	Fraise	60
Persil	200	Tomate	30
Cassis	de 130 à 180	Petit pois frais, haricot vert	de 20 à 26
Poivron	de 125 à 130	Mâche	20
Groseille	125	Pomme de terre	17
Raifort	120		
Fenouil	de 100 à 120		
Chou de Bruxelles	100		
Cresson	de 75 à 90		
Chou-fleur	70		
Épinard	60		
Chou, chou-rave	50		
Agrumes (orange, citron, pamplemousse)	de 40 à 60		

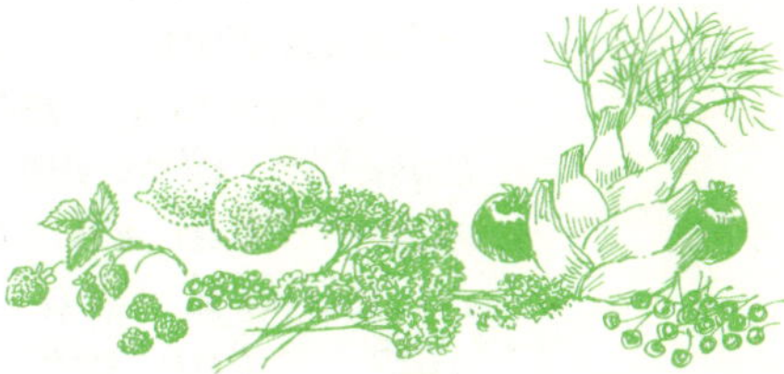

Mais la teneur varie assez largement selon le climat, le sol, l'espèce, la maturité, le procédé d'analyse, puis selon les traitements subis : il en subsiste davantage dans les produits surgelés que dans les conserves appertisées, et souvent davantage dans celles-ci que dans des produits dits frais qui ont voyagé, ont été entreposés, manipulés, etc.

Le cynorrhodon ou gratte-cul, fruit de l'églantier, en est très riche. Pendant la Seconde Guerre mondiale, les Britanniques en extrayaient de grandes quantités de vitamine. En revanche, il n'y en a pas dans les céréales, farines et produits à base de celles-ci, amidons, fécules, sucres, œufs, graisses et huiles végétales et animales, levure de bière.

Besoins

Une dose de 10 mg/jour est suffisante pour prévenir le scorbut. Mais, malgré d'innombrables études, les recommandations sont encore divergentes sur la dose quotidienne nécessaire au maintien d'une santé optimale. Ainsi, elle est de 30 mg en RDA et en Grande-Bretagne, dose calculée à partir d'études faites sur des volontaires au cours des années 1940 ; pour tenir compte des variations individuelles, on a multiplié par trois la quantité (10 mg) suffisante pour prévenir le scorbut.

En général, cette quantité semble insuffisante, d'autant plus que la vitamine C n'est absorbée qu'aux environs de 80 %. Certains estiment que 70 à 80 mg/24 heures sont nécessaires pour maintenir les réserves de l'organisme et le taux dans le sang optimal. Les apports conseillés par le CNERNA sont, en mg/24 heures :

Nourrisson et enfant jusqu'à 3 ans : 33
Enfant de 4 à 9 ans : 50
Enfant de 9 à 12 ans : 60
Adolescent de 13 à 19 ans et adulte d'activité habituelle : 80
Femme enceinte ou allaitante : 90

Le Dr Dupin propose 100 mg/jour, le Dr Soly Bensabat, 1 g. On va même jusqu'à préconiser des doses de 200 à 300 mg. En effet, plus de la moitié des populations actives se nourrit aujourd'hui en restauration collective, et la nourriture est en général trop cuite, préparée trop longtemps à l'avance puis maintenue « au chaud », à 75 °C, parfois pendant plusieurs heures. Il en résulte des carences, marginales, en vitamine C.

Aux États-Unis, les taux conseillés par le National Research Council sont périodiquement révisés en baisse constante, du fait que le nombre de sujets subcarencés est faible par rapport à une consommation au-dessous des taux. En 1958, ceux-ci variaient de 70 mg à 150 mg/jour. Ils sont actuellement de 45 mg/jour, quel que soit l'âge ou le sexe (60 mg pour les femmes allaitant). Toutefois, des doses massives sont parfois conseillées : jusqu'à 10 g/jour pour le Dr Pauling. Il n'existerait pas d'overdose, l'excès s'éliminant chaque jour dans la transpiration et l'urine, dit-il ; ce qui n'est pas l'avis unanime.

L'apport de vitamine C par les aliments est variable selon le milieu et les saisons (il peut varier de 1 à 3). En Angleterre, il se situerait à 46-48 mg en été, de 19 à 26 mg entre janvier et avril. En France, entre 56 et 69 mg/jour. Mais l'emploi plus courant des surgelés devrait atténuer cette différence.

Pour être sûr d'avoir une ration suffisante, il est conseillé de consommer chaque jour :

– une crudité (fruit, légume, salade ou jus) à chaque repas, y compris le petit déjeuner ;
– un plat de légumes verts ou un potage.

Une ration de 50 mg correspond à peu près à : 120 g de pomme de terre nouvelle ; 50 g d'oseille ; 50 g de cassis ; 100 g d'agrumes ; 100 g de chou ; 100 g de salade ; 150 g de tomates.

Quand les besoins augmentent-ils ?

Chez la femme enceinte, celle qui nourrit, celle qui prend des contraceptifs oraux.

Dans l'enfance, les besoins sont proportionnels à la surface corporelle.

Ils augmentent aussi avec l'âge, sans doute parce que l'absorption digestive diminue, et qu'une partie est détruite dans l'intestin quand l'estomac ne produit plus assez d'acide chlorhydrique. Il y a beaucoup d'avitaminoses chez les gens âgés et, selon le Dr A. Davis, les signes considérés comme typiques de la sénescence seraient, en fait, ceux d'un scorbut fruste : manque d'élasticité de la peau, chute des dents, fragilité des os, etc.

Souffre-t-on souvent de carence ?

De carences vraies, c'est-à-dire de scorbut (voyez plus loin), non. Mais on souffre assez souvent d'hypovitaminose ou de carences subcliniques, qui correspondent à une insuffisance des réserves de l'organisme en vitamine C, sans effet apparent sur la santé : les malades jeunes ou vieux qui vivent en milieu hospitalier, les femmes enceintes, surtout quand elles fument, les fumeurs présentent des taux nettement inférieurs à la normale.

Ce taux est également abaissé dans les situations de stress : chez les fumeurs, les opérés, au cours de maladies infectieuses (même le rhume banal), de coups de chaleur, d'accidents cardiaques.

Les carences d'apport surviennent seulement dans des conditions alimentaires très anormales.

Chez les nourrissons élevés au lait artificiel lacto-farineux, une carence est possible si le lait n'est pas supplémenté et en l'absence de jus de fruits : alors apparaissent gingivite, douleurs osseuses, fragilité capillaire, certains signes osseux visibles à la radiographie.

Quels sont les signes de carence ?

Cliniques : des saignements des gencives quand on se lave les dents (plus tard, en l'absence de traitement, une gingivite puis de la pyorrhée) ; la formation d'hématomes (« bleus ») spontanés, de pétéchies ou petits points rouges, dits purpura. Le manque partiel de vitamine C entraîne, en effet, une altération de tous les vaisseaux, et surtout des capillaires qui, déficients, éclatent ; le sang se répand alors dans les tissus.

La fatigue physique, la perte d'appétit, une moindre résistance aux infections, un retard dans la cicatrisation des plaies, des troubles dans la formation et la réparation des os, des dents, des tissus cicatriciels, constituent d'autres signes.

Le manque de vitamine C entraîne en outre une fuite osseuse du calcium et du phosphore, même si leur apport est suffisant (car l'assise de collagène est trop faible pour les retenir).

Ajoutons des troubles du métabolisme des glucides (hyperglycémie), une diminution de la synthèse du tissu conjonctif, une anémie par carence en fer, une diminution de la formation de tyrosine, une dégénérescence et une atrophie du corps jaune de l'ovaire.

Biologiques : on peut doser la vitamine C dans le plasma sanguin. La teneur habituelle est de 1 à 2 mg/100 ml. Un taux de 0,5/100 ml, quoique bas, est encore normal. En-deçà, il ne l'est plus. Mais son dosage dans les globules blancs est le plus utile. Un taux inférieur à 1 mg/100 ml (teneur normale : 16 mg/100 ml) est pathologique.

Le test « de surcharge » consiste à administrer de 200 à 300 mg de vitamine C puis à analyser la quantité retrouvée dans les urines de 48 heures. En l'absence de carence, plus de 75 % de la dose administrée se retrouve.

En cas de carence d'apport, le taux dans le sang baisse en quelques jours, celui des globules blancs en quelques semaines, et les signes cliniques apparaissent après cinq à six mois de latence.

Que se passe-t-il en cas de surdosage ?

La vitamine C n'est pas toxique, mais l'absorption massive de plusieurs grammes peut provoquer des brûlures d'estomac, la formation de calculs dans les voies urinaires (du fait de l'acidification des urines), de la diarrhée.

L'habitude prise depuis quelques décennies de donner systématiquement du jus d'orange aux nourrissons est parfois abandonnée parce que les laits actuels contiennent assez de vitamine C. Les jus d'agrumes sont sans danger, mais leur acidité est parfois désagréable chez les nourrissons vomisseurs.

Dans quels cas les médecins en prescrivent-ils ?

- Scorbut, naturellement, et états de carence (les signes disparaissent parfois dès la première semaine) ;
- prévention ou traitement des états grippaux et rhinopharyngites virales, bien que de nombreux essais contrôlés n'aient pas prouvé son action ;
- dans certaines maladies congénitales (rares) du nourrisson ;

Le scorbut : une avitaminose « historique »

Le scorbut (avitaminose confirmée) de l'adulte, et le scorbut infantile ou maladie de Barlow, se traduisent par des hémorragies au niveau de la peau, des muqueuses (il fait gonfler les gencives, surtout entre les dents), des tissus profonds (tissu conjonctif sous-cutané), puis de l'intestin, de la moelle osseuse, des articulations de diverses parties du corps ; par une fatigue intense avec douleurs et gonflements articulaires, jambes douloureuses, et c'est la mort lente...

Il a été popularisé par les récits terrifiants des explorateurs qui ont décrit son évolution alors qu'on ne savait pas le guérir. La bouffissure du visage, une respiration difficile, des difficultés à la marche, s'ajoutaient aux signes précédents ; les hémorragies internes devenaient souvent mortelles. Ceux qui n'en mouraient pas tout de suite prenaient un aspect effrayant, souffraient de suffocations, de plaies, jambes contractées, syncopes, constipation totale ; leurs dents tombaient spontanément, ils finissaient par succomber dans des douleurs atroces.

Chez l'enfant entre six et dix-huit mois, le scorbut a beaucoup sévi à la fin du XIXe siècle, quand, par phobie des microbes, on a pratiqué un allaitement artificiel mal compris et une ébullition excessive des aliments.

– au cours de certains traitements : prise d'antibiotiques, hémodialyse des insuffisants rénaux ;
– pour hâter la cicatrisation des plaies ;
– comme adjuvant en cas de carence en fer ;
– comme appoint au cours de certaines intoxications (plomb, mercure, etc.), accidents de traitement par les sels d'or, le bismuth (interdit depuis peu), etc., en raison de son pouvoir détoxicant ; on l'associe aussi avec beaucoup de médicaments pour diminuer leur toxicité ou renforcer leur action ;
– dans beaucoup d'affections, bactériennes ou virales, en se fondant sur la baisse de son taux dans les globules blancs.

Son emploi est également préconisé dans les troubles hémorragiques (gingivite, troubles de la perméabilité capillaire, purpura), certaines allergies, et des affections aussi diverses que l'insuffisance surrénale chronique, les arthrites, ou encore le surmenage, la convalescence, etc.

Actuellement, de fortes doses (jusqu'à 50 g/jour) sont administrées dans le cancer, la schizophrénie, le rhume, pour stimuler les défenses. Peuvent-elles favoriser la formation de calculs rénaux et la destruction de la vitamine B_{12}, augmenter la formation d'acide oxalique ? Le risque est réduit, mais le résultat sur ces maladies, controversé.

Sa petite histoire

Elle est liée à celle du scorbut. Pendant des siècles, toutes les expéditions maritimes qui partaient à la recherche de terres inconnues ont vu leurs équipages décimés par cette maladie et réduits à une poignée d'hommes avant d'avoir atteint les côtes...

Il y a quelques siècles, le scorbut frappait, outre les marins, les armées en campagne ou les habitants des villes assiégées.

Jusqu'où va l'enthousiasme...

Le Dr Pommier, cité par le Dr Claude Binet, indique une centaine de troubles qui sont justiciables de la prise de vitamine C, de Acné à Zona, en passant par les taches de rousseur, les pneumonies, la varicelle et la confusion mentale !

Il est déjà décrit par Hippocrate, par Pline le Jeune, par Joinville (il parle des croisés dont la « chair pourrie » partait en lambeaux) ; on sait que lorsque Vasco de Gama cherchait, en 1498, la route des Indes, par le Cap de Bonne Espérance, près de cent de ses marins – sur cent soixante – en moururent, et le chroniqueur Lescarbot écrit, à propos d'une expédition de Jacques Cartier au Canada, que « de cent dix hommes, il n'y en avait pas dix de sains ».

Depuis longtemps, cependant, on pressentait que la maladie provenait de la façon de se nourrir. Mais si quelques isolés, comme l'Autrichien Kramer ou le Hollandais Bachström, parlaient d'un manque de légumes et de fruits, la plupart attribuaient le scorbut à la mauvaise qualité des aliments, au froid humide, à la tristesse et à l'ennui.

Lind, un Anglo-Saxon, fut le premier, dans un ouvrage paru en 1787, à préconiser la prévention du scorbut par du jus d'orange ou de citron, et Cook a pu ainsi faire le tour du monde et découvrir l'Australie sans que ses hommes en souffrent.

La vitamine C comme additif alimentaire

Elle constitue, comme la vitamine E, un oxydant naturel pour la protection des denrées. Elle est donc employée comme additif (E 300) dans des conserves et boissons (sodas, jus de fruits, etc.) et son emploi est réglementé : 300 mg/kg d'aliment. Dans le pain (autorisée en France et dans certains autres pays), elle améliore les propriétés de rétention gazeuse de la pâte à pain et permet d'obtenir des miches plus grosses, une mie plus fine et plus souple.

L'acide ascorbique et l'ascorbate de sodium sont recommandés depuis 1950 dans la viande pour leurs effets sur la couleur rouge (ils améliorent la stabilité de la myoglobine, son pigment rouge, et empêchent la formation de pigments bruns). On a constaté depuis lors qu'ils permettent de diminuer la quantité de nitrites (dont l'emploi est restreint depuis 1970) dans les salaisons. En outre, ils diminuent la formation de nitrosamines à partir des nitrites, dans le bacon, par exemple.

Voilà donc un additif naturel et utile !

Depuis lors, les marins anglais avalèrent chaque jour leur jus de citron. A New York, on les appelait les « limeys » (les petits citrons). Nelson donnait chaque jour à manger à ses hommes une ou deux galettes de céréales plus une orange et deux citrons (musée Tussaud, Londres).

Le remède fut donc trouvé empiriquement, avant toute expérimentation et, peu à peu, le scorbut diminua. On en souffrit encore un peu durant la guerre de Crimée puis au cours du siège de Paris en 1870, mais, avant le début du XXe siècle, il ne sévissait déjà pratiquement plus.

L'expérimentation commença avec Holst et Fröhlich, qui essayèrent de provoquer le scorbut chez différents animaux, en les nourrissant sans végétaux frais. Ils ne réussirent pas chez les rats ni les pigeons (on sait maintenant que leur organisme synthétise la vitamine C) mais y parvinrent chez le cobaye, seul, avec le singe et l'homme, à ne pouvoir synthétiser la vitamine. Ils en conclurent qu'il existait dans les fruits et légumes un « principe antiscorbutique », soluble dans l'eau, que Funk, à leur suite, classa dans le groupe des vitamines, et que Drummond, en 1907, appela vitamine C.

En 1928, Szent-Györgyi, à partir du jus de citron et des glandes surrénales, isola un corps pur, poudre blanche cristallisée, de constitution chimique voisine de celle du glucose, par l'intermédiaire du sorbitol. Comme l'ingestion de ce corps prévenait ou guérissait le scorbut, on le baptisa acide ascorbique (a-scorbique) en 1932. Puis Hirst détermina sa formule développée.

Sa synthèse, plus délicate, fut réalisée en même temps par Reichstein et Haworth en 1933. Actuellement, sa fabrication industrielle permet son utilisation en thérapeutique et dans l'industrie alimentaire (voir encadré p. 151).

En Europe, une alimentation bien étudiée et une meilleure préservation des aliments permettent d'en absorber suffisamment, sans qu'il soit utile de prendre des suppléments synthétiques.

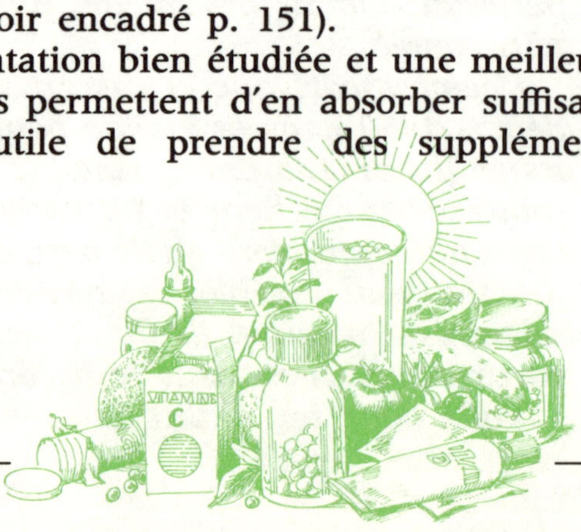

Vitamine C et tabac

On dit qu'une seule cigarette détruit 25 mg de vitamine C. C'est sans doute exagéré. Mais il est certain que les fumeurs ont un taux réduit de vitamine C dans le sang : 30 % de moins que les non-fumeurs, 40 % s'ils fument plus de quarante cigarettes par jour. Mais le taux reste normal chez les fumeurs de pipe ou de cigare. Pourquoi ? On l'ignore encore.

Vitamine C et rhume

En 1970, Linus Pauling, prix Nobel, affirma, dans Vitamin C and the common cold, *qu'à doses élevées, elle joue un rôle capital dans la prévention ou le traitement du rhume. Une vive polémique s'ensuivit et, depuis lors, beaucoup d'essais cliniques ont été effectués, avec des résultats contradictoires. Les expériences sont difficiles car beaucoup de symptômes du rhume (malaise, douleur, etc.) sont subjectifs. Une enquête canadienne portant sur mille volontaires a montré une diminution des jours d'alitement chez 33 % des sujets par rapport à ceux qui prenaient un placebo. Ces résultats ont été plus ou moins confirmés par d'autres études canadiennes portant sur 3 500 puis sur 622 personnes prenant des doses diverses de vitamine C. Mais d'autres enquêtes ont obtenu des résultats plus ou moins nuls (674 marines aux États-Unis, plusieurs centaines d'enfants navajo en Arizona, etc.). L'effet sur 34 paires de jumeaux vrais est significatif pour l'effet nul.*

Finalement, seules des études sur les réponses immunitaires permettraient d'affirmer le rôle de la vitamine C. Chez l'animal, on a constaté qu'elle est nécessaire à la migration des globules blancs et à leur fonction de destruction des corps étrangers, que ces globules contiennent beaucoup de réserves de vitamine C qui s'épuisent vite pendant les infections et se renouvellent après guérison. Mais on ne possède aucune preuve chez l'homme. En clinique, si la vitamine C ne semble pas modifier l'incidence du rhume, elle influerait sur sa durée et son intensité. Mais pour l'instant, il ne s'agit que d'impressions.

Vitamine C et cancer

*Il n'existe pas de preuve absolue de l'effet protecteur de la vitamine C vis-à-vis de certains cancers, mais de plus en plus de présomptions. Une étude américaine portant sur 169 femmes montre une association significative entre l'incidence des dysplasies * du col utérin et une faible consommation de vitamine C (le but de l'étude ne concernait d'ailleurs pas celle-ci, mais le rôle protecteur de la vitamine A) : 80 mg/jour de consommation moyenne contre 107 mg chez les témoins.*

Aux États-Unis, le Comité des normes diététiques et de la nutrition conseille 60 mg/jour en moyenne. Or, chez les dysplasiques, 23 % ont un apport inférieur de moitié au moins et seulement 4 % parmi les témoins. On pourrait conclure que, avec moins de 30 mg, le risque est multiplié par 7.

Sans affirmer que consommation insuffisante = risque direct de cancer du col (d'autres facteurs agissent aussi, notamment les fibres alimentaires), en l'absence de certitude, mieux vaut en consommer davantage : davantage d'agrumes, de chou, brocoli, navet, conseille le Comité.

Six ans plus tôt, des chercheurs soviétiques avaient montré que les tissus d'utérus cancéreux avaient un taux diminué de vitamine C. D'autres études épidémiologiques avaient mis en évidence la relation entre consommation faible de vitamine C et augmentation des cancers du côlon, du rectum, de l'estomac et du larynx. Du fait de l'accès accru aux agrumes en Californie, Arizona, Floride, il y aurait à l'inverse deux fois moins de cancer du côlon dans ces régions.

Le mécanisme n'est pas élucidé : stimulation générale du système immunitaire ? Effet stabilisant et cicatrisant local des tissus ? Effet inhibiteur anti-oxydant ? Il faut encore attendre.

Dans au moins deux grands centres mondiaux, aux États-Unis et en Écosse, on traite les malades atteints de cancers avancés par des doses massives de vitamine C, et les médecins affirment que la survie est plus longue. Il est possible que la vitamine C stimule les défenses naturelles (dans le cancer du sein, les besoins sont accrus). Dans le doute, le traitement ne doit pas être négligé, bien qu'il n'existe aucune preuve précise, ni des besoins, ni de l'action de la vitamine C.

* Anomalies généralement précancéreuses.

Le cancer de l'estomac provoque 69 p. 100 000 décès au Japon, 57 au Chili, 9,5 aux États-Unis. Depuis longtemps, on soupçonne une cause alimentaire. Aux États-Unis, après un grand nombre de décès au début du siècle, il y en eut trois fois moins entre 1930 et 1968. On attribue cette baisse au fait que les produits réfrigérés et congelés ont remplacé salaisons et fumages.

D'autre part, les émigrés japonais à Hawaï ou en Californie ont beaucoup moins de cancers que les Japonais résidant au Japon, de même que les émigrés d'Europe orientale. Cette baisse est également attribuée au fait que les Japonais émigrés ont consommé beaucoup moins de légumes saumurés et de poisson séché ou salé, aliments où se trouvent nombre de précurseurs de nitrosamines (nitrates, nitrites, amines) ou de nitrosamines préformées. En effet, beaucoup de nitrosamines sont très cancérigènes.

Il y a des amines dans tous les aliments, des nitrates dans certains légumes : betterave, radis, épinards, salade et dans l'eau potable. Les nitrates peuvent se transformer en nitrites quand on stocke à température ambiante des aliments précuits, ou bien dans l'organisme. 130 nitrosamines ont été testées, dont 100 induisent des cancers dans 20 espèces animales, à différents organes. Il n'existe pas de preuve directe du phénomène chez l'homme, mais il est plus que probable.

Il y a 18 ans, on a ainsi démontré pour la première fois que les malades atteints de cancer de l'estomac consommaient peu d'agrumes et autres fruits ou aliments riches en vitamine C. En laboratoire, l'addition de vitamine C à la nourriture bloque la formation de nitrosamines quand des aliments tels que bacon ou poisson sont traités aux nitrites, et prévient la formation de nitrosamines chez les animaux.

En 1972, on a observé que, quand on consomme beaucoup d'aliments riches en vitamine C, légumes et fruits, la formation de nitrosamines est limitée. Le fumage des jambons, viandes ou poissons contenant des nitrates n'entraîne pas la formation de nitrosamines si l'on ajoute de la vitamine C. Cette vitamine bloque aussi leur formation dans l'estomac quand elle est présente en même temps que nitrites et amines.

Vitamine C : médicament anti-cancer ?

A Villejuif, on effectue des travaux sur la toxicité de la vitamine C pour les cellules de mélanomes. Sa concentration entraîne une réduction de 50 %. Si on y ajoute du cuivre, la toxicité de la vitamine C pour les cellules mélaniques est multipliée de 2 à 5 fois. La capacité de ces cellules pour former des colonies est 10 à 20 fois moindre. A la concentration de 1 mM, il n'y a plus aucune colonie (300 dans les cultures témoins). Déjà, le cuivre seul obtient un effet relatif. Les raisons de leur action ne sont pas totalement élucidées, mais on pense qu'il existe un rapport avec le métabolisme de la dopa ou/et que la vitamine C pourrait agir comme coenzyme et potentialiser l'action des antimitotiques.

Tous ces travaux sont effectués in vitro. *Mais des concentrations efficaces de vitamine C et de cuivre sont réalisables chez l'homme sans être toxiques. Il est donc possible d'envisager dans l'avenir des applications en thérapeutique humaine.*

Il existe de vives controverses entre les promoteurs de mégadoses (10 g/jour) aux stades terminaux (Pauling, Cameron) et les chercheurs qui les estiment totalement inefficaces (Mayo Clinic). Cependant, certains arguments font penser que la vitamine C constitue un complément utile, sinon un agent thérapeutique révolutionnaire. Mais les études coordonnant clinique et biologie sont encore à faire.

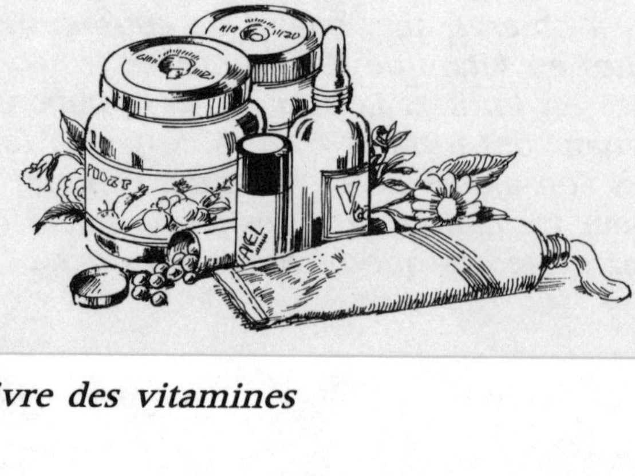

La vitamine C_2 ou P (rutine, citrine, esculoside)

Bien qu'elles figurent dans certains ouvrages, les substances ayant une activité vitamique P (citrine, rutine, esculoside) ne sont pas considérées comme des vitamines par les nutritionnistes.

A l'origine de leur identification, Szent-Györgyi avait constaté que certains syndromes hémorragiques, peu influencés par l'apport de vitamine C, étaient améliorés par les fruits et extraits naturels. A partir du citron, on parvint à extraire un produit cristallisé jaune appelé citrine, qui fut identifié à un ou plusieurs glucosides d'une substances de la famille des flavones.

On le trouve dans la pulpe des agrumes et surtout le blanc de l'écorce et, d'une façon générale, dans les mêmes aliments que la vitamine C ; également dans les feuilles, écorce et fruit du marron d'Inde.

Pour certains auteurs, le scorbut est une avitaminose complexe C et P tandis que, pour d'autres, la vitamine P n'est qu'un agent pharmacodynamique ; on l'emploie dans les cas de fragilité capillaire ou de tendance hémorragique, souvent associée à la vitamine C.

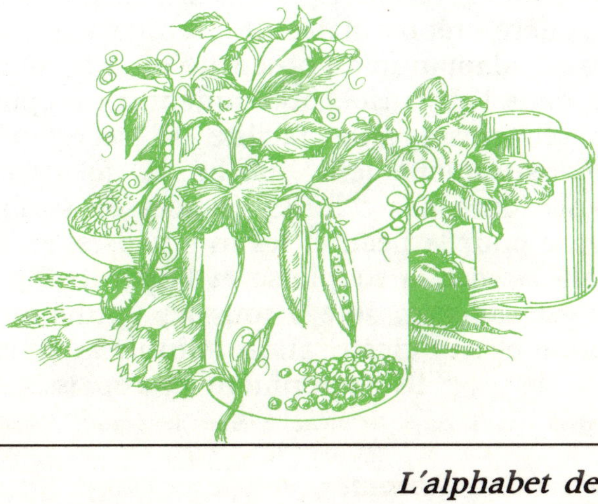

2. LES VITAMINES LIPOSOLUBLES

Solubles dans les graisses et les solvants des graisses, elles ne se diffusent pas dans l'eau, donc ne subissent pas de pertes par osmose. Elles sont protégées contre l'oxydation par les corps gras qui les entourent, et stables à la cuisson

L'organisme peut les capitaliser, à l'inverse des vitamines hydrosolubles ou solubles dans l'eau.

La vitamine A ou rétinol ou axerophtol

On distingue la vitamine A ou rétinol, fournie par les aliments d'origine animale, et ses précurseurs, les provitamines A ou carotènes, fournies par les aliments d'origine végétale, qui ne deviennent actives qu'après transformation en rétinol lors de leur absorption intestinale, sous l'action d'une enzyme, la caroténase.

Elle est stockée à 90 % dans le foie (800 U.I./g) et peut assurer les besoins pendant plusieurs mois. Le tissu qui en stocke le plus, après le foie, est la rétine.

Son rôle

La vitamine A est la grande protectrice de la vision et de la peau. Elle assure la teneur en pigments colorés (pourpre rétinien) des bâtonnets et cônes de la rétine ; ces pigments, photosensibles, récepteurs de lumière, permettent l'adaptation à la lumière crépusculaire (le premier signe de carence est la mauvaise adaptation à l'obscurité ou à la lumière, la difficulté à voir dans l'obscurité, notamment au crépuscule).

Anti-sécheresse (elle facilite la sécrétion de mucus) et anti-épaississement (elle inhibe la formation de kératine, substance dure des cellules cornées de surface), c'est la plus précieuse pour la peau et les muqueuses, externes et internes, dont elle assure la souplesse et l'hydratation.

Elle est indispensable à tous les épithéliums *, assure leur formation et leur cicatrisation, stimule la division des cellules ; en son absence, ils s'atrophient et s'épaississent.

* Tissus recouvrant le corps, les cavités internes, les organes. L'épiderme est un épithélium.

Vitamine de croissance, elle assure l'augmentation du poids et contribue au développement harmonieux du corps.

Elle participe à l'élaboration des enzymes du foie.

On constate actuellement que, outre ces rôles classiques, elle exerce une action détoxicante, prouvée en laboratoire, et jouerait ainsi un rôle anti-infectieux.

Elle intervient dans la formation des stéroïdes, base des hormones sexuelles et surrénaliennes et, en particulier, dans la synthèse de la progestérone.

Enfin, elle est peut-être protectrice vis-à-vis du cancer, notamment du cancer des bronches (voir encadré p. 169).

Ses caractéristiques

La vitamine A est insoluble dans l'eau ;
- soluble dans l'huile, les graisses, l'éther, le chloroforme, l'acétone ;
- stable à la chaleur ;
- très sensible aux oxydants et à la lumière ;
- rapidement dégradée par les acides.

Il faut donc conserver les aliments qui en contiennent à l'ombre et à l'abri de l'air.

Sources

La vitamine A se trouve en majeure partie dans la matière grasse, visible ou invisible, de certains aliments animaux : foie de poisson et, plus encore, huile de foie de morue ou de flétan qui en est la principale source ; foie de boucherie (veau, génisse, porc, agneau) et de volaille, qui en contient dix fois plus que la chair du même animal ; jaune d'œuf ; matières grasses des laitages (lait entier, fromages, crème, beurre), Voici les teneurs moyennes exprimées en U.I. /100 g * :

Huile de foie de morue	85 000	Anguille Fraîche	2 000
Foie de mouton	50 500	Rognon de mouton	1 150
Foie de veau	22 500	Œuf cru	1 140
Foie de bœuf	20 000	Camembert	1 020
Beurre	3 000	Rognon de bœuf	1 000

* L'Unité Internationale (U.I.) est la quantité d'un produit qui exerce, chez un animal d'expérience, une action biologique donnée. Pour la vitamine A : 0,00033 mg.

Le lait écrémé n'en contient plus, ou très peu.

Le carotène se trouve dans les végétaux fortement colorés en rouge, jaune, vert (où la chlorophylle masque le carotène) : carotte, légumes à feuilles vert foncé (épinard, brocoli), partie verte des salades (laitue, chicorée), chou, bette, cresson, persil, céleri, et certains fruits : abricot, melon, baies, tomate, potiron, orange, fraise, etc., huile de palme rouge.

En Équivalent Rétinol/100 g * :

Pissenlit frais	13 650	Courge et potiron	3 480
Carotte	12 000	Melon frais	3 420
Épinard	9 420	Endive	3 000
Persil	8 320	Abricot frais	2 790
Bette	6 500	Pêche fraîche	880
Ciboulette	5 800	Germe de blé	650
Cresson de fontaine	4 000		

Voici, plus concrètement, quelques pourcentages de portions usuelles. En vitamine A :

100 g de foie	de 20 000 à 22 500 U.I.
Un jaune d'œuf	547
150 g de flétan, carpe ou sardine	450
10 g de beurre	330
200 ml de lait entier	280
150 g de hareng, maquereau, saumon ou truite	220
30 g de cacahuètes	120
150 g de poisson maigre	70

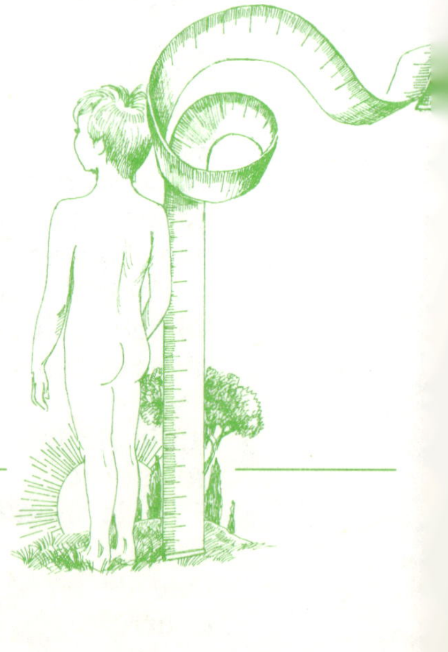

(1 mg = 3 000 U.I.)

* L'Équivalent Rétinol (E.R.) correspond à l'activité de 1 μg (microgramme) de rétinol ou 6 microgrammes de carotène. 1.E.R. = 3,33 U.I. de vitamine A.

En carotène :

200 g de pissenlit	27 300 U.I.
200 g de carottes selon couleur	de 4 000 à 24 000
200 g de bette, épinard	de 13 000 à 18 840
200 g de mâche	de 1 500 à 12 000
200 g d'endive, potiron, cresson, fenouil	de 6 000 à 8 000
100 g de melon très coloré	3 420
100 g d'abricot	2 790
100 g de prune, mandarine, banane, cerise, pêche	de 350 à 800
200 g de poivron	de 400 à 1 400
10 g de persil	823
10 g de ciboulette	580
100 g de datte, figue, raisin, pomme, ananas, framboise, orange	de 60 à 280

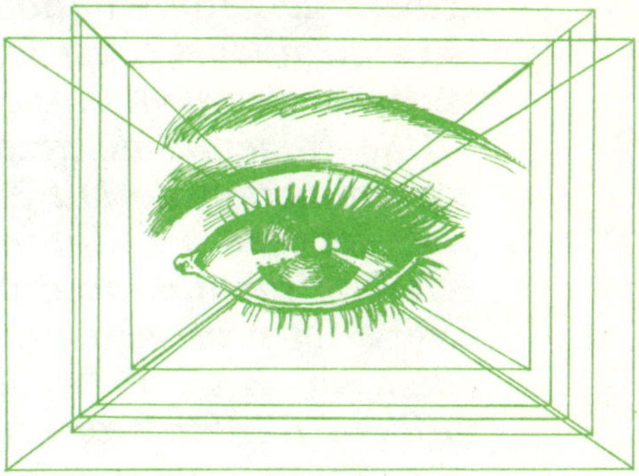

L'éventail de ces chiffres laisse quand même rêveur !

Besoins

L'apport s'exprime en Unités Internationales (U.I.) : 1 = 0,3 g de rétinol. Les apports conseillés par le CNERNA sont les suivants (en µg ER/jour) :

De 1 à 3 ans : 400
De 4 à 9 ans : 600
De 10 à 12 ans : 800
De 13 à 19 ans (fille) : 800
De 13 à 19 ans (garçon) : 1 000
Femme adulte activité habituelle : 800
Homme adulte activité habituelle : 1 000
Femme enceinte : 1 200
Femme allaitante : 1 400

Pratiquement, cela représente environ, chaque jour :

- adulte : 1/3 l de lait entier ; enfant, femme enceinte, personne âgée : 1/2 l ; adolescent et femme qui nourrit : 3/4 l.
- de 20 à 25 g de beurre ; personne âgée : de 15 à 20 g ; adolescent : de 30 à 40 g.

Vitamine A et cécité

Normalement, le foie accumule des réserves. Mais un enfant mal nourri en a peu et, dès que survient une modification du régime, une crise de gastro-entérite, une poussée de croissance, les réserves s'épuisent.

En Indonésie, la xérophtalmie sévit partout, sauf dans l'île de Flores où, bien que les enfants ne soient pas assez nourris, ils ne souffrent pas de cécité. On a fini par en découvrir la raison : la base de l'alimentation y est le maïs jaune, qui en contient, alors qu'ailleurs, c'est le riz ou le manioc. Ce qui prouve la nécessité de la vitamine A.

Une épidémie de xérophtalmie a suivi les campagnes pour la consommation de lait écrémé dans le Tiers-Monde. L'OMS a alors procédé à l'administration de vitamine A sur une grande échelle : sur une dose de 200 00 U.I., de 30 à 50 % sont mis en réserve et protègent un enfant pour environ cent jours. En Inde, elle a lancé, en 1970, un programme de prophylaxie ; des millions d'enfants ont reçu depuis lors une solution huileuse de vitamine A tous les six mois. Au Bangladesh, le même programme a été appliqué en 1972. Le nombre des lésions oculaires a alors chuté.

L'enrichissement de la nourriture en vitamine A constitue aussi une bonne prévention (lait en poudre, lait condensé sucré) afin de restituer la vitamine A perdue dans l'écrémage.

En Inde, dans l'État de Goudjerate où 87 % des enfants prennent du thé, c'est dans cette boisson qu'on en ajoute.

Dans les pays tropicaux, les légumes à feuilles vert foncé sont beaucoup plus riches en vitamine A que les choux et autres légumes des pays tempérés ; de même, les fruits (mangues, papayes, etc.), plus que les fruits non tropicaux et les agrumes. Il faut donc encourager leur culture et leur conservation.

Vitamine A et absence d'ovulation

Depuis 1968, et surtout 1971, l'association de taux excessif en carotène – qui exerce une action anti-estrogène – et d'anomalies menstruelles ou d'anorexie mentale, est devenue évidente. On croit actuellement que la carotinémie est la cause, et non la conséquence, des troubles menstruels (Jama, *1983).*

– 3 ou 4 œufs par semaine.
– 100 g de foie une fois par semaine.

Les besoins sont satisfaits, par exemple, avec 100 g d'abricots secs, carottes ou épinards, 30 g de persil, 100 g de foie, 1/3 de litre de lait entier.

Quand les besoins sont-ils accrus ?

Chez le nourrisson élevé au lait artificiel. Durant la grossesse et l'allaitement. Les besoins augmentent aussi quand on prend des contraceptifs oraux, quand on travaille en atmosphère polluée, quand on fume, quand on prend régulièrement certains médicaments.

Ils ne sont peut-être pas suffisamment couverts dans ces divers cas car les marges de sécurité ne tiennent pas compte des besoins de certaines glandes endocrines, de la prise de pilule contraceptive, de celle d'alcool.

Les restrictions d'œufs, beurre, produits laitiers entiers, par crainte du cholestérol ou de la prise de poids, augmentent les risques de subcarence, de même que les modalités de la vie moderne et l'usage des contraceptifs.

Souffre-t-on souvent de carence ?

Dans nos pays, elles sont très rares, et dues en général à des maladies chroniques : hépatiques, biliaires, intestinales, qui diminuent la capacité d'absorption. Mais elles existent dans les pays insuffisamment développés. L'avitaminose A est même, actuellement, la carence la plus répandue dans le monde.

Dans beaucoup de pays à population dense du sud et de l'est de l'Asie, certaines parties d'Afrique, au Moyen-Orient, aux Antilles et en Amérique latine, elle est la plus grande cause de lésions oculaires et de cécité chez les enfants d'âge préscolaire, où elle apparaît quelques mois après le sevrage (temps que met le stock à s'épuiser).

La xérophtalmie (maladie qui signifie œil sec, en grec) reste aujourd'hui encore une des premières causes de cécité chez les enfants et peut en affecter jusqu'à cent mille par an, menacer des millions d'autres d'une perte de vision au moins partielle (près de 25 % des enfants qui ont survécu à une xérophtalmie grave sont aveugles, 55 % ont une cécité partielle). C'est d'autant plus dramatique que le traitement améliore l'affection de façon spectaculaire, et qu'une petite capsule de vitamine A, d'un prix modique, administrée deux fois par an, peut sauver les yeux d'un enfant. (Un règlement de la C.E.E oblige désormais à ajouter une certaine quantité de vitamines A et D aux poudres de lait écrémé envoyées dans les pays en voie de développement.)

Dans les pays dits développés, il arrive qu'on souffre de mini-carences :

– en cas de mauvaise nutrition, chez les gens âgés par exemple qui assimilent moins bien les vitamines, et les sujets qui se privent de beurre et de laitages entiers de leur propre chef, abstention qui devrait être réservée à certaines maladies déterminées (carences d'apport) ;
– au cours d'affections intestinales (la présence de bile est indispensable pour son absorption digestive); en cas de mauvaise digestion des graisses (mucoviscidose), nutrition par sonde ou par perfusion prolongée (carence d'absorption) ;
– chez les sujets exposés aux pollutions (étant donné son rôle de détoxication).

Quels sont les signes de carence ?

Expérimentaux : la privation expérimentale chez l'animal entraîne une perte de poids, des lésions oculaires, la kératinisation de la peau. Les muqueuses ne sécrètent plus, l'estomac se vide de plus en plus mal, des troubles de l'équilibre et de la motricité apparaissent. Après l'héméralopie (cécité nocturne), les lésions oculaires s'aggravent, puis c'est la cécité. La résistance aux infections diminue, le processus de reproduction est interrompu, enfin l'animal meurt.

On a aussi attribué à cette carence des malformations congénitales, l'insuffisance du poids à la naissance, un retard de développement physique, une plus grande prédisposition aux infections. Mais, chez l'homme, il n'existe aucune preuve certaine d'une relation de cause à effet.

Cliniques : chez l'homme, et en particulier chez l'enfant, les principaux effets sont des atteintes oculaires : difficulté d'adaptation visuelle au crépuscule, dans la pénombre, altérations de la conjonctive, de la cornée, réduction de la sensibilité rétinienne à la lumière, due au retard de régénération du pourpre visuel. On commence par mal voir dans l'obscurité ; puis l'œil devient sec et dépoli ; de petites taches apparaissent sur la conjonctive et même, dans certains cas, la cornée s'opacifie. Sans traitement, celle-ci se ramollit et se déforme, l'iris et le cristallin deviennent mous, s'ulcèrent, et l'évolution se fait vers la cécité complète.

La peau devient sèche et épaisse, rougit, démange, pèle anormalement, les cheveux et les ongles deviennent secs.

D'autres signes sont moins spécifiques : ralentissement de la croissance, perte de poids, de l'appétit, troubles digestifs, migraines.

Biologiques : le dosage direct du rétinol dans le plasma est relativement simple. Si le taux, normalement de 30 à 60 μg/100 ml de plasma, est abaissé au-dessous de 20 μg/100 ml, il y a carence. L'appréciation qualitative se fait par l'observation de la rétine en lumière fluorescente.

On peut aussi pratiquer un test de surcharge. On fait ingérer une dose massive de 500.000 U.I. et on mesure le taux de rétinol juste avant la prise, puis trois, six, voire vingt-quatre heures après. Une flèche se produit au bout de trois à six heures. Si elle est basse et retardée avec un taux normal, on peut suspecter un trouble de l'absorption intestinale des graisses. Si elle est normale avec un taux bas, il faut plutôt suspecter une carence d'apport.

Y a-t-il des risques d'hypervitaminose ?

La vitamine A est la seule qui, avec la vitamine D, peut entraîner des phénomènes de surdosage ; elle peut, en effet, être mise en réserve de façon importante par l'organisme, le foie surtout, quand on en absorbe des quantités importantes de façon continue et prolongée.

Il s'agit d'accidents aigus (chez le nourrisson : bombement de la fontanelle par élévation de la pression dans le crâne ; vomissements, anorexie, chez l'enfant plus âgé ; troubles nerveux, vomissements, maux de tête, somnolence, chez l'adulte) ou chroniques (irritabilité et, surtout, desquamation de la peau ; douleurs violentes dans les membres, troubles du comportement : apathie, fatigue, perte d'appétit, altération de la peau, des cheveux, des poils).

Ces accidents surviennent en cas de surconsommation de médicaments ou d'huiles de foie (doses de 25 000 U.I. pendant trente jours), surtout quand on associe vitamines A et D. La dose toxique pour l'adulte est de plus de 150 000 U.I./jour.

Un excès de provitamine A, dont certains pigments (cantaxanthine et bêta-carotène) sont employés dans les « pilules à bronzer » (ils se fixent dans les graisses de tout le corps et dans la peau, où ils sont amenés par les fractions grasses du sang), entraîne une pigmentation brun orangé de la peau et des muqueuses, notamment au niveau de la paume des mains, de la plante des pieds, des muqueuses génitales. Il en va de même chez les bébés qu'on bourre de carotte (carotinémie).

Le Dr Leboulanger a vu quelques cas d'hypervitaminose chez les Esquimaux et les explorateurs polaires qui avaient consommé en abondance des foies d'ours et de phoque. Il y a parfois hypercarotinémie chez les diabétiques.

Dans quels cas les médecins en prescrivent-ils ?

L'avitaminose, et tous les symptômes qu'elle entraîne : retards de croissance, troubles oculaires, cutanés, etc. La vitamine A est connue depuis longtemps pour traiter les troubles d'adaptation à l'obscurité et certaines affections de la peau et des muqueuses. On prescrit de fortes doses : de 10 000 à 50 000 U.I./jour pendant plusieurs semaines, pour reconstituer le stock du foie. En cas de kwashiorkor (carence en protides) dans les pays sous-développés, on préconise une injection unique de 100 000 U.I.

Chez l'adulte bien portant, une alimentation variée suffit, mais, au cours de la grossesse, le taux dans le sang diminue

Vitamine A et esthétique

Elle est employée sous forme d'huile de foie de flétan (+ vitamine D) ou de caroténoïdes. Elle active la régénération des tissus, favorise la cicatrisation en stimulant la prolifération du tissu conjonctif. Elle aurait également une action antiseptique. Elle redonne aux peaux sèches souplesse et élasticité.

Des applications régulières de crèmes au carotène ou de produits naturels vitaminés (huile de foie de poisson) peuvent contribuer à ralentir la sénescence de la peau et à maintenir sa vitalité. Jointe à la vitamine C, elle favorise la formation des fibres collagènes, donc la bonne tenue de la peau.

fréquemment, et on conseille un supplément à doses modérées (2 000 U.I./jour), attitude d'ailleurs discutée.

Chez le nouveau-né, comme le lait de vache en contient la moitié ou le tiers en moins que le lait de femme, on donne soit du lait supplémenté, soit de la vitamine A médicament (de 400 à 1 000 U.I./24 heures).

Sa prise est conseillée aussi en cas de stéatorrhée (infiltration graisseuse des tissus) chronique, infections respiratoires, psoriasis, ichtyol et même syndrome prémenstruel, sans que son efficacité soit prouvée dans de tels cas.

On l'a proposée aussi pour améliorer la vision nocturne, même en l'absence de carence. En gérontologie, elle contribuerait à maintenir une peau plus souple et une certaine jeunesse générale.

Par voie externe, on l'utilise pour tous les états de rugosité, de sécheresse, de déshydratation de la peau : elle rend à l'épiderme son lissé (en même temps, cheveux et ongles deviennent moins secs, moins cassants) ; en cas d'eczéma, de troubles de la cicatrisation. Sous forme de vitamine A acide (rétinoïde), contre l'acné (dont elle a transformé l'évolution), le psoriasis ; pour cicatriser les plaies. En collyres, dans les ulcères de la cornée.

Un apport supplémentaire est conseillé par certains auteurs pour les sportifs, en cas d'activités de nuit (rallyes ou courses automobiles, vols de nuit) ou dans l'obscurité (spéléologues). La dose conseillée est alors de 50 000 U.I./jour.

Sa petite histoire

Les Anciens, chez qui l'observation suppléait les connaissances, avaient déjà remarqué l'influence des aliments riches en vitamine A sur la vision et la peau. Dans l'ancienne Égypte, le papyrus d'Eber, un des plus anciens traités de médecine retrouvés (plus de 1 500 ans avant J.-C.), recommande le foie de bœuf et le foie de coq noir contre la cécité crépusculaire et les lésions entraînant une opacité de la cornée.

Les médecins chinois connaissaient aussi de longue date l'effet thérapeutique du foie, dont on a découvert ensuite la richesse en vitamine A. Dans la Bible, l'archange Raphaël suggère au fils de Tobie l'emploi de foie de poisson du Tigre (plus le cœur et le fiel) pour faire disparaître les taies blanches des yeux de son père. Hippocrate recommandait le foie contre

Vitamine A et cancer

En 1980, l'Institut national américain du cancer a chargé le Conseil national de la recherche d'étudier les relations entre alimentation et cancer. On a constaté que, pour certains types de cancer, le mode d'alimentation joue un rôle plus significatif que l'industrialisation. Bien que l'étude soit difficile, certaines observations semblent concluantes. Une grande consommation de graisse est liée à un taux plus élevé de cancers du sein, par exemple.

Un bon état de santé général et un apport adéquat en éléments nutritifs essentiels (vitamines et minéraux) pourrait réduire le risque de développement du cancer et autres maladies. Le rôle protecteur de la vitamine A et des bêta-carotènes semble notamment prouvé. Une étude en continu à Chicago, pendant dix-neuf ans et chez environ deux mille hommes, a montré que les sujets ayant eu un cancer du poumon avaient consommé beaucoup moins de bêta-carotène que les autres. L'absorption de carotte, épinard, potiron, asperge, tomate, brocoli, patate douce, etc., en abondance, semble protectrice. Mais, curieusement, le rétinol des aliments n'a pas le même effet protecteur que ses précurseurs, les bêta-carotènes. Le rôle des fibres alimentaires serait également à considérer.

La même relation a été observée dans une étude portant sur plus de huit mille Norvégiens et environ seize mille Britanniques, et lors de diverses autres études. Cet effet paraît logique, le rôle de la vitamine A dans la croissance du tissu épithélial étant bien connu. Pourquoi ne contrerait-elle pas le développement du cancer ?

Dans une étude portant sur trois cent soixante-quatorze hommes atteints de cancer du larynx et trois cent quatre-vingt et un témoins, on a constaté que ceux qui fumaient et buvaient beaucoup était deux fois plus sensibles au cancer en cas de carence en vitamine A ou en vitamine C. Les patients atteints de cancer de l'œsophage consommaient moins de lait et de légumes verts et jaunes, riches en vitamines A et C (toutefois, en France, le premier pourvoyeur de cancer de l'œsophage est l'alcool !). Une relation entre cancers de l'estomac, du côlon, du rectum, de la prostate, et la faible consommation de vitamine A a également été notée. Les expérimentations animales et les cultures de cellules renforcent ces données.

Sans proposer de régime anti-cancer idéal, le National Research Council trouve sage de :
– limiter la consommation de graisses à 30 % des calories totales ;
– diminuer la consommation des produits conservés par salaison, saumurage et fumage ;
– manger des céréales à forte teneur en fibres plutôt que des glucides raffinés ;
– inclure chaque jour dans le menu des légumes verts et jaunes et des fruits genre agrumes, susceptibles de conférer une certaine protection contre le développement du cancer.

En France, le CNERNA a constitué récemment une commission chargée d'étudier les relations entre vitamines A et C et cancers.

Les rétinoïdes (vitamine A et ses dérivés naturels ou synthétiques) sont actifs in vitro *et* in vivo *durant la période réversible de modification des cellules ; préventifs et même parfois curatifs de certains cancers (peau, tube digestif, vessie, poumon) ; mais, du fait de leur toxicité et de leur sens d'action (la vitamine A pourrait être potentiellement l'une des plus dangereuses, sinon la plus dangereuse, de toutes les vitamines), pas toujours univoques. Pour l'instant, on les considère plutôt comme adjuvants ou compléments que comme agents thérapeutiques radicaux.*

Il y a déjà soixante ans, on avait découvert que les régimes riches en vitamine A (légumes colorés, et notamment carottes), pouvaient faire régresser les altérations précancéreuses du col utérin. Depuis lors, des essais sur l'animal et in vitro *ont montré que les rétinoïdes peuvent contrecarrer l'effet malin induit par virus, produits chimiques ou radiations. Des études comparables ont été effectuées un peu partout dans le monde, et notamment, par le Dr F.L. Meyskens (Arizona).*

Dans le service du Pr Mathé, des fumeurs ont été traités par les rétinoïdes, pour éviter la transformation d'irritations ou de lésions non cancéreuses des bronches en cancer. Quatre cents travaux ont été effectués depuis trente ans aux États-Unis, en Suède, au Japon, etc., sur le rôle préventif de la vitamine A.

En 1963, on a établi en Hollande une corrélation entre la date de naissance et le cancer primitif des bronches sur trois cent trente cas. Il y a eu plus de cancers chez les sujets nés en hiver (l'alimentation de leurs mères comportait peu de légumes, et peu de vitamine A dans le lait). Mêmes observations en 1965 et en 1975 (sur huit mille Norvégiens).

Au Japon, l'opération « Popeye » a été lancée : il s'agit d'une campagne pour que les légumes verts figurent au menu des cantines publiques, écoles, administrations, hôpitaux, pour tenter de diminuer le taux de cancers de l'estomac et du côlon. L'observation de 265 118 Japonais de plus de quarante ans, dans vingt-neuf centres, a montré que la consommation de légumes verts et jaunes diminuait de 10 à 20 % le taux de cancers de l'estomac, et protégeait un peu des effets nocifs du tabac. Pour le moment, on ne connaît pas encore bien le mécanisme d'action anticancéreux. La vitamine A est essentielle à la différenciation des cellules épithéliales et osseuses. Elle est impliquée aussi dans l'expression d'un grand nombre de gènes. Les rétinoïdes s'opposent peut-être à la dédifférenciation des cellules cancéreuses ? Les bêta-carotènes exercent peut-être une action immuno-stimulante, ou anti-oxydante ? La vitamine C possède les mêmes propriétés en moins prononcé.

Mais quelle est la part de l'alimentation ? Si les écologistes ont une hygiène plus saine en général (il y aurait moitié moins de cancers chez les végétariens), le cancer est une maladie plurifactorielle où la génétique s'associe aux éléments extérieurs. Le cancer comprend trois stades : initiation (une cellule saine se transforme en cellule cancéreuse) ; promotion (les cellules cancéreuses se multiplient) ; lutte entre cellules cancéreuses et défenses immunitaires. La vitamine A semble inhiber le deuxième stade. Elle joue un rôle essentiel dans la différenciation normale des tissus épithéliaux, et on estime qu'un déficit alimentaire peut entraîner des lésions de ces tissus.

les troubles visuels. Celsus, médecin romain (25 ans avant J.-C. – 40 ans après), a sans doute été le premier à parler de xérophtalmie.

Ambroise Paré l'utilisait dans un baume pour cicatriser les blessures, et Guy Fajon, dans des onguents pour traiter la fistule de Louis XIV. Vers 1750, en Allemagne, on soignait la cécité à l'aide d'huile de foie de morue.

En 1881, avant même qu'on découvre les vitamines, on avait décelé dans le lait une substance inconnue indispensable à la vie. En 1909, Hopkins et Stepp trouvaient, toujours dans le lait, un facteur de croissance auquel ils donnèrent le nom de vitamine A. En 1913, Mac Collum et Davis l'extrayaient du beurre et du jaune d'œuf. Mais elle n'a été isolée, et sa substance chimique définie, qu'en 1931, par Karrer ; sa synthèse date de 1946-1947 (Isler).

La vitamine D ou cholécalciférol

Bien qu'on dise « la vitamine D » sans préciser, il en existe plusieurs formes, dérivées de corps appelés stérols * :

- la vitamine D_1 est une combinaison de D_2 et d'un stérol inactif, le lumistérol ;
- la vitamine D_2, ou ergocalciférol, la plus employée en thérapeutique, provient de l'activation d'un précurseur végétal, l'ergostérol ou provitamine D_2, par les rayons ultra-violets ;
- la vitamine D_3, ou cholécalciférol provient de l'activation d'un précurseur animal, le 7-déhydro-cholestérol ;
- les vitamines D_4 et D_5 sont des composés de synthèse, peu employés en thérapeutique.

La vitamine D de l'organisme (déhydro-7-cholestérol) est synthétisée au niveau de la peau par la transformation de stérols, sous l'action des rayons ultra-violets du soleil : c'est une vitamine D_3. Cette source d'approvisionnement en vitamine D_3 naturelle est suffisante pour couvrir les besoins de l'adulte, mais dépend étroitement de l'ensoleillement.

* Les stérols sont des substances organiques complexes, très répandues dans les règnes animal et végétal, de grande importance en biochimie. Le principal, le cholestérol, constitue le noyau de beaucoup d'hormones, dites stéroïdes. L'ergostérol dérive de l'ergot de seigle, le cholécalciférol du 7-déhydro-cholestérol par exemple.

Son rôle

Elle agit lors de la croissance osseuse et sur les os, chez l'adulte. D'une façon générale, elle accélère les échanges de calcium.

Elle est nécessaire à l'absorption du calcium (et du phosphore) par l'intestin et régularise, de ce fait, leur métabolisme.

Elle favorise leur fixation au niveau des os et des dents. Elle est donc essentielle au développement, à la minéralisation du squelette durant la croissance, puis au bon entretien des os et de la denture.

On croit généralement, en effet, que calcium et phosphore, une fois intégrés à l'os, y restent fixés définitivement. Il n'en est rien ; il se produit des échanges incessants entre calcium et phosphore des os et ceux de l'organisme et, selon les besoins, les minéraux de l'os peuvent être mobilisés (voir à sels minéraux). En cas de carence importante, d'autre part, le calcium et le phosphore du sang, dont le taux est bas, ne se déposent plus sur les os ; mais la matrice continue d'être élaborée, et fabrique un os mou.

Il faut savoir aussi, comme on le verra plus loin, que son excès est aussi grave que sa déficience.

La vitamine-hormone : dès le début du siècle, on avait constaté que certains aliments, notamment le lait, irradiés aux rayons ultra-violets, contenaient plus de vitamine D. Plus tard, on a prévenu le rachitisme par des régimes riches en graisse, ce qui a fait considérer la vitamine D comme une vitamine. Mais son échec sur les autres maladies osseuses, comme les altérations d'origine rénale, a suscité de nouvelles recherches.

Ses caractéristiques

La vitamine D n'est pas seulement apportée par les aliments. Elle se forme aussi, on l'a vu, dans l'organisme, sous l'influence des rayons ultra-violets du soleil, à partir des stérols de la peau.

Pour la vitamine D alimentaire, son absorption dépend de celle des graisses. Elle est diminuée en cas d'insuffisance du pancréas ou des sécrétions biliaires.

– elle est stockée principalement par le foie ;
– elle est soluble dans l'huile, les graisses, l'alcool ;
– très soluble dans l'éther et le chloroforme ;

– insoluble dans l'eau ;
– sensible à l'oxygène ;
– stable à la chaleur ;
– sensible à la lumière et aux acides.

Sources

La principale est la synthèse cutanée. Les aliments en contiennent très peu, sauf certains poissons de mer (et surtout leur foie, où elle est concentrée), le jaune d'œuf et, aussi, le lait et les produits laitiers pendant l'été, le foie.

Dans certains pays (États-Unis, Grande-Bretagne, pays scandinaves), les aliments lipidiques, comme la margarine et le beurre, sont enrichis en vitamine D. En France, la question de l'enrichissement soulève beaucoup d'opinions contradictoires.

En µg/100 g (0,025 µg = 1 U.I.) de substance comestible ou aliment cru, on trouvera :

Huile de foie de morue	213	Œuf entier (48 g)	50
Anguille fumée	160	Sardine fraîche	36
Saumon frais	160	Hareng frais	29
Sardine en conserve	60	Emmenthal	2,5
		Cacao en poudre	2,5

Pratiquement, 10 g d'huile de foie de morue (pour les amateurs !) en apportent 850 ; 125 g d'anguille ou saumon frais : 200 ; 1 jaune d'œuf : 50 ; 125 g de sardine : 42.

La synthèse au niveau de la peau est de 50 à 1 000 U.I./jour.

Besoins

Ils sont difficiles à évaluer puisqu'on ignore la quantité fabriquée par l'organisme. La photosynthèse par la peau varie selon l'ensoleillement, son intensité, sa profondeur, l'altitude, la pureté de l'atmosphère, la pigmentation de la peau, les coutumes sociales et vestimentaires (il est regrettable, dit le Pr Lestradet, de ne plus habiller les petits garçons en culottes courtes !).

Les besoins sont nuls si l'exposition au soleil est suffisante. Sinon (peu d'ensoleillement, sujet confiné ou temps très couvert), ils sont estimés par le National Rechearch Council, pour un homme adulte de 70 kilos et d'activité moyenne, entre 400 et 800 U.I. par jour, mais sont probablement inférieurs à ce chiffre, soit 0,015 à 0,025 mg (1 mg = 40 000 U.I.).

Mais aucune alimentation ne peut couvrir les besoins d'un nourrisson normal ; et ceux-ci varient selon le poids de naissance, la pigmentation cutanée, les conditions d'habitat, la situation météorologique, la vitesse de croissance, la susceptibilité individuelle. Même si le besoin est minimal, on compte 1 000 U.I./jour. Les équivalences seraient : de 10 à 30 l de lait, de 200 à 400 g de jaune d'œuf, de 1 à 2 kilos de beurre ou 50 g de sardine ou thon (J. Paupe) ! Un supplément est donc indispensable pendant la période de croissance rapide :

Pour un nourrisson bien portant, vivant dans des conditions satisfaisantes, jusqu'à 18 mois : de 800 à 1 200 U.I. S'il est peu exposé au soleil ou prématuré : de 1 000 à 1 500. Si la peau est très pigmentée : de 1 500 à 2 500.

Quand les besoins sont-ils accrus ?

Chez les nouveau-nés, notamment les prématurés ou les jumeaux, les femmes enceintes ou allaitantes, les gens âgés.

Il y a plus de risque de déficit chez les bébés à peau pigmentée quand ils vivent dans des pays peu ensoleillés, ou chez ceux qui vivent confinés dans les grands ensembles en milieu urbains, nés à la fin de l'été ou en automne, et nourris trop longtemps au lait et à la farine.

Les doses sont difficiles à établir individuellement : comme les autres vitamines liposolubles, la vitamine D peut être stockée dans l'organisme, ce qui risque d'entraîner des hypervitaminoses (voir plus loin), et l'enrichissement aveugle des aliments peut être dangereux.

Souffre-t-on souvent de carence ?

Oui. Depuis que l'homme vit à l'intérieur et se couvre d'habits, la production de cette « hormone du soleil » peut être insuffisante.

En pédiatrie, la carence en vitamine D est la plus importante par son nombre. On note parfois aussi des carences chez beaucoup de personnes âgées, de femmes après la ménopause, qui mènent une vie confinée. Il faut donc surveiller, et parfois traiter, le déficit (attention à l'apparition de troubles digestifs ou de confusion mentale).

Il peut y avoir aussi (assez rarement) déficit par carence d'apport alimentaire, par malabsorption intestinale, dans certaines maladies ou résections étendues de l'intestin grêle, ou quand on prend de façon prolongée de la cortisone, du gardénal (enfants ayant eu des convulsions) ; en cas de déficit en magnésium, en calcium et en phosphore, ou d'insuffisance rénale chronique, parce que l'hydroxylation ne se fait pas au niveau du rein.

Quels sont les signes de carence ?

Cliniques : la carence en vitamine D entraîne une décalcification et une fragilité osseuse ; le calcium ne se fixe pas sur les os, qui demeurent cartilagineux ou deviennent mous. D'où deux maladies destructrices : le rachitisme chez l'enfant, l'ostéomalacie chez l'adulte.

Le rachitisme a été, en 1900, un fléau dans les grandes villes industrielles du nord de l'Europe et en Amérique, où les hivers sont longs et le soleil rare. Il pose encore des problèmes aujourd'hui dans certaines villes tropicales où beaucoup

La vitamine D n'est pas une vitamine !

La vitamine D n'est, en réalité, pas une vitamine, substance devant, par définition, se trouver obligatoirement dans l'alimentation. En effet, dans les conditions naturelles avec suffisamment d'ensoleillement, le 7-déhydrocholestérol présent dans l'organisme se transforme, au niveau de la peau, en cholécalciférol ou vitamine D_3. Ce n'est qu'en l'absence de rayons solaires directs que cette substance doit se trouver dans l'alimentation.

Il ne s'agit donc ni d'une vitamine ni, d'autre part, d'une hormone participant au métabolisme calcium/phosphore car elle est inactive, mais d'une pré-hormone qui doit être hydroxylée d'abord dans le foie puis dans le rein pour devenir une véritable hormone (1,25, dihydroxycholécalciférol), au triple rôle : augmenter l'absorption du calcium par l'intestin ; mobiliser le calcium osseux ; augmenter la réabsorption du calcium par les reins.

d'enfants sortent peu. Il représente fréquemment l'avitaminose la plus observée en France dans les hôpitaux.

Le rachitisme est caractérisé par la déformation du squelette : celle du crâne, des côtes, de la colonne vertébrale ; le retard (et les anomalies) des dents et de la fermeture des fontanelles, la faiblesse musculaire ; puis par une déformation des membres inférieurs, typique, quand l'enfant marche. Il existe une tuméfaction des genoux, une prédisposition aux fractures. La poitrine est creuse, le thorax malléable, d'où des difficultés pulmonaires et des infections à ce niveau.

Il existe aussi des formes génétiques de rachitisme chronique par non transformation de la pré-hormone en hormone active.

Il y a rarement déficit d'apport en calcium.

Biologiques : les méthodes de dosage de la vitamine D sont récentes et se pratiquent seulement dans des laboratoires très spécialisés. Mais il existe des tests d'étude indirects et non spécifiques : les taux de calcium ou de phosphore dans le sang et dans les urines donnent, par exemple, des indications assez sensibles, mais très complexes à interpréter.

Quelles sont les antivitamines D ?

Le phénobarbital et autres médicaments anticonvulsivants, la cortisone, diminuent, la concentration de la 1,25 $(OH)_2D$ dans le sang, sans doute en inactivant l'hydroxylation hépatique.

Y a-t-il des risques d'hypervitaminose ?

C'est la seule vitamine, avec la vitamine A, à être stockée dans l'organisme : dans le foie puis les reins, les glandes surrénales, la rate, les poumons, l'intestin grêle, le squelette.

Les accidents de surdosage ont été fréquents jusqu'en 1950 (250 cas dont 11 mortels), surtout par auto-médication sans contrôle, et aussi quand l'effet de la vitamine D était augmenté par une forte exposition aux rayons ultra-violets. Il y a risque d'intoxication quand on prend 1 mg/jour pendant longtemps : on atteint une dose totale de plus de 30 mg en quelques semaines.

Les signes d'alarmes sont les suivants : anorexie puis nausées, vomissements, irritabilité, fatigue physique et psychique, polyurie (mictions fréquentes), polydipsie (soif fréquente), palpitations. Hypercalcification entraînant une ossification précoce, des dépôts de calcium dans les tissus mous et l'augmentation de sa teneur dans le sang (le taux augmente jusqu'à 130-180 mg/l), d'où un excès de calcification du rein, irréversible, qui se traduit par la formation de calculs, une déshydratation aiguë et de l'hypertension artérielle.

A l'arrêt de la prise, les troubles régressent en quelques semaines ; mais il subsiste parfois des séquelles : calcification au niveau des reins, par exemple.

L'hypervitaminose se traite par un régime pauvre en calcium, de la cortisone, une réhydratation.

Dans quels cas les médecins en prescrivent-ils ?

- Rachitisme, à titre curatif ou prophylactique, chez les prématurés, les nourrissons noirs vivant sous des climats tempérés et les enfants cloîtrés, dès les premiers mois de la vie jusqu'à dix-huit mois, puis en hiver jusqu'à cinq ans.
- Rachitisme génétique, résistant à la vitamine D (traité par le 1,25, OH - cholécalciférol).
- Lésions osseuses : ostéomalacie, ostéoporose, de l'insuffisance hépatique.
- Hypoparathyroïdie.
- Insuffisance rénale chronique et les troubles osseux qui la compliquent.
- Malabsorption des graisses.
- Insuffisance en calcium.
- Ostéomalacie des anticonvulsivants.

Et aussi dans des troubles aussi divers que la cirrhose alcoolique ou les ictères prolongés, les douleurs osseuses, les fractures qui consolident mal, la spasmophilie, le manque de magnésium, de phosphore, de calcium, durant la puberté, les trois derniers mois de grossesse. Les Américains ajoutent : les gens qui travaillent la nuit, les personnes âgées, les religieuses, et tous ceux qui portent des vêtements soustrayant leur corps aux rayons solaires !

En pommade, contre les engelures ou les brûlures.

En cas de travail de nuit et d'absence de sortie le jour, il faut prendre de la vitamine D, faire des séances d'ultra-violets en hiver, ou prendre de l'huile de foie de morue ou de flétan, des sardines à l'huile, du foie, des œufs, du beurre. Les Esquimaux qui ont peu de soleil consomment d'importantes quantités de graisses de poisson.

Le renouvellement du stock est très lent. La vitamine D se trouve uniquement dans le tissu adipeux. Une charge massive unique empêche la carence pendant deux à trois mois.

En l'absence de traitement prophylactique, il faut surveiller le traitement par la recherche de signes cliniques et biologiques de surdosage : anorexie, soif intense, nausées, vomissements, diarrhées, etc.

On ne doit jamais en donner aux enfants sans avis médical. Elle est contre-indiquée en cas de lithiase calcique et de troubles avec hyper-calcémie.

Sa petite histoire

Le rachitisme est connu depuis l'antiquité, mais on l'a longtemps confondu avec les autres troubles osseux. Il a été individualisé et décrit au XVIIe siècle par des médecins anglais. A cette époque, les enfants trop petits, chétifs, aux jambes arquées, au dos bossu, étaient si nombreux que les gens les avaient baptisés les Riquets, évoquant ainsi la frêle silhouette de Riquet à la Houppe *. Leur nombre attira l'attention d'un médecin, Glisson, qui se consacra à l'étude de leur infirmité (la première description date de 1645).

A cette époque, les maladies n'étaient pas encore individualisées, et Glisson eut du mérite à préciser le mal qui atteignait ces enfants : leurs os, trop fragiles, se déformaient.

On constata assez rapidement que les Riquets étaient beaucoup plus nombreux parmi les enfants élevés pauvrement que dans les familles aisées, et l'on attribua leurs infirmités à la vie dans des logis sans soleil, à la misère, la mauvaise nourriture, le manque de lait.

Au XIXe siècle, le rachitisme était très fréquent en Europe occidentale et centrale et en Amérique du Nord : plus de 80 % des enfants des classes pauvres en étaient atteints dans les grandes cités industrielles (Glasgow, Londres, New York).

Par une sorte de prescience, des médecins français comme Bretonneau et Trousseau, reconnurent le pouvoir antirachitique de l'huile de foie de morue. Bretonneau en donnait déjà en 1827, et cette prise améliora beaucoup l'état des enfants. On a donc lutté contre le rachitisme sans en connaître le

* Le mot *ricket* s'est transformé pour les médecins en rachitis, puis rachitisme, sans doute parce que la colonne vertébrale, le rachis, est la région la plus fréquemment atteinte.

mécanisme, qu'on a mis plus de deux siècles à comprendre.

Au XIXe siècle, Cheadle découvrit que la cause du rachitisme était alimentaire ; mais c'est seulement en 1890 que Palm a précisé le rôle protecteur de l'huile de foie de morue et, aussi, que l'exposition à la lumière et au soleil guérissait le rachitisme. On ne l'a pas cru tout de suite. On faisait remarquer qu'en Afrique et en Inde, où il a beaucoup de soleil, le rachitisme existe (mais les gens y vivent reclus dans l'humidité et l'obscurité des cases), et que les Esquimaux sont robustes (mais ils consomment de l'huile de foie de poisson). Il a fallu attendre 1919 pour qu'on évoque l'effet curatif des rayons ultra-violets.

A ce moment, les découvertes se précipitent. Mac Collum et Mellanbourg découvrent les vitamines A et D dans l'huile de foie de morue * ; Mellanby (1917), l'influence des matières

* Les poissons, et au premier chef les morues, se nourrissent de végétaux marins flottants, constamment exposés au soleil, le plancton ; ils sont donc riches en vitamine D, et leur foie en constitue un véritable réservoir.

Pour ou contre l'enrichissement du lait en vitamine D ?

En France, les médecins sont divisés quant à l'opportunité d'enrichir le lait en vitamine D. Voici ce qui ressort d'une enquête auprès de 211 généralistes dont 60 % sont favorables.

Pour : *les oublis des parents, leurs arrêts volontaires vers le neuvième mois, quand le nourrisson est considéré comme bien portant. La confusion qu'ils établissent entre jus de fruit et vitamine D. La difficulté d'absorption, la vitamine D étant souvent présentée sous forme alcoolique, malaisée à dissoudre dans le lait. Il en résulterait de fréquentes arcatures des membres inférieurs quand l'enfant commence à se tenir debout.*

Contre : *il est difficile de doser l'apport chez un enfant prenant plus ou moins de lait chaque jour selon son âge, ses goûts, ses humeurs. L'enrichissement du lait et des produits laitiers est en partie responsable, aux États-Unis, de la vague d'obésité, il s'agit donc d'un exemple à ne pas suivre. Enfin, la fréquence du rachitisme aurait beaucoup diminué, et les problèmes orthopédiques rencontrés en clientèle sont bien rarement imputables à la vitamine D.*

Conclusion difficile.

grasses sur l'absorption de la vitamine D. En 1921, Huldschinky traite le rachitisme par les rayons ultra-violets. Hess et Steenbock établissent la présence dans le derme de substances qui, irradiées, sont antirachitiques. Rosenstein identifie celles-ci : l'ergostérol.

La dernière étape est l'isolement de la vitamine D puis la synthèse, par Windaus et Bourdillon, de la vitamine D_2 artificielle, d'origine végétale. Windaus isole, à partir de l'huile de foie de thon, la vitamine D_3 naturelle (1931-1935). Mais le rachitisme, maladie causée par un manque de vitamine D, se guérit depuis 1919, date à laquelle celle-ci a été connue.

A partir de 1967, les travaux de De Luca mettent en évidence des dérivés de plus en plus actifs.

La vitamine E ou tocophérol

Elle groupe plusieurs facteurs ayant chacun des effets bien définis. On a, en fait, isolé sept tocophérols, largement répandus dans les produits naturels d'origine végétale et animale ; mais l'activité vitaminique E dépend essentiellement du taux de l'un d'eux : l'alpha-tocophérol.

Dans l'organisme, on trouve en majeure partie la vitamine E dans le plasma du sang et les globules rouges ; mais c'est dans la membrane qui enveloppe les cellules qu'elle est le plus active.

Absorbée dans l'intestin grêle, elle passe dans la circulation générale où elle est distribuée partout dans l'organisme, et notamment dans le foie (où plusieurs grammes sont mis en réserve), le tissu adipeux, les muscles.

Son rôle

Son rôle exact n'est pas encore totalement précisé.

Elle a longtemps été appelée « vitamine de la fécondité » ou de la reproduction, de la fertilité, car on avait observé qu'elle était indispensable pour la reproduction des rongeurs et des mammifères en-dessous des primates. Chez l'animal, la gestation ne peut être menée à bien sans sa présence.

Chez l'homme, on tend plutôt, aujourd'hui, à mettre l'accent sur son rôle antioxydant et, de ce fait, antivieillissement. Elle représente en effet l'antioxydant liposobluble le plus efficace découvert jusqu'à ce jour, et, probablement, le seul présent dans les sites de l'organisme où l'on trouve des graisses.

Elle fait partie d'un ensemble d'agents antioxydants (notamment avec le sélénium) qui empêche la péroxydation des membranes des cellules. Elle favorise, notamment, la survie des globules rouges en protégeant leur membrane et en augmentant leur résistance aux agents qui les détruisent.

Elle protège aussi d'autres substances présentes dans les cellules : vitamine A, enzymes, hormones, en s'opposant à leur oxydation, et protège les acides gras alimentaires.

Elle empêche la formation des produits toxiques qui résultent de l'oxydation, néfaste pour l'organisme. Celle-ci, en détruisant les acides gras insaturés, la vitamine A et autres substances, laisse en effet des déchets sous forme de pigments bruns qui les altèrent.

C'est cette action protectrice l'a fait baptiser vitamine de longévité et de jeunesse. Elle s'oppose à la sclérose des tissus, notamment ceux qui forment la musculature des vaisseaux et le tissu conjonctif, elle favorise la nutrition des cellules nerveuses et musculaires (le Dr C. Bin l'appelle « vitamine du tonus musculaire »).

Vaso-dilatatrice artérielle, elle régularise la circulation, agit sur la perméabilité des petits vaisseaux capillaires (d'où une influence présumée sur la couperose), améliore l'irrigation du sang. Protectrice des tissus, agent de désintoxication, nécessaire au bon état des tissus musculaires et nerveux, au métabolisme de toutes les cellules, on pense, dans les pays de l'Est, que des doses importantes augmentent la durée de la vie en ralentissant le processus de vieillissement des cellules, en oxygénant les tissus, en améliorant l'état des capillaires. Aux États-Unis aussi, le Pr Pauling affirme que, jointe à une alimentation adéquate, elle prolongerait harmonieusement la vie de vingt ans en moyenne sur le plan physique.

Ses caractéristiques

Huile visqueuse jaune pâle soluble dans l'huile, très résistante, elle est :

- insoluble dans l'eau ;
- soluble dans les solvants organiques, l'éther, le chloroforme, l'acétone, le benzène ;
- stable à la chaleur ;
- stable aux acides et aux alcalins.
- sensible aux oxydants ;

– sensible à la lumière, particulièrement aux rayons ultraviolets ;

Sa sensibilité à la lumière oblige à conserver les huiles en flacons fermés et opaques, à l'abri de la lumière.

Sources

Les sources les plus importantes sont végétales : huile de germe de blé, germe de blé, graines et huiles qui sont issues des graines ou fruits, surtout les huiles de première pression à froid et non raffinées (maïs, tournesol, arachide, palme, soja, noix, olive), les fruits oléagineux et, à un moindre degré, les légumes secs (haricot, fève) et verts (épinard, salade, cresson, chou, carotte), la farine complète.

La concentration est moins importante dans les produits d'origine animale : le foie de bœuf, le jaune d'œuf, les viandes grasses, le muscle de bœuf, le lait frais et les produits laitiers, la graisse de porc, le beurre.

Bien que les tables de composition soient loin d'être concordantes, voici quelques indications moyennes (en mg/100 g) :

Germe de blé	27
Noix	22
Noix de coco	17
Germe de maïs	16
Amande sèche	15
Germe d'orge	14
Huile d'olive	de 8 à 14
Soja	8,5
Persil	6
Haricot blanc sec	4
Petits pois	3,5
Huile de foie de morue	3,2
Cacao en poudre	3,1
Beurre	2,6
Céleri	2,6
Chou de Bruxelles	2,5
Haricot vert	2,5
Foie	1
Banane	0,4
Viande	de 0,3 à 0,7
Lait	0,06

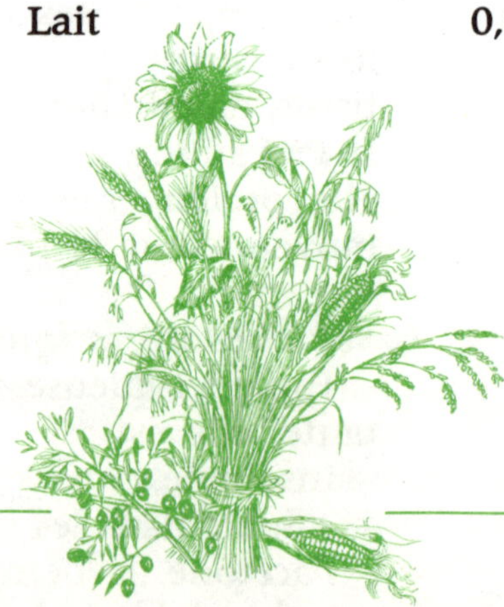

Besoins

Ils sont fonction de la quantité d'acides gras insaturés du régime, et habituellement couverts par une alimentation équilibrée. On admet que l'ingestion de chaque gramme d'acides gras insaturés doit s'accompagner de celle d'au moins 1 mg de vitamine E.

Les apports conseillés sont calculés en Unités Internationales. Une U.I. = 1 mg d'acétate de d-1-alpha-tocophérol. Le CNERNA les estime à :

Nourrisson : 3 à 4 U.I.
Enfant de 1 à 3 ans : 5 à 7
Enfant plus âgé et adulte : 10 à 15
(femme : 12 ; homme, femme enceinte ou allaitante : 15).

Les doses nécessaires pour corriger ou prévenir les carences sont mal connues et dépendent des capacités d'absorption digestive. Chez l'enfant carencé, une injection de 10 mg/kilo tous les quinze jours normalise les taux du sérum sanguin en quatre mois.

Quand les besoins sont-ils accrus ?

Les besoins augmentent quand l'alimentation est très riche en acides gras insaturés, qu'elle protège de l'oxydation.

Souffre-t-on souvent de carence ?

Non. Il n'y a pas de trouble spontané chez l'homme, et la vitamine E se trouve dans suffisamment d'aliments pour qu'il n'y ait pas de carences d'apport. Comme elle s'assimile très facilement, il n'y a guère non plus de carences d'utilisation, sauf en cas de mauvaise digestion ou mauvaise absorption intestinale : absence de sels biliaires, par exemple. Comme les autres vitamines liposolubles, elle est en effet absorbée avec les graisses.

Les carences les plus récemment connues sont celles survenues chez les nouveau-nés et, surtout, les prématurés aux stocks bas, qui boivent peu et sont nourris aux laits enrichis en acides gras insaturés. Elles sont d'autant plus fréquentes qu'à cette époque de la vie, les réserves en vitamine E sont pratiquement inexistantes (il y en a très peu dans le sang du cordon ombilical).

Quels sont les signes de carence ?

Expérimentaux : très divers et variables selon les espèces animales et la composition du régime alimentaire ; les carences apparaissent plus vite quand il y a insuffisance d'apport en sélénium et excès alimentaire en acides gras insaturés.

Tout d'abord, dégénérescence des fibres musculaires chez les animaux domestiques adultes, après une longue période.

Vitamine E et prématurés

*Il est habituel d'ajouter de l'oxygène à l'air que respirent les prématurés, jusqu'à ce que leurs poumons soient en mesure d'assurer le fonctionnement respiratoire. Or, vers 1940, on a observé des lésions oculaires, pouvant aboutir à la cécité *.*

Dès l'âge de cinq semaines, survenaient, dans la vascularisation de la rétine, des changements qui aboutissaient à des lésions irréversibles de la vue vers quatre à cinq mois. Puis on a constaté que ces lésions étaient dues à la pression excessive d'oxygène. On a alors réduit la quantité d'oxygène dans les couveuses ; ce qui a augmenté le risque de lésion pulmonaire ou cérébrale par défaut d'oxygénation !

Pour chaque prématuré ayant conservé une vision intacte, il y eut pendant longtemps seize morts par manque d'oxygène. Aujourd'hui, on recherche le juste milieu.

On a pensé, d'autre part, que la vitamine E, puissant anti-oxydant, pouvait protéger les fragiles vaisseaux de la rétine contre l'effet destructeur de l'oxygène. Avec le développement des méthodes micro-analytiques, on peut déterminer le taux de vitamine E même chez les prématurés, et l'on a vu qu'il était parfois plus bas que chez les enfants nés à terme.

Dès 1949, à Baltimore, on a montré que la prise de vitamine E diminuait l'incidence de la maladie. On en a ensuite donné systématiquement. En 1974 et 1982, on a eu confirmation, en Pennsylvanie et au Canada, qu'en l'administrant en injection, on assurait un taux stable dans le sang. Mais si le taux d'atteintes diminue, toutes ne sont pas évitées. La vitamine E peut réduire leur gravité si elle est donnée dès le premier jour de la vie et si l'apport d'oxygène est très surveillé ; mais elle n'élimine pas complètement les formes bénignes et modérées.

* L'oxygène entraîne la prolifération de petits vaisseaux capillaires qui aboutit à un tissu de type cicatriciel, lequel tend à déborder la rétine et à remplir l'espace derrière le cristallin. On appelle ces lésions fibroplastie rétrocristallinienne.

Présence dans les cellules musculaires de pigments gras, déchets des peroxydes qui se sont formés aux dépens des acides gras insaturés. Lésions nerveuses. Chez la femelle du rat, troubles de la nidation, avortement ; chez le mâle, stérilité définitive. L'évolution est plus rapide chez les animaux jeunes. Chez les rats, à trois ou quatre semaines, apparaissent brutalement des troubles graves avec paralysie et hypothermie (baisse de la température), puis mort.

La vitamine E reste sans effet une fois les signes apparus. Si la carence est moins sévère, les survivants gardent des troubles musculaires importants et des paralysies.

L'évolution semble plus dramatique chez les herbivores (mort soudaine par insuffisance du myocarde) que chez les animaux de laboratoire (où l'on constate parfois des lésions étendues du myocarde sans signes cliniques apparents).

Chez des volontaires, aux États-Unis, elle a entraîné de l'anémie.

Cliniques : chez le nouveau-né et le prématuré, une anémie hypochrome (par manque de fer) ou hémolytique (par destruction des globules rouges) ; sans vitamine E, l'organisme n'est pas capable de faire face au renouvellement des cellules.

La carence provoque aussi une altération des muscles (les cellules musculaires se dégradent aussi vite que les globules

La vitamine E comme additif

La vitamine E étant, comme la vitamine C, un anti-oxydant naturel, est utilisée pour protéger les denrées alimentaires (graisses, huiles, aliments riches en acides gras insaturés). Ces deux vitamines agissent en synergie.

Sont autorisés : l'alpha-tocophérol (E 307) ; le gamma-tocophérol (E 308) ; le delta-tocophérol (E 309) ; des extraits riches en mélange de tocophérols (E 306).

Dans la viande, la vitamine E stabilise la couleur rouge et empêche la formation de pigments bruns, avec moins de danger que les nitrites. Elle inhibe puissamment les nitrosamines, peut-être cancérigènes, développés à partir des nitrites, ajoutés par l'homme (au bacon) ou naturels.

rouges, et les cellules détruites sont remplacées par un tissu scléreux, inutile), du tissu conjonctif et du tissu nerveux, chez l'adulte et, surtout, chez l'être en période de croissance.

Récemment, on a observé des lésions neurologiques, proches de celles constatées chez l'animal, dans des maladies très rares (enfants surtout atteints de malabsorption intestinale chronique et sévère, troubles biliaires, insuffisance du pancréas ou mucoviscidose), stabilisées ou améliorées par la vitamine E. Sans doute dans ces maladies, existe-t-il des subcarences fréquentes sans signes cliniques, avec seulement des signes biologiques.

Dans les vols spatiaux de plus de dix jours, les astronautes ont perdu de 20 à 30 % de globules rouges. Ce n'est qu'à partir du vol d'Apollo 10 qu'on en a compris la raison. Les astronautes respiraient une atmosphère riche en oxygène qui, en l'absence de vitamine E, détruisait par oxydation les acides gras insaturés des cellules sanguines. Depuis, ils prennent de la vitamine E et ne sont plus anémiés.

Biologiques : un taux sanguin inférieur à 0,4 mg/100 ml est signe de carence (taux normal : de 0,7 à 1,6 mg/100 ml).

On pratique aussi le test d'hémolyse qui consiste à vérifier la résistance des globules rouges à des agents oxydants comme l'eau oxygénée, par exemple.

Dans quels cas les médecins en prescrivent-ils ?

On a prétendu, sans connaître exactement son mode d'action sur l'organisme, que la vitamine E pouvait guérir ou prévenir beaucoup de maladies ou d'accidents de santé tels que le diabète, les infections rénales, l'hypertension artérielle, les altérations musculaires, les crises cardiaques, et même qu'elle prolongerait la vie !

Pour le Pr Apfelbaum cependant, comme ses actions pharmacologiques sont multiples et mal définies, et en l'absence d'essais contrôlés démontrant son efficacité, les indications thérapeutiques demeurent hypothétiques. Elle devrait être réservée à la correction et/ou la prévention des carences en cas de cholestase (diminution ou arrêt de la sécrétion de bile), insuffisance du pancréas et malabsorption intestinale chroniques, et la prévention des troubles rétiniens chez les prématurés.

Actuellement, on la prescrit chez le prématuré, pour diminuer la fragilité des globules rouges et leur tendance à l'hémolyse qui peut conduire à l'ictère physiologique. Ses effets sur l'anémie sont moins nets.

Chez l'adulte, ses pseudo-indications sont très variées : les résultats traduisent moins la disparition de symptômes de carence qu'une action pharmacodynamique sur différents tissus. On l'associe souvent à la vitamine A, qu'elle protège contre la destruction des membranes cellulaires.

Elle est bien tolérée et il n'existe pas de signes d'hypervitaminose constatés. Il faut toutefois l'éviter chez les sujets sensibles à l'aspirine ou à la tartrazine.

En résumé, elle est rarement déficitaire, et un supplément ne semble pas utile, sauf, on l'a vu, dans des cas très rares survenant chez les prématurés.

Sa petite histoire

L'avitaminose E fut soupçonnée dès 1920 en constatant l'arrêt de la reproduction chez le rat blanc, habituellement très prolifique, soumis à un régime exclusivement composé de lait écrémé. Chez le mâle, la formation des cellules reproductrices s'arrête, les testicules dégénèrent progressivement. Chez la femelle, la fécondation reste possible, l'ovulation et la fécondation se déroulent normalement, la gestation démarre mais, très vite, l'animal avorte ou le fœtus cesse de se développer et meurt. Cette évolution est régressive au début, par l'addition au régime de germe de blé. On en conclut qu'il existait, dans certains aliments, une vitamine liposoluble antistérilité.

La vitamine E qui tue

Le décès de 38 prématurés au moins, traités par la vitamine E en injections intraveineuses, vient de faire ouvrir une enquête à Atlanta, aux États-Unis, où 40 jeunes enfants traités par la même préparation (E-Férol) ont également été gravement intoxiqués. A la suite de ces accidents, l'E-Férol a d'ailleurs été retiré de la vente (mai 1984).

De 1922 à 1925, Evans, Bishop et Sure établissent que ce facteur, qui favorise la fonction de reproduction, est présent dans les feuilles vertes et les germes de céréales.

En 1936, Evans et Emerson réussissent à extraire de l'huile de germe de froment la substance douée de ces propriétés, qu'ils dénomment vitamine E ou tocophérol (d'après un mot grec signifiant « mettre des enfants au monde »). Karrer en réalisera la synthèse en 1938.

On a démontré ensuite que les animaux carencés développaient surtout des lésions cérébrales, musculaires et hépatiques. Cependant, les résultats étaient souvent contradictoires, et les effets de carence en vitamine E non observés chez l'homme. Beaucoup de tentatives thérapeutiques effectuées pour compenser ces éventuels effets ne furent pas couronnées de succès.

La vitamine K

Il existe plusieurs corps doués de propriétés vitaminiques anti-hémorragiques (K = koagulation), dérivés naturels de la naphtoquinone, indispensables à la synthèse hépatique de la prothrombine du sang, et numérotés de K_1 à K_7 :

– vitamine K_1 naturelle (phytoménadione), qui se trouve surtout dans les plantes supérieures (luzerne) ;
– vitamine K_2, également naturelle (naphtoquinone), qui se trouve surtout dans les bactéries et poissons. (Ces deux vitamines se retrouvent aussi dans les tissus animaux) ;
– vitamine K_3 ou ménadione, créée par synthèse.

La vitamine K est indispensable à la synthèse par le foie de différents facteurs de la coagulation du sang * : facteur II ou prothrombine, facteur VII ou proconvertine, facteur IX ou antihémophile B, facteur X ou facteur Stuart. Elle normalise rapidement le taux du sang en prothrombine, quand celui-ci est abaissé par les troubles des fonctions hépatiques ou digestifs, ou par la prise de certains médicaments.

* La coagulation s'effectue sous l'action conjuguée de 13 facteurs du plasma sanguin et, aussi, des éléments figurés du sang appelés plaquettes ou thrombocytes.

Ses caractéristiques

Vitamine soluble dans l'huile, très résistante, elle est :
- insoluble dans l'eau ;
- soluble dans l'éther, le chloroforme, le benzène ;
- sensible aux oxydants ;
- stable à la chaleur ;
- sensible à la lumière.

Sources

On la trouve partout, notamment dans les feuilles vertes ; elle est très répandue dans le règne végétal, et existe aussi dans tous les tissus animaux, la viande : dans de nombreux végétaux frais (épinard, laitue, cresson, chou vert, pois, tomate, carotte, feuille de châtaignier, pousses d'avoine, etc.), dans les graines comestibles (orge), l'huile de soja, le foie de porc, etc. Peu dans les fruits, hormis les fraises ; peu dans la viande rouge, le jambon, la charcuterie. Voici quelques teneurs, exprimées en mg/100 g :

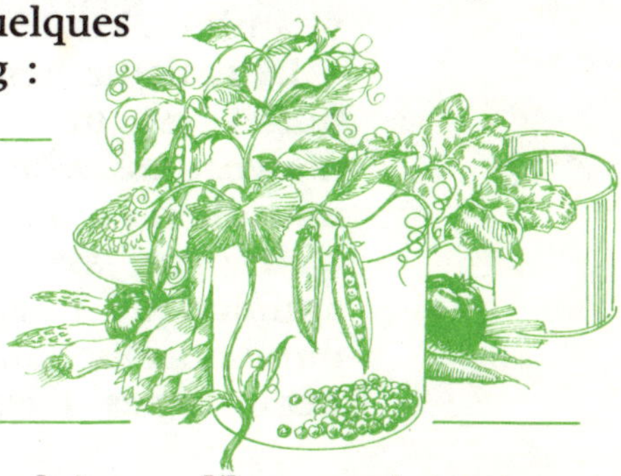

Farine de poisson	15
Foie de porc	de 0,3 à 0,8
Epinards, chou, chou-fleur	de 0,3 à 0,8
Lait, œuf de	0,2 à 0,3

Mais l'apport extérieur est secondaire car l'homme (nouveau-né excepté) la synthétise dans l'intestin (sous l'influence de fermentations bactériennes), d'où elle passe dans la circulation générale.

Besoins

Ils varient en fonction de la synthèse intestinale, difficile à mesurer. Les estimations diffèrent beaucoup selon les auteurs, et varient entre 0,1 et 4 mg/jour. Ces besoins, minimes, sont facilement couverts par une alimentation équilibrée.

Souffre-t-on souvent de carence ?

La vitamine K figurant abondamment dans l'alimentation, il n'existe pratiquement pas de carence spontanée par défaut d'apport (l'avitaminose n'est totale que chez les oiseaux, dont l'intestin est court). Mais, comme elle exige une sécrétion normale de bile pour être absorbée, il peut y avoir carence d'absorption quand cette sécrétion est insuffisante : en cas d'affections biliaires (ictère par rétention, fistule biliaire) ou quand le transit intestinal est perturbé (diarrhée chronique, certaines colites ou entéro-colites chroniques, polypes, sprue, et encore en cas de résection étendue de l'iléon).

On peut souffrir de carences d'utilisation quand les fonctions hépatiques sont insuffisantes : insuffisance hépatique, cirrhose, hépatite virale, obstruction des voies biliaires, calculs, etc. ; en cas de défaut de synthèse par carence microbienne : quand on prend de façon prolongée des antibiotiques ou des sulfamides qui détruisent la flore ; s'il y a destruction par la prise de substances antagonistes (anti-vitamines K) au niveau du foie : prise de médicaments anticoagulants (coumarine et dérivés, indamédione), intoxication par la mort-aux-rats à base d'anti-vitamine K.

La maladie hémorragique du nouveau-né (hypoprothrombinurie) est une conséquence de l'immaturité du foie du nouveau-né et de l'insuffisance transitoire en vitamine K. Cette maladie n'est qu'une accentuation anormale de la physiologie, en rapport avec un déséquilibre de la flore, un traitement antibiotique, une alimentation lactée maternelle. Elle survient du deuxième au cinquième jour et se manifeste par des hémorragies digestives, ombilicales, etc.

Quels sont les signes de carence ?

Expérimentaux : comme on ne peut pas créer de carence d'apport, on en provoque en créant une fistule biliaire chez le rat, ou en nourrissant le bétail avec du trèfle avarié (la « maladie du mélilot gâté » a amené la découverte des dérivés de l'hydroxycoumarine et de leur pouvoir anticoagulant : action antivitamine K).

Cliniques : les carences entraînent un allongement du temps de coagulation en diminuant la prothrombine du sang ; les signes d'hypovitaminose sont donc des signes hémorragiques :

– chez le nouveau-né, tendance aux saignements et aux hémorragies internes : méninges, tube digestif, etc. Chez l'adulte, dans les cas sévères : hémorragies spontanées ou déclenchées par des traumatismes, même minimes, une intervention chirurgicale (hémorragies buccales, digestives, hématuries – présence de sang dans les urines –, ecchymoses, hématomes des gaines des muscles grands droits ou de l'intestin). L'hypovitaminose est grave si elle provoque des hémorragies au niveau du cerveau ou des méninges. Dans les cas moins graves : abaissement du taux de prothrombine, fragilité capillaire, avec apparition de pointillés hémorragiques dits pétéchies.

Dans quels cas les médecins en prescrivent-ils ?

Dans le traitement d'urgence des hémorragies, chez les malades qui prennent des anticoagulants.

Pour la prévention et le traitement des hémorragies par déficit constitutionnel ou acquis d'un ou plusieurs facteurs de la coagulation : hypoprothrombinémies du nouveau-né (bien qu'elle ne semble pas suffisante et qu'on ait plutôt recours aux transfusions).

Avant une intervention chirurgicale portant sur le foie, les voies biliaires ou l'intestin, ou avant un accouchement.

En cas de surdosage par antivitamines K, quand on prend certains médicaments : antibiotiques, dérivés de l'isoniazide, P.A.S. (antituberculeux), salicylate de soude, aspirine, phénylbutazone (anti-inflammatoire).

Dans les maladies du foie et de la vésicule biliaire entraînant une carence en vitamine K : ictères par rétention, certaines hépatites graves, dégénérescence graisseuse du foie, précirrhose et cirrhose, etc.

Il ne faut pas en prendre de fortes doses sans avis médical car elle peut être toxique. L'hypervitaminose se manifeste par de l'anémie.

A bas les quintes !

Des médecins espagnols auraient découvert, de façon empirique, que des injections intramusculaires de vitamine K, effectuées matin et soir, calmeraient les quintes de toux de la coqueluche. A confirmer...

Sa petite histoire

La vitamine K est la vitamine la plus récemment découverte. Elle a d'abord été suspectée en 1929 par deux Danois, Dam et Schöneyder, étudiant le cholestérol chez des poulets soumis à un régime carencé en graisse provoquant le scorbut. Ils observèrent que les manifestations hémorragiques des animaux dans divers organes, provoquant parfois la mort, subsistaient, même si on leur faisait absorber du jus de citron, antiscorbutique.

Poursuivant leurs recherches, ils établirent, en 1936-1937, que la tendance hémorragique semblait due à la diminution du pouvoir de coagulation du sang par manque de prothrombine, et que les hémorragies provenaient d'une alimentation excluant un facteur anti-hémorragique.

Différentes substances d'origine animale ou végétale, indispensables à la coagulation, furent ensuite isolées, et Dam leur donna le nom de Koagulation-Vitamine ou vitamine K.

Il s'agit donc, comme souvent, d'une découverte fortuite. D'abord extraite des feuilles de luzerne et de la chair de poisson, la vitamine K est aujourd'hui synthétisée.

Plus importantes peut-être que la vitamine K sont les antivitamines K, employées comme anticoagulants dans la prévention des maladies thrombo-emboliques, et que chaque médecin prescrit au moins une fois par jour !

Les acides gras essentiels, anciennement appelés vitamine F

Ce sont des acides gras insaturés dits essentiels ou indispensables, dont l'organisme ne peut faire la synthèse * : l'acide linoléique (di-insaturé), les acides alpha et gamma-linoléniques (tri-insaturés) et l'acide arachidonique. Ces acides ne peuvent pas non plus être synthétisés en laboratoire. Seuls les végétaux en réalisent la synthèse (les plantes, les levures et les algues vertes transforment par exemple l'acide oléique en acide poly-insaturé).

* Les acides gras, molécules constitutives des graisses, peuvent être saturés (incapables de fixer d'autres corps) ou insaturés, capables d'en fixer soit un seul soit plusieurs (dits alors mono ou poly-insaturés).

Leur rôle

Les acides gras essentiels (A.G.E.) interviennent dans l'édification des cellules nerveuses et du tissu nerveux pendant la vie intra-utérine et après la naissance.

Ils sont nécessaires à la nutrition de la peau, à la régénération des tissus blessés.

Ils interviennent dans le mécanisme complexe de la coagulation du sang par leurs dérivés, les prostaglandines.

Ils contribuent à faire baisser le taux du cholestérol dans le sang.

Précurseurs des prostaglandines, ils constituent une étape indispensable dans leur synthèse.

Parmi les acides gras insaturés qu'on a réunis sous le nom de vitamine F, *l'acide linoléique* est le seul à jouer tous ces rôles, et considéré comme le seul vital. Il est indispensable à la croissance du nouveau-né : il participe à la construction et au fonctionnement des membranes des cellules du cerveau et de l'ensemble de l'appareil nerveux. Comme le cerveau se construit pendant les premiers mois de la vie, une carence au cours de cette période est pratiquement irréversible.

Il est indispensable aussi au bon fonctionnement du foie (il intervient dans les processus de phosphorylation), à l'activité des enzymes pour métaboliser les neuro-médiateurs, aux fonctions sexuelles et reproductrices. Son rôle dans la nutrition des adultes, moins connu, bénéficie d'un préjugé favorable. Mais la connaissance des troubles de son métabolisme commence à peine.

L'acide arachidonique existe en très faible quantité dans les graisses usuelles. Il joue sans doute un rôle fort important. L'organisme peut le fabriquer à partir de l'acide linoléique, s'il dispose de vitamine B_6 en quantité suffisante.

Ses caractéristiques

La vitamine F est très instable, et d'autant plus que les acides gras insaturés sont plus nombreux et plus fortement insaturés (donc capables de fixer plusieurs molécules d'oxygène, ce qui les oxyde) ; elle est :
- très sensible à l'oxygène de l'air ;
- à la chaleur ;
- à la lumière.

Les acides gras insaturés se conservent mal : ils s'oxydent, rancissent, prennent un mauvais goût et, en chauffant, peuvent devenir toxiques.

Sources

Toutes les graisses végétales (huiles surtout) et animales (à un moindre degré puisque seuls les végétaux peuvent les synthétiser) : beurre, suif, lard, etc. Les graisses phosphorées des protéines animales (viande) contiennent l'acide arachidonique. Les margarines en sont plus pauvres que les huiles dont elles sont issues car il s'agit de mélanges d'huiles non hydrogénées et hydrogénées (c'est-à-dire dont les acides gras ont été saturés par de l'hydrogène pour améliorer leur conservation) ; mais certaines en sont encore assez riches. Voici quelques teneurs en acide linoléique, exprimées en g/100 g :

Huiles		Graisses	
de noix	de 69 à 78	de volaille	18
de tournesol	de 55 à 65	de porc, saindoux	de 8 à 9
de pépins de raisin	environ 60	du jaune d'œuf	9
de soja	de 50 à 60	du lait de femme, de jument	8
de maïs	de 45 à 50	de mouton	5
d'arachide	de 20 à 29	du lait de vache, de chèvre	4
de colza	de 12 à 16	Beurre	de 3 à 5
de palme	10	Margarine	variable
d'olive	7		

Pour fournir 5 g/jour d'acides gras essentiels, il faut 454 g de beurre ou 100 g de margarine de qualité courante, 72 g de saindoux, 31 g d'huile d'olive, 18 g d'huile d'arachide...

Besoins

Les besoins journaliers sont mal connus ; les chiffres sont difficiles à préciser car les troubles de carences sont exceptionnels chez l'adulte et rares chez l'enfant (l'espèce est-elle résistante aux carences, ou les apports suffisants quel que soit le type de nourriture ?) ; en outre, une alimentation totalement dépourvue de graisse n'existe pas.

Les estimations varient entre 3 à 3,5 g d'acide linoléique pour un régime de 3 000 calories (soit 1 % des calories totales) jusqu'à... 15 g, sans preuve expérimentale dans aucun cas. Chez le sportif, selon le Dr Creff, le pourcentage de 1 % pourrait passer de 8 à 10 %.

Quel est le meilleur taux ? De très hautes doses (plus du tiers de la ration en lipides, comme cela est courant dans nos pays : 42 % en moyenne) ne sont peut-être pas inoffensives. En tout cas, deux cuillerées à soupe d'huile (20 g) assurent déjà les besoins quotidiens moyens (5 g) ; et, à ces graisses d'addition, s'ajoutent les graisses de constitution, souvent invisibles, des aliments.

Quand les besoins sont-ils accrus ?

Les besoins en acide linoléique sont accrus chez l'enfant, l'adolescent, les femmes enceintes et allaitantes.

Souffre-t-on souvent de carence ?

On a vu qu'elles étaient exceptionnelles. Il n'en a été observé qu'en cas d'alimentation par perfusion ou sonde, sans graisse, de longue durée, ou d'alimentation prolongée et exclusive du nouveau-né et du nourrisson au lait de vache.

Vitamine E et vitamine F

Quand, dans un corps gras, une huile par exemple, il se trouve des acides gras insaturés et, en même temps, un anti-oxygène, ceux-ci sont protégés, du moins en partie. Ainsi, la vitamine E retarde l'oxydation et améliore la conservation des huiles. Sa présence est d'autant plus nécessaire que les corps gras sont plus riches en acides gras insaturés.

Un équilibre est donc nécessaire entre l'apport de vitamine E et celui d'acides gras insaturés. Il est très satisfaisant dans l'huile d'olive et les huiles de germes de céréales (blé, maïs, etc.).

Quels sont les signes de carence ?

Les troubles les plus fréquents sont cutanés : eczéma, furonculose, etc., et peuvent aboutir à une dermatose grave. Il peut y avoir aussi des troubles de la perméabilité capillaire, de la coagulation et de la reproduction et, chez l'enfant, des troubles de la croissance.

Dans quels cas les médecins en prescrivent-ils ?

Les maladies de peau : pellagre, engelures, etc. Naguère, on soignait empiriquement, avec un certain succès, les nouveau-nés atteints d'eczéma en leur donnant du lard (bien qu'il ne s'agisse pas d'un des aliments les plus riches en A.G.E.). Les A.G.E. sont également utilisés comme préventifs de l'athérosclérose.

On en trouve aussi en pommade, pour traiter l'eczéma, les plaies atones, la furonculose.

Leur petite histoire

En 1922, on a mis en évidence chez le rat l'action curative de certains acides gras insaturés sur la dégénérescence du foie (provoquée par une carence totale en corps gras). Puis on a isolé, dans les graisses alimentaires, un groupe d'acides gras dont l'organisme ne peut effectuer la synthèse et dont l'absence entraîne, chez l'animal, des troubles divers. On leur a donné le nom de vitamine F. Cette appellation est contestée par tous les nutritionnistes classiques.

Les prostaglandines

Ces substances, présentes dans divers tissus de l'organisme à doses infimes, et douées d'activités physiologiques très différentes au niveau de l'utérus, du muscle cardiaque et autres, modulent l'action de plusieurs hormones et agissent sur les métabolismes, notamment celui des graisses. Le taux de certaines d'entre elles diminue dans les carences en A.G.E.

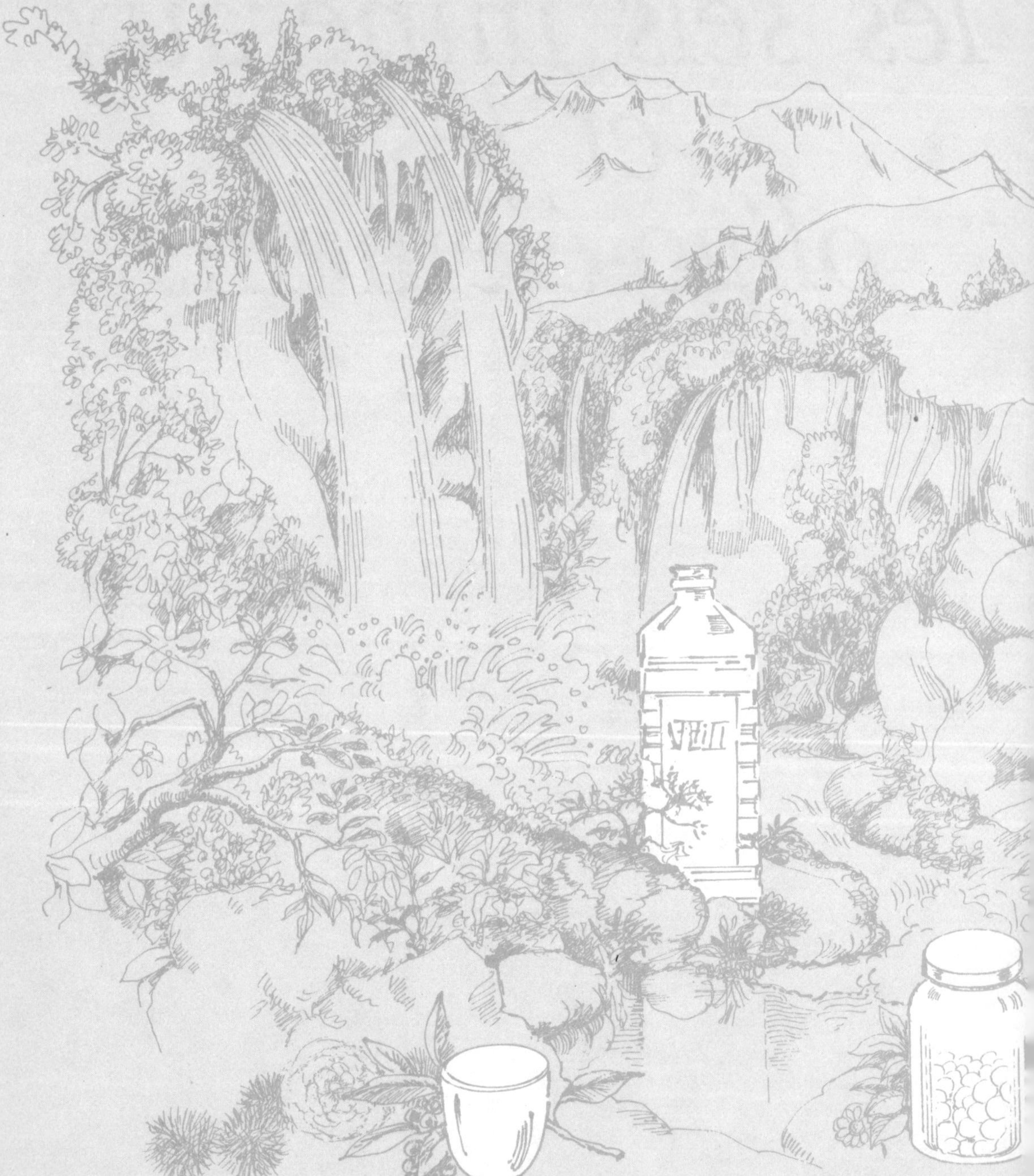

les sels minéraux et les oligo-éléments

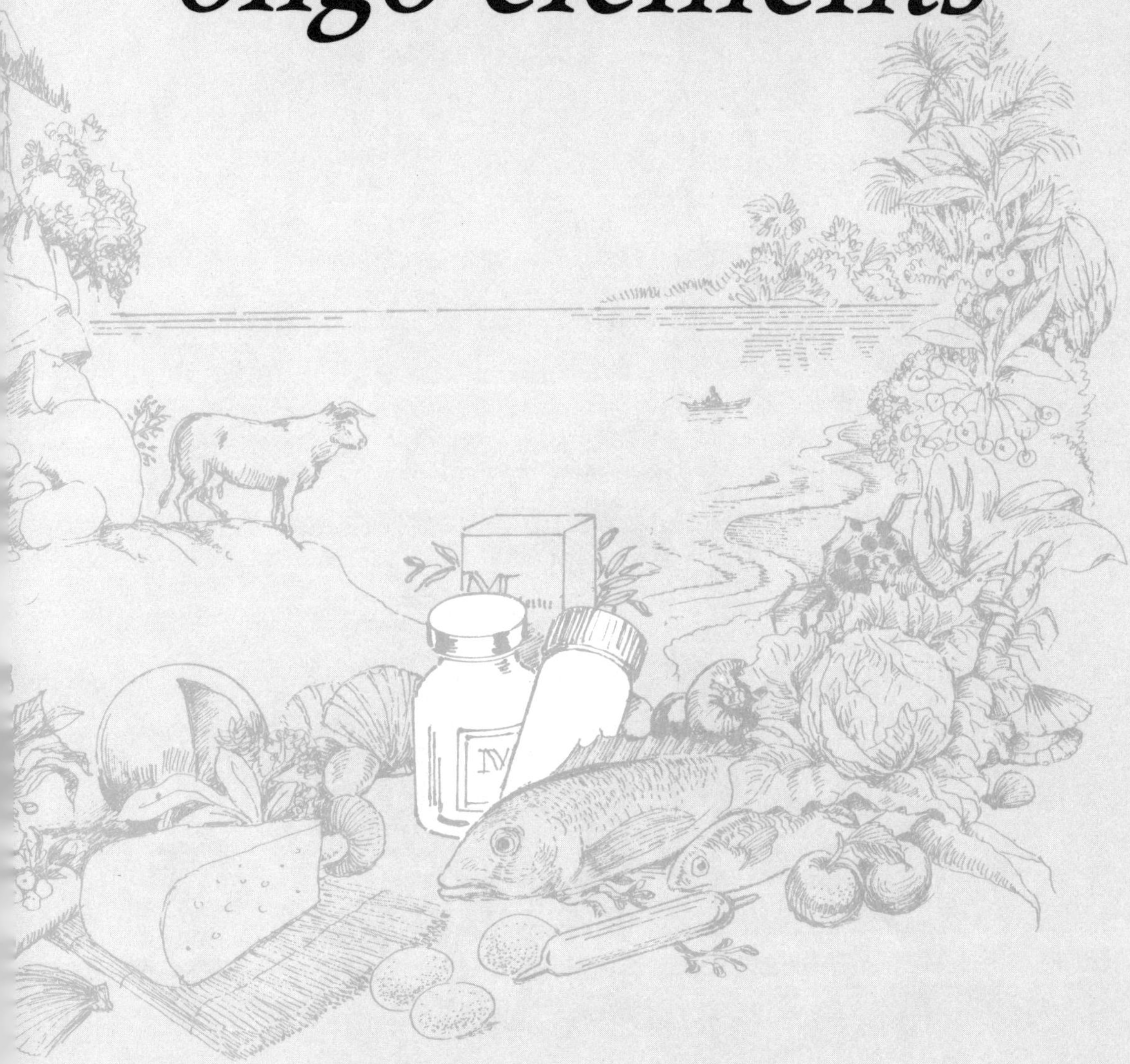

rôle et besoins

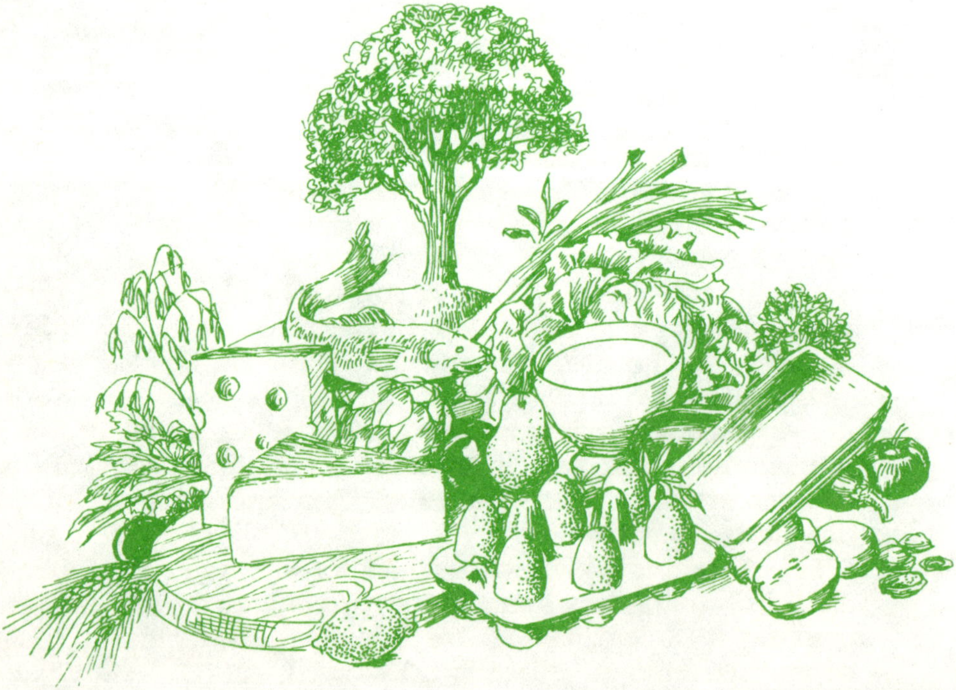

Une expérience vient d'être effectuée sur des plants de soja. On a fait germer des graines sur du papier-filtre humecté d'eau pure. Puis on a nourri la plante avec une « sauce » équilibrée en azote, en phosphore et en minéraux. Mais les feuilles jaunirent, de l'urée s'y accumula, que la plante ne pouvait plus détruire, faute d'une enzyme faite de deux atomes de nickel « enfouis dans un lourd édredon de protéines » (la proportion : 105 kilos de protéines pour 117 g de nickel)...

C'est le manque de sélénium dans l'eau, et aussi de cuivre et de cobalt, qui rendait anémiques les vaches de la région des Everglades, en Floride. Malgré un environnement favorable, bonne herbe, espace, sel, elles semblaient avoir perdu tout appétit. L'analyse de l'eau révéla cette carence, et un ajout de sélénium (2 à 4 mg), de cuivre (128 mg) et de cobalt (8 mg) les remit en forme !

Or, ce qui s'est révélé indispensable pour les plantes et pour les animaux l'est également pour les hommes. L'organisme ne peut fonctionner sans un apport minime (quelques milligrammes ou microgrammes), mais régulier, de silicium, vanadium, chrome, manganèse, fer, cobalt, nickel, cuivre, zinc, arsenic, sélénium, molybdène, iode et autres.

Qu'est-ce qu'un sel minéral et un oligo-élément ?

L'homme ne peut pas vivre s'il n'a pas à sa disposition une vingtaine de minéraux

Sels minéraux et oligo-éléments sont des métaux et des métalloïdes dont la présence et l'intervention sont indispensables à l'activité normale des cellules, aux processus vitaux. Ils jouent un rôle majeur, voire vital, dans l'organisme, car ils sont impliqués dans l'élaboration de certains tissus, ou dans la synthèse des hormones ou, surtout, dans nombre de systèmes enzymatiques.

L'organisme est incapable de les synthétiser, et il doit les prendre dans son milieu environnant. Comme les vitamines, ils exercent à la fois des actions communes et, pour chacun, une action particulière.

Les médecins préfèrent désigner les minéraux sous le terme d'électrolytes ou ions (composé chimique qui, fondu ou dissous, peut subir l'électrolyse), selon leur charge électrique. La santé dépend en effet de l'équilibre ionique.

Parmi les minéraux, dont les quantités dans l'organisme sont très variables, on appelle macro-éléments ceux qui figurent dans l'organisme en quantité importante, oligo-éléments ceux qui figurent en quantité faible, voire infinitésimale. Mais la différence entre les uns et les autres n'est que quantitative.

Sont considérés comme macro-éléments et désignés sous le terme de sel minéral (g/70 kg de poids) :

Le calcium	1 050
Le phosphore	700
Le potassium	140
Le soufre	175
Le sodium	105
Le chlore	105
Le magnésium	35

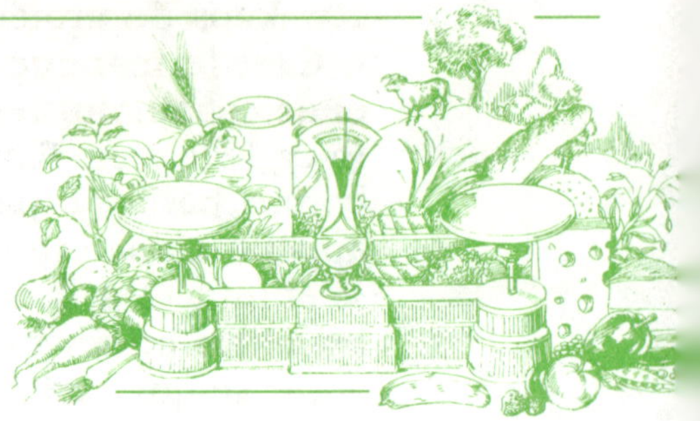

Le fer (5 g) est classé tantôt parmi les macro, tantôt parmi les oligo-éléments.

Les oligo-éléments représentent, en poids, environ 2/1 000e de l'organisme.

A quoi servent-ils ?

Les minéraux peuvent jouer un rôle constructif, plastique, c'est-à-dire entrer dans la constitution des tissus ; c'est le cas, par exemple, du soufre, du magnésium. Ainsi, ils font partie intégrante du squelette, auquel ils donnent sa consistance (calcium et phosphore), du sang (le fer est un constituant de son pigment respiratoire, l'hémoglobine), et sont les constituants essentiels de nombreuses cellules. Ils président donc à la construction de l'édifice corporel.

Ils peuvent jouer un rôle actif, et servir de protecteurs, de régulateurs, de catalyseurs.

Ils régularisent les fonctions de l'organisme, sont des facteurs d'équilibre entre les différents liquides des milieux intérieurs. Ils régularisent, notamment, les mouvements de l'eau et le volume du sang, qui ne demeurent constants qu'en cas d'équilibre entre la quantité de sodium et celle de potassium (un excès de sodium fait retenir l'eau, un déficit entraîne fatigue et déshydratation).

Ils participent à l'élaboration de nombreuses enzymes :

comme constituants (cofacteurs), en y étant directement incorporés ; comme activateurs ou comme catalyseurs (ils accroissent ainsi les réactions d'auto-défense de l'organisme).

Ils participent à l'élaboration et à la synthèse de certaines hormones : le zinc dans celles de l'insuline, l'iode dans celles des hormones thyroïdiennes, par exemple.

Ils régularisent l'excitabilité neuro-musculaire, tels le magnésium, qui l'accroît, et le calcium, qui la diminue.

Ils règlent la perméabilité des membranes des cellules et des parois capillaires.

Comment a-t-on découvert les oligo-éléments ?

Les premiers travaux signalant l'existence de très faibles quantités de certains minéraux dans les plantes et chez les animaux datent d'environ deux cents ans. En 1774, Shule constate l'existence de manganèse dans les cendres végétales. Vauquelin en trouve dans les cheveux et les os environ trente ans plus tard. Le médecin allemand Schussler (1821-1898) a reconnu le rôle joué par les sels minéraux dans le fonctionnement de l'organisme et publié, en 1873, un *Abrégé de thérapeutique biochimique* où il dit : « Les tissus sont malades parce que les cellules qui les constituent ne contiennent plus en proportions voulues les substances organiques qui entrent dans leur composition. » Ces idées ont été reprises en 1888 par deux médecins américains, Boericke et Dewey.

Liebig, en 1845, et Moles, en 1866, avaient auparavant montré la place des minéraux dans la constitution et le développement des cellules de l'organisme animal et végétal. Mais il ne s'agissait que de travaux isolés, restés sans conséquences pratiques.

A la fin du XIXe siècle, on considérait encore que l'organisme des humains et des mammifères était composé seulement de treize éléments indispensables, dont on comprenait à peu près les nécessités biochimiques : oxygène, hydrogène, azote, carbone, calcium, potassium, sodium, magnésium, soufre, chlore, phosphore, silicium et fer. Ils représentent 99,98 % de notre substance. Reste une toute petite place pour une trentaine d'éléments comme le manganèse, l'aluminium, le zinc, le cobalt, etc., qui ne participent pas à la structure même des organes et tissus, et figurent à si faibles doses qu'ils étaient considérés alors comme des impuretés.

Ce sont des chercheurs français, et surtout Gabriel Bertrand, qui ont découvert la nécessité des oligo-éléments en traces infinitésimales pour la croissance et la reproduction des organismes vivants. Une des premières expériences de Gabriel Bertrand a démontré, par exemple, qu'une petite algue, l'*Aspergillus niger*, ne peut se développer sans la présence de manganèse à la concentration d'un millionième de g/litre. Cette découverte a bouleversé les connaissances biochimiques sur les plantes, les animaux et les humains, et les travaux se sont intensifiés, dès le début du XXe siècle.

Après les expériences sur les plantes, Gabriel Bertrand en a fait d'analogues chez les souris. Puis il a pu prouver que tous les oligo-éléments étaient les constituants d'enzymes ou intervenaient dans leur synthèse, leur absence pouvant compromettre la santé ou même rendre la vie impossible. En 1897, il découvre le rôle du manganèse dans une enzyme découverte par lui trois ans plus tôt. Puis il met en évidence, en agriculture et en médecine vétérinaire, leur importance et les conséquences néfastes de leur carence : les pommes ne poussent pas sur les terrains qui manquent de bore, les animaux carencés en cuivre tombent malades, etc.

Il faut attendre encore des dizaines d'années pour passer aux applications thérapeutiques, à la suite des travaux du Dr Ménétrier. Celui-ci a confirmé que toute carence entraîne perturbations ou maladies, et montré que l'administration d'oligo-éléments à petites doses améliore nombre de troubles fonctionnels, comprenant que, administrés sous forme physico-chimique adéquate, ils permettent, en rééquilibrant les échanges, d'améliorer le fonctionnement de l'organisme.

On sait maintenant qu'ils participent à la plupart des processus enzymatiques, à la mise en route des mécanismes subtils qui contribuent à accélérer les réactions vitales, à maintenir la balance biologique (anabolisme ou construction, catabolisme ou destruction), et à modifier éventuellement les anomalies de terrain.

C'est depuis 1932, à la suite du Dr Ménétrier, qu'on s'intéresse aux « terrains » et à la « réceptivité aux maladies », aux rapports de celles-ci avec les échanges organiques, et notamment l'équilibre acide-base, donc aux rôles des oligo-éléments pour modifier ces échanges et, ainsi, l'état de santé. Ces hypothèses ont été vérifiées expérimentalement, cliniquement et biologiquement.

L'oligothérapie

Ainsi est née l'oligothérapie, c'est-à-dire l'emploi des oligo-éléments à des fins thérapeutiques.

D'abord empiriques, les observations sur l'emploi thérapeutique des oligo-éléments ont été suivies d'études systématiques. Des chercheurs ont étudié les troubles par carence ou excès dans le sang. Dans nos régions, ces troubles sont rares, et dus à des conditions particulières d'existence : régime artificiel, alimentation par sonde ou perfusion de longue durée, etc.

Les oligo-éléments s'utilisent donc, non pour suppléer à des déficits – sauf exception – mais comme catalyseurs *, pour rééquilibrer et accélérer les échanges organiques. On utilise beaucoup aussi les oligo-éléments en médecine vétérinaire.

Comment emploie-t-on les oligo-éléments ?

De deux façons :

– Comme traitement de fond, pour modifier les terrains ou « diathèses », stimuler l'auto-défense, aider l'organisme à se guérir lui-même, et à surmonter ses dérèglements.

* Un catalyseur accélère les processus chimiques sans y participer directement.

Histoire d'eaux

En réalité, l'oligothérapie est une des plus anciennes formes thérapeutiques qui existent, puisque les eaux thermales tirent leur efficacité des minéraux et oligo-éléments qu'elles contiennent.

La thalassothérapie et le plasma de Quinton doivent leur efficacité à la richesse de l'eau de mer en oligo-éléments. Avant l'ère des antibiotiques, le plasma de Quinton, dilution d'eau de mer naturelle, était largement utilisé dans les maladies infectieuses infantiles, et pour traiter les nourrissons dénutris.

Ce rôle est joué par les oligo-éléments dits majeurs ou principaux, correspondant aux quatre diathèses, les quatre pathologies auxquelles Ménétrier a donné ce nom et qui se définissent comme des « états réversibles où dominent de petits symptômes, susceptibles de disparaître avant l'apparition de désordres organiques irréversibles si une thérapeutique appropriée est conduite à temps », selon le Dr C. Marcowith.

Ils sont alors associés en un seul médicament : cuivre-or-argent, manganèse-cuivre, zinc-nickel-cobalt, etc. On utilise ainsi, par exemple, le manganèse-cobalt + le soufre ou l'iode, dans la diathèse dite neuro-arthritique, caractérisée par le vieillissement prématuré de l'organisme, des troubles neuro-végétatifs et veineux, une fatigue matinale, des troubles de la mémoire.

- Isolément, soit pour un état particulier du malade, soit pour leur action spécifique propre. Ce rôle est joué par les oligo-éléments dits complémentaires ou secondaires, qui ont un tropisme plus particulier, dirigé vers une fonction ou un organe spécifique.

Certains médecins emploient ainsi, par exemple, l'aluminium comme régulateur du sommeil ou pour les retards de développement de l'enfant.

L'oligothérapie est jeune, et n'est pas encore admise par tous, ni dans ses principes ni dans ses applications. Beaucoup de recherches sont en cours, à son propos, avec des résultats parfois contradictoires. L'Organisation mondiale de la santé s'intéresse, par exemple, aux relations des oligo-éléments avec les risques cardio-vasculaires.

Ne confondez pas oligothérapie et homéopathie

Cette assimilation erronée est courante. Or, l'oligothérapie emploie des doses faibles (environ 0,02 g/100 ml) mais encore mesurables, alors qu'une dilution homéopathique est de 0,000001 g/100 ml ; et surtout, l'oligothérapie ne s'appuie pas sur les deux lois fondamentales de l'homéopathie : celle de similitude et celle de l'infinitésimalité des doses.

Actuellement toutefois, l'emploi de beaucoup d'oligo-éléments, seuls ou en association, est bien défini. Les travaux précisant leurs indications thérapeutiques datent de 1940 à 1950, d'autres se poursuivent pour affiner ces indications et trouver celles des oligo-éléments actuellement à l'étude.

Une alimentation équilibrée et variée apporte-t-elle suffisamment de sels minéraux ?

La plupart des sels minéraux et oligo-éléments sont, en théorie, largement fournis par l'alimentation habituelle qui les apporte tous. Mais l'alimentation moyenne des Français, basée sur la viande et le pain, peut induire un déséquilibre relatif s'il n'y a pas un apport suffisant de légumes verts et de produits laitiers.

Quelles sont les conditions alimentaires susceptibles d'entraîner des carences ?

Une alimentation trop raffinée : farine trop blutée, sel de table appauvri en oligo-éléments, aliments industrialisés... ou une alimentation trop restrictive, par exemple. Également certains régimes prescrits pour des pathologies déterminées.

Comment savoir si l'alimentation apporte suffisamment de sels minéraux ?

C'est difficile car les apports dépendent de divers facteurs extérieurs : méthode de culture, sélection des variétés végétales, conditions climatiques, nature du sol, concentration dans l'eau de boisson.

Les besoins augmentent-ils dans certaines conditions physiologiques ou certaines circonstances ?

Oui. Pendant la croissance, la grossesse et l'allaitement, par exemple, ils sont augmentés en calcium et en fer. Après un effort sportif, ils sont augmentés en sodium et en potassium (perdus par la transpiration) qui doivent être apportés dans les vingt-quatre heures qui suivent. La contraception orale augmente les besoins en magnésium.

Souffre-t-on souvent de carence ?

Les carences absolues sont rares. Les carences relatives, un peu plus fréquentes : par exemple en calcium, fer, iode, fluor, cuivre, cobalt, etc.

Naguère, l'alimentation provenait de terrains variés, et on manquait rarement de sels minéraux. On avait seulement remarqué de façon empirique, au XIXe siècle, la corrélation entre la pauvreté du sol en iode, dans certaines régions montagneuses, et la fréquence du goitre, comme celle de l'arriération mentale des enfants, l'iode étant essentiel pour le fonctionnement de la glande thyroïde.

Aujourd'hui, du fait des cultures intensives, les aliments poussent trop vite, sans avoir le temps d'assimiler ce qu'ils puisent dans le sol. Et les terres cultivées sont tellement traitées par les produits chimiques que ceux-ci peuvent bloquer les oligo-éléments dans leurs molécules. Il y a donc parfois carence d'apport, malgré une alimentation normale en qualité et en quantité.

Deux carences fréquentes chez les personnes âgées

– En fer : en dehors des cas pathologiques, elle apparaît quand le régime est monotone, sans viande, œufs, légumes verts (carence d'apport) et, souvent, en cas de gastrite atrophique avec sécrétion insuffisante d'acide chlorhydrique (carence d'absorption).

– En calcium : difficile à dépister, car il faut la différencier de l'appauvrissement osseux en calcium, cette carence survient normalement avec l'âge. En outre, même si l'on augmente la ration, la densité osseuse n'est pas augmentée sur les radiographies. Il existe aussi de larges variations d'un individu à l'autre, et selon le sexe et l'activité physique.

De toute façon, en cas d'insuffisance d'apport, un supplément de 100 mg/jour, soit 0,6 l de lait ou 60 g de fromage, ou 1 l d'eau minérale riche en calcium, peut être conseillé sans inconvénients.

Comment savoir qu'on souffre de carence ?

Uniquement par l'étude des symptômes cliniques que provoquent les carences, car les dosages sont très difficiles. Il faudrait les faire dans les cellules même des organes, ce qui est actuellement impossible.

Un excès peut-il être préjudiciable à l'organisme ?

Oui. Tout le monde sait que l'excès de sodium est mauvais pour les artères ; un excès de calcium entraîne certaines pathologies, la formation de calculs (voir p. 239) ; l'excès de fluor peut provoquer des altérations des dents. Et quelques oligo-éléments sont toxiques à trop fortes doses : l'arsenic par exemple (propriété que certains ont parfois mise à profit...), de même que le bore, le cadmium, le chrome, le cobalt, etc.

Comment sont calculés les apports conseillés en sels minéraux ?

Ils sont difficiles à évaluer, et ils varient d'ailleurs largement d'un auteur à l'autre. On les a toutefois estimés pour les macro-éléments et pour le fer, le zinc, l'iode.

Comment orienter son alimentation de façon à consommer suffisamment de sels minéraux ?

On peut le faire dans le sens d'un meilleur équilibre entre les différents aliments, en consommant régulièrement des légumes, en recherchant au maximum ceux qui sont le plus minéralisés et, plus ponctuellement, en choisissant tel ou tel aliment, en cas de déficit particulier. Mais il ne faut pas, dans la vie quotidienne, s'obnubiler sur de fastidieux calculs.

Les sels minéraux de l'eau « du robinet » sont-ils assimilables ?

Quand on voit, par exemple, la dureté de certaines eaux et les dépôts calcaires qu'elles provoquent sur les ustensiles ménagers et les conduites d'eau, on se demande pourquoi nos artères ne sont pas encrassées comme les tuyaux de nos cuisines.

C'est qu'effectivement, les sels minéraux de l'eau sont assimilables, la preuve en est apportée par les eaux artificiellement fluorées qui donnent d'excellents résultats dans la prévention des caries dentaires, mais aussi des accidents (exceptionnels).

L'eau douce (ou adoucie) est-elle mauvaise pour le cœur et les artères ?

Calcium : un certain nombre d'enquêtes et observations effectuées depuis 1957 ont trouvé une corrélation négative entre la dureté * de l'eau et les maladies cardio-vasculaires, sans qu'on comprenne bien pourquoi.

Tout a commencé en 1957, au Japon, où la mortalité par maladies cardio-vasculaires est de quatre à huit fois plus élevée qu'aux États-Unis ou en Grande-Bretagne. Un médecin, Kobayashi, après avoir fait analyser pendant quinze ans les caractères physico-chimiques de l'eau prélevée dans six cents rivières japonaises, a publié ses résultats : le nombre de morts par hémorragie cérébrale était beaucoup moins important dans les régions où l'eau était acide. Le rôle du carbonate de calcium était soupçonné aussi, mais, l'eau des rivières japonaises n'étant pas dure, l'expérience ne pouvait se poursuivre.

En 1960, un médecin américain, Schroeder, intéressé par ces constatations, étudie l'eau dans un certain nombre d'États et de villes des États-Unis, et établit une corrélation négative entre les morts de toutes causes, l'ensemble des maladies cardio-vasculaires, les maladies coronariennes, les accidents vasculaires cérébraux, et la dureté des eaux.

A partir de cette date, les travaux se multiplient, surtout dans les pays anglo-saxons, établissant une corrélation inverse entre teneur en calcium de l'eau de boisson et maladies cardio-vasculaires. Toutefois, aucun ne montre une relation de cause à effet. Mais le calcium de l'eau est-il assimilable ?

Son absorption intestinale a été beaucoup moins étudiée. Des travaux de Desgrez et Thomas, Dauncey, Widdowson puis Langford, semblent démontrer qu'il ne doit pas être absorbé puisque, malgré de grandes différences de concentration, la calciurie (élimination urinaire du calcium) ne varie pas.

* Teneur excessive en calcium et en magnésium (degré hydrotimétrique supérieur à 30).

Fluorez, fluorez, il en restera toujours quelque chose !

Les Drs P. Chambourlier, M. Teissier, C. Domange, J. Amarger et G. Vacher, rapportent le cas d'une patiente, Mme M.R., 52 ans, hospitalisée en ORL à l'hôpital de Hyères. A cette occasion, des radios systématiques sont effectuées et montrent une condensation osseuse diffuse de la colonne vertébrale et du bassin.

L'interrogatoire de la malade apprend qu'en 1968, après ablation de l'estomac pour un ulcère duodénal, elle s'est mise à boire chaque jour 3 litres d'eau de Vichy Saint-Yorre, eau riche en fluor (9 mg/l). On effectue alors des dosages urinaires qui montrent l'existence d'une intoxication fluorée chronique, à l'origine de ses troubles osseux.

Cette observation fait voir les dangers d'une thérapeutique apparemment anodine... mais suggère l'idée de l'utiliser comme traitement de l'ostéoporose !

Qui dit que les sels minéraux de l'eau ne sont pas absorbables ?

Pas les dialysés (40 000 en Europe, de 60 à 80 nouveaux par million d'habitants chaque année en France) chez lesquels, trois fois par semaine, le passage de 200 litres d'eau est nécessaire pour l'hémodialyse ! Or, l'eau dure (calcium et magnésium en concentration trop importante) a entraîné, chez certains d'entre eux, maux de tête, hypertension artérielle, vomissements, yeux rouges en cours de séance et, après un certain temps, des dépôts calciques douloureux au niveau des parties molles. L'intoxication chronique au magnésium entraîne, elle, une sensation de brûlure généralisée de la peau et des troubles au niveau de l'encéphale.

Le Dr Buisson, du service d'hémodialyse de Saint-Maurice, signale aussi des cas d'intoxication par les métaux de l'eau : le plomb (saturnisme), le cuivre (une anémie hémolytique) et l'aluminium : l'humeur devient « revêche », des troubles musculaires et articulaires surviennent ; ces troubles vont parfois jusqu'au délire et à la désorientation, quand l'aluminium s'accumule dans la substance grise nerveuse. C'est la preuve, a contrario, que les minéraux de l'eau sont bien assimilables !

A partir de 1969, des travaux contradictoires apparaissent aussi, notamment, en 1980, ceux de Hammer. La première critique est théorique : l'apport par l'eau de calcium et de magnésium est quasi nul comparé à l'apport alimentaire ; un régime normal apporte chaque jour 1 g de calcium et de 250 à 600 mg de magnésium. Or, l'eau apporte au mieux de 100 à 300 mg de calcium et 50 mg de magnésium, pour les eaux les plus dures (ce qui représente, quand même, de 10 à 30 %). La seconde, on l'a vu, serait que le calcium de l'eau n'est pas assimilable, thèse défendue, notamment, par le Dr J. Cottet. Affaire à suivre...

Magnésium : une étude épidémiologique du Pr H. Karppanen (Helsinki) a montré que la fréquence des décès subits par troubles du rythme cardiaque, en Finlande, est presque deux fois plus élevée à l'est qu'au sud du pays. Or, l'eau de l'Est a une faible teneur en magnésium ! L'apport alimentaire de ce minéral se serait effondré depuis 70 ans, et couvrirait à peine 30 % des besoins.

L'eau potable peut-elle constituer un apport intéressant en minéraux ?

... dans la mesure où elle est absorbable, comme on l'a vu page précédente ? Cela dépend des régions. Ainsi, l'eau de Paris, très calcaire, peut contribuer à fournir le calcium quotidien.

Attention ! Pas d'adoucisseurs d'eau si vous êtes au régime désodé !

En effet, l'adoucissement consiste à faire passer l'eau sur des résines qui échangent ses ions calcium et magnésium contre des ions sodium, donc la rendent plus « salée ».

Si l'eau douce (naturelle dans certaines régions, ou adoucie) est plus agréable pour la toilette, le lavage du linge, et retarde l'entartrage des canalisations, son usage semble pour certains, on l'a vu, prédisposer à l'hypertension artérielle puis à l'athérome, à l'insuffisance coronarienne et, peut-être, aux calculs rénaux.

Qu'est-ce que l'eau potable ?

Normes de qualités physico-chimiques
de l'eau potable
Teneurs maximales par litre *

Température	15 °C
Coloration	20 unités platino-cobalt
Turbidité	15 gouttes
Titre hydrotimétrique	30° H
Minéralisation totale	2 grammes
Résistivité	3 à 5 000 ohms
Azote ammoniacal	0,06 milligrammes
Azote nitreux	0,10
Azote nitrique (N)	10
ou nitrates (NO^3)	44
Chlorures (Cl)	250
Sulfates (SO^4)	250
Magnésium (Mg)	125
Fer (Fe)	0,2
Manganèse (Mn)	0,1
Zinc (Zn)	5,0
Cuivre (Cu)	1,0
Plomb (Pb)	0,1
Fluorures (F)	1,0
Sélénium (Se)	0,05
Arsenic (As)	0,05
Chlore libre	0,10 pour les eaux traitées
Chrome hexavalent, cyanures, composés phénoliques	au-dessous du seuil analytique

* Selon l'arrêté du 10 août 1961.

La fontaine où coule du fer

Beaucoup de Parisiens savent qu'ils peuvent se ravitailler en eau pure à la fontaine Lamartine, située square Lamartine, dans le XVIe arrondissement.

Cette eau n'est ni calcaire ni chlorée, d'où son absence de goût – et son succès. Puisée à 586 m de profondeur et à une température de 28 °C, jaillie le 24 septembre 1861, elle provient d'une nappe qui s'étend sous toute l'Ile-de-France. En 1936, on en a accru le débit par un système à air comprimé.

Mais si l'on en connaît la pureté, on ignore qu'elle est extrêmement ferrugineuse, car elle effectue, avant son émergence, un long trajet dans un tuyau de fer. Avis aux anémiques !

Quels sont les critères chimiques de potabilité selon l'OMS

Les concentrations limites provisoires sont :

1) En substances chimiques toxiques :
Arsenic : 0,05 mg/l
Cadmium : 0,01 mg/l
Cyanures : 0,05 mg/l
Mercure total : 0,001 mg/l
Plomb : 0,1 mg/l
Sélénium : 0,01 mg/l.

2) En substances chimiques susceptibles de constituer un risque pour la santé :
Fluorures : moins de 1,2 mg/l
Nitrates (en NO_3) : moins de 45 mg/l.

3) Substances ou propriétés chimiques influant sur l'acceptabilité de l'eau * :

	Admissible	**Souhaitable**
Dureté totale	500 mg/l CO_3Ca (ou 10 mEq/l)	100 mg/l CO_3Ca (ou 2 mEq/l)
Chlorures	600 mg/l	200 mg/l
Calcium	200 mg/l	75 mg/l
Cuivre	1,5 mg/l	0,05 mg/l
Fer	1 mg/l	0,1 mg/l
Magnésium	150 mg/l	30 mg/l
Manganèse	0,5 mg/l	0,05 mg/l
Sulfates (en SO_4)	400 mg/l	200 mg/l
Zinc	15 mg/l	5 mg/l

* Nous ne citons ici que les substances minérales.

Les eaux minérales doivent-elles être considérées comme des médicaments ?

Absolument, et l'on a tort d'en user comme de simples boissons de table. Voyons ce qu'est une « eau minérale ». La définition officielle (décret du 12 janvier 1922) indique qu'il s'agit d'« une eau douée de propriétés thérapeutiques provenant d'une source dont l'exploitation a été autorisée par décision ministérielle ».

Les eaux minérales sont donc destinées au traitement d'affections précises, et leur action thérapeutique ne convient pas à tout le monde. Ne buvez pas n'importe laquelle à longueur d'année.

A la rigueur, on peut boire des eaux peu minéralisées, qui servent surtout aux cures de diurèse car ce sont des eaux qui *emportent* des sels minéraux. Mais les eaux très minéralisées qui, elles, en *apportent,* ont des indications déterminées, et il existe de grandes différences de l'une à l'autre. Par exemple : Volvic : 110 mg sels minéraux/l ; Vichy Saint-Yorre : 4.500 !

Ainsi, les eaux riches en bicarbonate de soude, très salées et alcalines, ne doivent être bues qu'occasionnellement et en dehors des repas, supprimées si l'on est au régime désodé. Autre erreur : boire de l'eau de Vichy (ou analogue) à table, « pour digérer », car elle neutralise, « tamponne » l'acidité des sucs digestifs de l'estomac, donc ralentit et « alourdit » la digestion...

Les eaux riches en sulfate de calcium peuvent, théoriquement, favoriser la formation de calculs calciques. Les eaux fluorées peuvent, en cas d'usage excessif, provoquer une intoxication fluorée (voir p. 277), etc.

Quelques exemples de minéralisation des eaux commercialisées (en mg/l)

	Bicarbonates CO^3H	Chlorures	Sulfates SO^4	Calcium ++	Magnésium ++	Sodium	Potassium	Fluor
Contrexéville	347,7	11,1	1 130,8	451	66	8	8	0,4
Evian-Cachat	357	traces	31,9	78	24	5	1	0,1
Perrier	347,7	30,9	51,4	140,2	3,5	14	1	0,1
Vichy-Célestins	3 385	254	141	96	10	1 329	7,5	5,9
Vichy-St-Yorre	4 282	280	182	113	12	1 679	130	5,4
Vittel-Gde-Source	402	6,2	306	202	36	3	5,8	0,3
Vittel-Hépar	369,4	11,6	1 672,4	591,1	134,4	21,7	4,2	0,4
Volvic	64	7,5	6,7	9,4	5,5	8	5,4	0,2

Ne faites pas attendre l'eau du robinet !

Attention ! *Quand l'eau est appauvrie de ses défenses naturelles, comme l'eau du robinet traitée au chlore, dont la flore pathogène a été détruite, les germes se multiplient plus facilement. Aussi, ne faut-il jamais consommer l'eau du robinet plus d'une heure ou deux après qu'elle a été tirée.*

Suffit-il de boire telle ou telle eau minérale pour pallier un éventuel déficit ?

Parfois. Ainsi l'eau de Badoit, fluorée au taux optimal, peut, bue en quantité suffisante, contribuer à la minéralisation des dents (malheureusement, elle est en outre très sodée...).

Les eaux minérales embouteillées apportent-elles les mêmes minéraux que bues à la source ?

L'eau embouteillée conserve sans altération sa composition chimique, donc ses minéraux. La seule différence entre eau prise à la source et eau embouteillée concerne les eaux qui sont légèrement radioactives au griffon ; elles peuvent – en bouteille – perdre cette petite radioactivité, qui les rend plus actives à l'émergence.

Perd-on beaucoup de sels minéraux par la transpiration ?

Certains travailleurs de force, certains sportifs durant les compétitions, peuvent perdre plusieurs litres de sueur, surtout par temps chaud (de même que les sujets travaillant en atmosphère chaude confinée). Dans les zones désertiques chaudes, on perd jusqu'à 12 litres/24 heures.

Mais la sueur est hypotonique par rapport au plasma sanguin ; c'est-à-dire que l'on perd proportionnellement moins

Les eaux les plus minéralisées ne sont pas « potables » !

En effet, elles ne correspondent pas à la définition légale de l'eau potable. Alors que la concentration en sels minéraux ne doit pas être supérieure à 2 000 mg/l, elles dépassent ce taux, parfois jusqu'à plus de 5 000 (Contrexéville, Vichy, Vittel Hépar, Apollinaris). Certaines dépassent le taux maximal de phosphates, fixé à 250 mg/l (Contrexéville, Vittel Grande Source et Hépar), d'autres celui de chlorures, également fixé à 250 mg/l (les deux sources principales de Vichy) ; d'autres enfin, celui de fluor, fixé à 1 mg/l (les deux Vichy, Vals Favorite, Badoit qui atteint 1,3 mg/l...)

de sels minéraux que l'on perd d'eau. Aussi, le liquide extra-cellulaire se concentre-t-il en sels, ce qui explique les « crampes de chaleur » (nausées, vomissements, maux de tête) des coureurs qui ont beaucoup transpiré, par exemple, et dont l'organisme contient, malgré les pertes, trop de sels minéraux.

Comment compenser les pertes en sels minéraux lors de transpirations excessives ?

Il ne faut pas prendre de sel pendant un effort, mais seulement de l'eau moins minéralisée que les liquides organiques (et contenant, théoriquement, le même pourcentage de sels que la sueur éliminée : de 2,5 à 3,5 g/l !).

Après l'effort, en revanche, il faut remplacer les sels minéraux, sinon leur concentration baisse dans les liquides extra-cellulaires, d'où crampes, fatigue, etc.

La majeure partie des sels éliminés est du chlorure de sodium, et il suffit d'ajouter un peu de sel de table à son alimentation normale, de boire une eau minérale sodée, un bouillon de légumes ou de viande, pour récupérer son chlorure de sodium. Pour le reste, un grand verre de jus de tomate ou d'orange, ou une banane, compensent les pertes en potassium.

Les tablettes de sel ne sont utiles que si les pertes de sueur excèdent 5 % du poids corporel – ce qui est difficile à mesurer ! Dans ce cas, il ne faut pas oublier de boire en même temps (1 litre par gramme de sel) ; sinon, on concentre davantage encore ses liquides organiques.

De toute façon, une partie au moins des sels minéraux perdus l'aurait été par l'urine. Le rein excrète chaque jour, au repos, de 3 à 4 g de sodium, de 4 à 5 g de potassium, de 2 à 3 g de chlore ; ces quantités diminuent quand on a transpiré, le rein compensant en partie la perte.

La préparation ménagère fait-elle perdre beaucoup de sels minéraux ?

D'une façon générale, les minéraux étant solubles dans l'eau, suivent la destinée des vitamines hydrosolubles. Reportez-vous donc p. 67 pour voir les précautions à observer pour en préserver un maximum.

Vitamines et sels minéraux : notez que...

Certaines réponses concernent à la fois les vitamines et les sels minéraux ; en vous reportant à la première partie de ce livre vous trouverez :

les macro-éléments

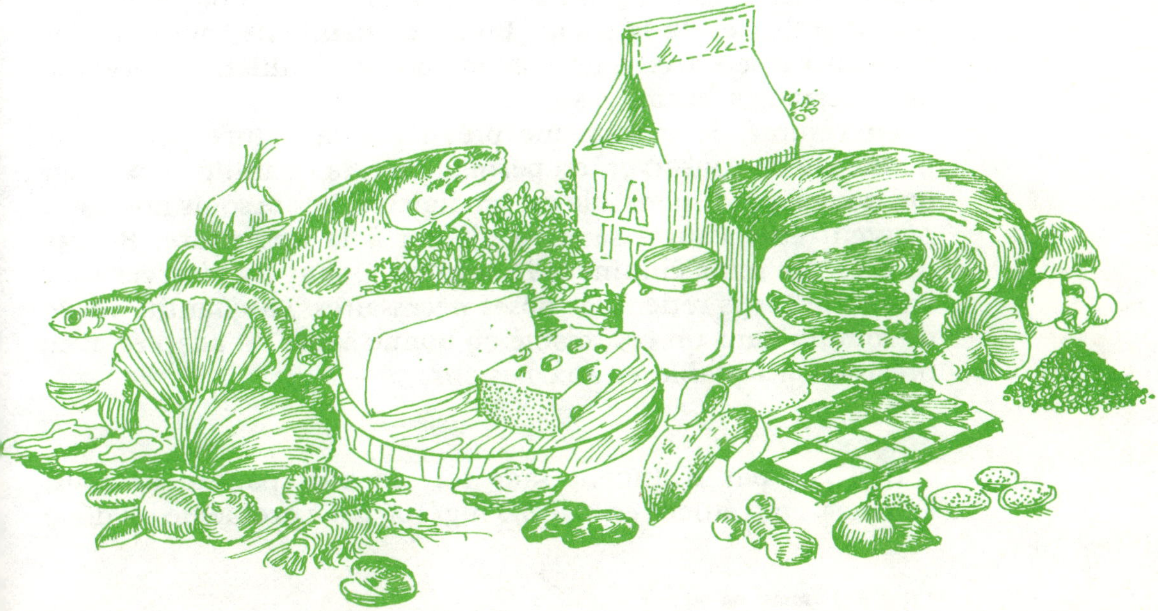

Le sodium

L'organisme en contient 100 g, soit 4 400 mmol* : 70 % sous forme échangeable, ionisé, dans les liquides circulants et les liquides interstitiels ; 30 % pas ou peu échangeable (celui qui constitue le tissu osseux, par exemple). Son taux dans le plasma sanguin et les liquides interstitiels est d'environ 3,30 g/l. A l'intérieur des cellules, il est infime : moins de 0,4 g/l.

Le sodium ne cesse pas d'entrer dans les cellules et d'en sortir par un phénomène actif, la « pompe à sodium ».

Son rôle

Principal cation de l'organisme, il joue un rôle majeur, associé à l'ion chlore ou à l'ion bicarbonate (donc sous forme de chlorure et de bicarbonate) pour le contrôle, la régulation, la répartition de l'eau, en maintenant la pression osmotique du liquide extra-cellulaire et l'équilibre acide-base. Il évite ainsi toute perte excessive de liquide de l'organisme.

Outre ce rôle primordial, joué avec le potassium, dans l'équilibre de l'organisme en eau et en électrolytes (assuré par leurs échanges constants de part et d'autre de la cellule), le sodium joue un rôle dans la conduction de l'influx nerveux, rendant possibles les contractions musculaires. Il est nécessaire aux glandes sécrétoires du corps, à la production de salive, des sucs digestifs et de la sueur. Enfin, il maintient l'aptitude des vaisseaux à se rétrécir, en réaction à une stimulation nerveuse ou à certaines hormones.

En résumé, le mécanisme prévu par la nature pour nous permettre de conserver, en permanence, la quantité de sodium qui nous est indispensable est prodigieux. Nos besoins normaux peuvent être assurés sans en ajouter à la nourriture. En cas d'excès, les reins éliminent le surplus. Quant les réserves sont basses, le corps retient les doses nécessaires. La quantité totale de sodium dans un organisme en bonne santé est adaptée avec précision à la taille et aux besoins.

Sources

Il n'y a pas d'aliment sans sel ; le plus pauvre de tous, l'ananas, en contient encore 0,3 mg/100 g. Le problème est donc

* (1 g = 43 mmol ou mEq)

plutôt de rechercher ceux qui en contiennent peu que ceux qui en contiennent beaucoup. Il faut distinguer :

– Les aliments qui en contiennent à l'état naturel (en mg/100 g) :

Abats	de 70 à 330	Poissons	de 70 à 100
Crustacés, coquillages, mollusques	de 70 à 300	Viandes	de 40 à 90
		Lait	50
		Fromages frais	40
Œufs	de 120 à 130	Légumes frais	de 5 à 15

Les fruits sont les aliments qui en fournissent le moins (quelques mg/100 g). La plupart des légumes en fournissent peu aussi. Toutefois, le céleri-rave, le céleri en branches, les épinards, le pissenlit, le cresson, le navet, la carotte, qui en contiennent 50 mg/100 g, ou plus, sont déconseillés dans les régimes strictement désodés. Fruits et légumes sont, en revanche, très riches en potassium.

– Les aliments ayant subi un salage

Aujourd'hui, une part de plus en plus importante du sodium alimentaire provient des aliments industriels (en mg pour 100 g) :

Jambon fumé	2 100	Conserves de légumes	de 250 à 400
Lard	de 1 400 à 1 600	Biscottes	de 250 à 400
Eau de Vichy	de 1 540 à 1 728	Margarine	de 250 à 300
Camembert	de 1 000 à 1 200	Pain d'épices	200
Biscuits salés	de 1 000 à 1 200	Beurre	200
Beurre salé	870		
Charcuterie : saucisse, saucisson, pâté, etc.	de 800 à 1 200		
Sardine à l'huile	760		
Choucroute	de 650 à 800		
Brie, roquefort, gruyère	de 500 à 1 000		
Pain blanc	500		

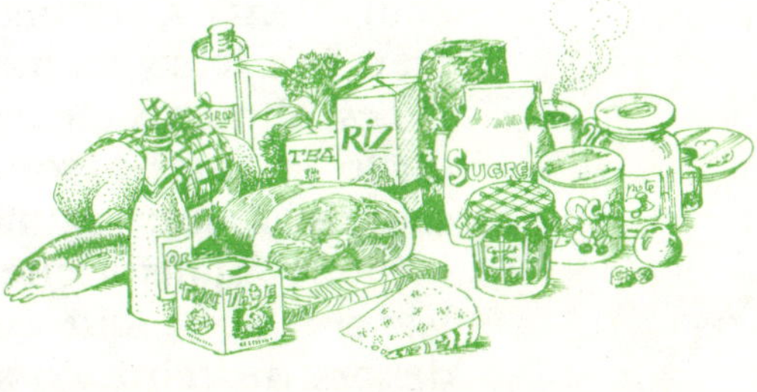

Ajoutons que les eaux minérales peuvent être, aussi, riches en sodium !

La teneur en sodium varie considérablement, selon les critères choisis, dans les aliments préparés industriellement (conserves, charcuterie, produits de panification, fromages, etc.) et, pour les végétaux, selon le climat, les conditions de culture, le degré de maturité et la durée du stockage.

Parmi les aliments salés, tout le monde sait que le jambon fumé, la charcuterie, les olives, les fromages fermentés, les sauces industrielles (ketchup, sauce tomate), les extraits de végétaux et de viande pour bouillons et potages, les moutardes et cornichons, etc., contiennent beaucoup de sel.

En revanche, on ne pense pas *au sel invisible,* dont on ne perçoit pas le goût, celui contenu dans certains mets sucrés : gâteaux secs, pâtisserie, certaines confitures industrielles, et même les marrons glacés !

- *au sel des eaux minérales* et de certaines boissons : Vichy Saint-Yorre (1 540 mg de sodium/l), Vals-Badoit (180), Schweppes (250), jus de fruits du commerce (de 50 à 100) ;
- *au sel de certaines médications :* comprimés effervescents, certains antibiotiques ;
- *à celui de la levure chimique ;*
- *à celui des eaux du robinet adoucies,* traitées par des silico-aluminates de sodium qui augmentent considérablement leur teneur (jusqu'à 200 mg de sodium par litre).

La troisième source de sodium est le sel d'assaisonnement et de cuisson. Les sels blancs, raffinés, apportent environ 39 g/100 g de sodium ; les sels de mer sont plus riches en calcium, magnésium, fer et oligo-éléments.

A savoir : le sel de céleri est simplement un sel aromatisé, sans aucune vertu particulière, et non un sel de remplacement. Par ailleurs, tous les sels dits « de régime » ne sont pas équivalents. Certains contiennent un peu de sodium, et il faut bien lire leurs étiquettes.

Les aliments-pièges (charcuterie, fromages, plats préparés), dit le Pr Lagrue, sont beaucoup plus dangereux pour les gens soumis à un régime faiblement sodé ou désodé, que ces « épouvantails » que sont les poissons de mer, les huîtres ou les crustacés, qui contiennent relativement peu de sel, en dehors de celui ajouté habituellement dans leur préparation.

Besoins

Ils sont difficiles à établir parce que les entrées sont mal contrôlées. La « faim » pour le sel n'existe plus chez l'homme, dont les ingestions dépendent plutôt du « goût » pour le sel. Ils ne dépendent que des pertes à compenser, qui sont minimes : celles par les fèces sont négligeables (10 mmol/24 heures) ; par la sueur (de 10 à 50 mmol/l/24 heures) et par l'urine, normalement négligeables aussi, car les reins peuvent réabsorber la quasi-totalité du sodium filtré.

Ils sont estimés entre 800 et 1 600 mg de sodium. Comme on en consomme en moyenne de 4 000 à 6 000 mg sous forme de 10 à 15 g de sel (ClNa), le problème de son déficit ne se pose pas. La capacité d'excrétion du rein étant considérable, le surplus consommé est éliminé.

La moitié du sodium consommé fait partie de la constitution des aliments, l'autre est représentée par le sel de cuisson et d'assaisonnement.

La régulation des apports

La concentration du sang en sodium est remarquablement fixe. Tout excès entraîne une rétention d'eau ; toute déplétion, une perte. L'organisme régule sa teneur en eau en modulant la quantité de sodium, soit qu'il en élimine soit qu'il en retienne plus ou moins au niveau des reins, donc par l'urine.

Le sodium est absorbé au niveau de l'intestin grêle, principalement par diffusion. L'absorption est très rapide (50 % du sodium ingéré est absorbé en six minutes) et quasi complète.

Un régime désodé provoque un violent désir de sel chez les animaux et chez l'homme.

L'élimination se fait surtout par les urines, et assure l'équilibre entre entrées et besoins. Chez les sujets en état d'équilibre, les entrées égalent les sorties : 2 g/24 heures dans l'urine, quand l'alimentation est normalement salée. La surcharge en sodium augmente l'élimination en « échelons » et l'excès est éliminé intégralement en quatre à cinq jours.

Un régime brusquement désodé entraîne un bilan négatif puis, au bout de quatre à cinq jours, la diurèse de sodium diminue beaucoup.

L'élimination urinaire est régulée par les reins. L'adaptation finale s'effectue sous l'influence d'une hormone sécrétée par les glandes surrénales, l'aldostérone, en fonction de l'apport en sodium (un régime désodé augmente sa sécrétion, l'excès de sel la diminue) et du volume liquide (la sécrétion augmente quand celui-ci est réduit, et inversement). Cette régulation est complétée, pour la tension artérielle, par la sécrétion d'une autre substance, la rénine, enzyme sécrétée par le rein, qui transforme l'angiotensinogène en angiotensine. On voit la complexité du phénomène !

Quand les besoins sont-ils accrus ?

Ils peuvent l'être de façon occasionnelle :

- lorsqu'une forte chaleur ou une grande activité physique (et, plus encore, quand ces deux conditions s'additionnent) active la transpiration. Les agriculteurs, sportifs et autres personnes exposées de façon prolongée au soleil d'été peuvent tomber en syncope si les pertes par une transpiration excessive ne sont pas compensées, surtout chez les gens non habitués à ce type d'exposition. Jusqu'en 1920, dans les industries, avant qu'on distribue des doses ou des pastilles de sel aux travailleurs exposés à des températures élevées, on déplorait chaque année un certain nombre de morts.
- en cas de pertes digestives : vomissements, diarrhées, importantes et prolongées ;
- si l'on prend sans précautions, ou sans raison, des diurétiques ;
- quand on se prive indûment de sel.

Ils peuvent encore être accrus dans certaines maladies : les néphrites avec perte de sel, la maladie d'Addison, où les glandes surrénales ne produisent plus assez d'hormones qui contrôlent le mécanisme de rétention du sel par les reins.

Quels sont les signes du manque de sodium ?

Chez un sujet sain, adapté au climat, avec une activité physique moyenne, le manque de sodium n'a pas d'inconvénients : le rein normal conserve très bien le sodium du corps et la faible quantité apportée par l'alimentation suffit à compenser les pertes physiologiques. Toutefois, en cas de pertes ou restrictions excessives – même modiques, mais prolongées –, des signes de déshydratation extra-cellulaire peuvent se manifester : peau sèche, qui garde le pli, globes oculaires enfoncés, tachycardie (palpitations), hypotension artérielle.

Les signes d'hyperhydratation cellulaire sont d'ordre nerveux et digestif : crampes, fatigue physique et intellectuelle, malaises, tendance aux évanouissements, perte d'appétit, vertiges, maux de tête, nausées, etc. On ne songe pas toujours à attribuer ces troubles au déficit en sodium, qui est très progressif.

Quand y a-t-il rétention, excès de sodium ?

Il existe deux grandes « pathologies du sodium » :

- *les maladies* où sa présence entraîne une augmentation des liquides extra-cellulaires, génératrice d'œdèmes (gonflements locaux dus à l'excès d'eau) : l'insuffisance cardiaque, certaines maladies des reins, les cirrhoses du foie ; les éliminations étant perturbées, l'eau s'échappe des vaisseaux capillaires ;
- *l'hypertension artérielle,* où le sel joue un rôle aggravant, et peut-être déclenchant.

Les liens entre sodium et hypertension artérielle

Il existe une corrélation entre la consommation de sel et la fréquence de l'hypertension, des études épidémiologiques l'ont prouvé : peu d'hypertension chez les faibles consommateurs, Indiens du nord-est du Brésil, Esquimaux, beaucoup chez les consommateurs importants, Japonais du Nord, Américains blancs, etc. On provoque de l'hypertension chez des rats en leur administrant de l'eau salée. Les régimes désodés la diminuent.

Toutefois, il existe de nombreuses exceptions et, à l'échelon individuel, il n'y a pas de relation entre la prise de sodium et le chiffre de la tension artérielle.

En fait, l'hypertension artérielle a des causes multiples, et deux facteurs au moins sont nécessaires pour qu'elle apparaisse : la surcharge en sel et la prédisposition génétique. 85 % des Français ne sont pas hypertendus et semblent « résistants au sodium » ; 15 %, « sensibles au sodium », ont une prédisposition, déclenchée ou entretenue par le sodium. On suppose que, chez ceux-ci, l'ion sodium activerait le système nerveux végétatif et favoriserait la réactivité des artères aux substances vasoconstrictives, angiotensine et catécholamines comme l'adrénaline.

Le sodium n'est pas la cause, mais la condition permettant aux désordres pathologiques de s'exprimer par les œdèmes ou l'excès de tension artérielle. Son rôle nocif a été découvert au début du siècle, ainsi que les vertus de sa restriction, par Widal et Lemierre en cas d'œdème ; en 1925, par Allen puis Kempner, dans l'hypertension artérielle.

Quels sont les signes de la rétention de sodium ?

Ceux d'une déshydratation des cellules : soif intense, langue sèche, fièvre, signes nerveux et, parfois, perte de poids.

Quand les médecins conseillent-ils de restreindre la consommation de sodium (donc de sel) ?

On est actuellement plus libéral à l'égard de la restriction en sodium, d'autant plus que, depuis une vingtaine d'années, l'apparition de nouveaux diurétiques (thiazidiques) qui permettent d'éliminer le sodium, peuvent faire discuter de sa nécessité.

On la conseille surtout aux sujets présentant un risque d'hypertension artérielle : les malades atteints d'une maladie rénale chronique, le sujets ayant un ou deux ascendants directs hypertendus, les sujets âgés de plus de cinquante ans et certains groupes ethniques, notamment les sujets masculins de race noire. Et encore quand une insuffisance cardiaque, rénale ou hépatique, entraîne une difficulté à éliminer l'eau.

Pratiquement, comment faire ?

Supprimer la charcuterie et les produits laitiers. Diminuer le sel de cuisson et ne pas ressaler à table. Remplacer le pain par du pain ou des biscottes sans sel. Réapprendre la saveur originelle des mets. Utiliser largement fines herbes, jus de citron, tomates et autres assaisonnements non salés. Et habituer les jeunes enfants à manger peu salé.

Quand les médecins conseillent-ils de consommer davantage de sodium ?

Dans les maladies digestives qui provoquent des vomissements et des diarrhées importants ; et aussi :
- dans les brûlures étendues de la peau ;
- sous certains climats (pays tropicaux) ;
- dans l'exercice de certaines professions : travail dans les fonderies, chaufferies, mines ; lors des séjours prolongés que

font les militaires dans les blindés clos ou les sous-marins nucléaires ;

- lors de compétitions sportives de haut niveau, où la transpiration est abondante (100 ml de sueur contiennent de 75 à 250 mg de sodium) : il est alors conseillé de compenser rapidement les pertes par la prise de bouillons ou eaux minérales salés, voire de dragées de sel ;
- en cas d'insuffisance surrénale en poussée aiguë, ou mal équilibrée.

Les femmes enceintes doivent-elles restreindre ou supprimer le sel ?

La mise au régime sans sel des femmes enceintes durant le troisième trimestre de grossesse est une vieille pratique, destinée à éliminer les œdèmes et la pré-éclampsie (augmentation soudaine de la tension sanguine). Cette pratique est mise en cause depuis la découverte qu'au cours de la grossesse, les besoins naturels du corps en sodium s'élèvent pour permettre l'augmentation de volume du sang exigée par l'état de grossesse. Sa restriction pourrait provoquer une insuffisance de sodium dans le sang et, on l'a vu, un œdème de compensation (qui survient dans un tiers des grossesses, et disparaît avec le repos).

On sait maintenant que la tendance à la rétention d'eau et de sel est physiologique pendant la grossesse, et commandée par la sécrétion accrue des estrogènes, hormones fixatrices d'eau. L'augmentation du volume sanguin s'accompagne d'ailleurs, paradoxalement, d'une diminution de la tension artérielle. Les diurétiques sont inutiles, voire nocifs.

Aussi précieux que l'or

Le goût du sel est inné chez tous les mammifères. Toute l'histoire des sociétés primitives est liée à sa recherche. Il a été la principale denrée transportée par les caravanes. Sa valeur était autrefois égale à celle de l'or (le mot salaire vient de sal, *sel en latin). Les possibilités de gisements de sel ou les taxes et impôts levés sur le sel (la gabelle) dus à sa rareté, ont causé des guerres. Des civilisations entières ont crû ou décrû selon sa disponibilité.*

Seules, certaines hypertensions préexistant à la grossesse demandent une restriction en sel modérée, associée au repos et à la prise de médicaments anti-hypertenseurs.

Les obèses doivent-ils se priver de sel ?

Non, pas plus que prendre des diurétiques, car l'obésité ne repose pas sur une rétention de sodium et d'eau. Si la restriction eau-sel fait perdre (momentanément) du poids, elle ne fait pas perdre un gramme de graisse.

Faut-il s'en passer quand on grossit avant les règles ?

Exceptionnellement, oui. La prise de poids prémenstruelle, par imprégnation de l'organisme en estrogènes fixateurs d'eau, est due à une rétention. Une restriction en sel améliore alors le malaise et la surcharge passagère de poids.

Consommer du sel ne correspond plus à un besoin

La consommation actuelle du sel ne correspond pas à une nécessité physiologique. Elle est excessive pour deux raisons : 1) le « goût du sel » est artificiellement créé et développé dès l'enfance ; 2) l'urbanisation entraîne la consommation d'aliments industrialisés (le sel est un aliment bon marché ; en outre, son pouvoir hygrométrique élevé permet de surhydrater artificiellement les aliments, d'où un meilleur rapport poids/prix).

Aujourd'hui, heureusement, l'emploi des congélateurs et réfrigérateurs rend de plus en plus souvent l'adjonction de sel superflue. D'autre part, on consomme moins de pain et de pommes de terre, grands fournisseurs de sel, notamment en Belgique.

Des chiffres

Une cuillère à café remplie de sel à ras = 6 g ; à dessert 13 g ; à soupe 25 g.

1 g de chlorure de sodium contient 0,40 g de sodium.

Le potassium

L'organisme d'un homme pesant 70 kilos en contient environ 140 g (0,2 % du poids du corps), soit 3 000 mmol ou mEq. 90 % sont échangeables et localisés dans les cellules (concentration : 145 mmol/l), où sa disposition est presque symétrique à celle du sodium de part et d'autre de leurs membranes.

Son taux dans le plasma, les liquides interstitiels et la lymphe est faible : 0,5 % (4,5 mmol/l). Il y en a environ 7 % dans le tissu osseux. Il serait en majorité ionisé et libre à l'intérieur des cellules, mais son activité à ce niveau n'est pas totalement élucidée. Sa concentration est plus élevée dans les liquides digestifs que dans le plasma.

Son rôle

Principal cation intracellulaire, son métabolisme est intimement lié à ceux du sodium et du chlore. Il joue un rôle dans la plupart des grandes fonctions vitales.

Il règle la teneur en eau des cellules, empêche la fuite de l'eau hors de celles-ci. Il existe un système d'équilibre de part et d'autre de la membrane de la cellule pour maintenir le potassium en dedans et le sodium dehors.

Avec le sodium et le chlore, il maintient et régularise la pression osmotique des milieux cellulaires et joue un grand rôle dans l'équilibre acide-base. Dans l'acidose métabolique, le potassium fuit de la cellule ; en cas d'alcalose, l'inverse se produit.

Il joue également un grand rôle dans les mouvements d'eau entre les cellules et le milieu intérieur. Potassium et sodium régularisent donc la quantité et la répartition normales de l'eau dans l'organisme.

Il accroît l'excitabilité neuro-musculaire. A l'état d'ions et en équilibre avec les ions calcium et magnésium, il contribue à la régularité de toutes les fonctions des cellules, et surtout à l'excitabilité du cœur, du système nerveux et des muscles.

Il intervient de façon très précise dans la transmission de l'influx nerveux, dans les phénomènes de contraction musculaire et nerveuse, qu'il favorise à doses faibles, et dans le rythme cardiaque. Il est indispensable au bon fonctionnement du myocarde, sur lequel il exerce une action directe.

Il active les systèmes enzymatiques.

Il intervient dans l'édification des protéines : il sort de la cellule quand elles se détruisent (catabolisme) ; lors de leur construction (anabolisme), il y a appel de potassium.

Il intervient dans la synthèse du glycogène (il sort des cellules pendant que le glycogène se décompose en glucose, il y pénètre ensuite quand le glycogène s'y accumule de nouveau).

Sources

L'alimentation courante en apporte largement assez : de 2 à 4 g/24 heures.

En règle générale, tout aliment pauvre en sodium est riche en potassium : légumes frais (de 200 à 400 mg/100 g), fruits frais (de 100 à 200 mg/100 g, sauf banane : 380). Il y en a beaucoup dans la levure sèche, les légumes secs, les fruits secs, le café soluble, le chocolat ; voici quelques teneurs, exprimées en mg/100 g :

Café décaféiné soluble	3 500	Poudre chocolatée petit déjeuner	600
Café soluble	2 000	Chocolat	420
Lentilles	1 200	Fruits secs	de 300 à 600
Haricots secs	1 000	Sauf abricot sec	1 600
Pois cassés	930		

L'apport est moyen, mais la consommation en quantité importante de viande, jambon, poisson, pommes de terre, est plus courante. Les fruits (banane, abricot frais, groseille, cassis et les légumes (épinard, chou, artichaut), le persil, les champignons, en apportent aussi pas mal.

Certaines boissons en sont également riches ; voici quelques exemples, en mg/litre :

Vin	1 040
Cidre	750
Coca-cola	520
Bière	de 300 à 400
Jus d'abricot	170
Autres jus de fruits	de 50 à 100

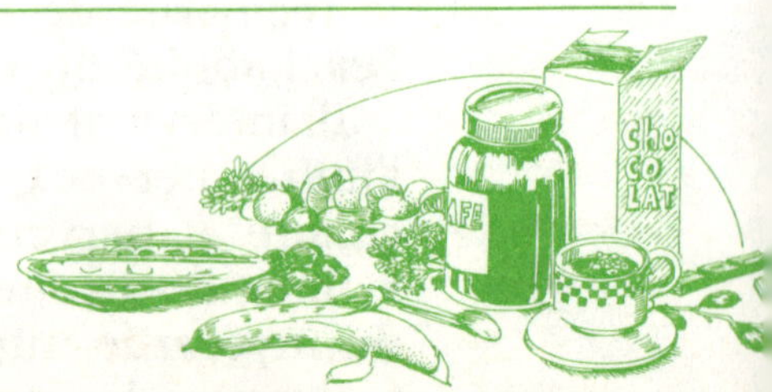

Besoins

Il sont minimes : 50 mg/24 heures, largement couverts par une alimentation normale.

L'élimination s'équilibre avec les entrées, et les pertes sont très faibles : traces dans la sueur, 10 % (10 mmol/24 h) dans les selles, 90 % par les urines (45-90 mmol/24 h), surtout sous forme de chlorure. En cas d'excédent seulement, l'urine peut en éliminer beaucoup.

L'élimination urinaire est réglée par les hormones des glandes surrénales (aldostérone et, à un moindre dégré, glucocorticoïdes), qui retiennent le sodium quand le taux de potassium dans l'urine est augmenté.

Quand les besoins sont-ils accrus ?

Ils sont majorés chez les jeunes en période de croissance (chaque gramme d'azote incorporé consomme 3 mmol de potassium).

Souffre-t-on souvent d'insuffisance plasmatique ?

Les carences sont impossibles, mais il y a déficit plasmatique, c'est-à-dire hypokaliémie, dans de nombreux cas :
- pertes anormales par les voies digestives : vomissements, diarrhées, dysenterie ; ou par les reins : usage de salidiurétiques, certaines néphrites ;
- prise abusive de laxatifs ;
- régime désodé strict ;
- régimes artificiels et alimentation par perfusion ou sonde ;
- prise prolongée de cortisone ;
- sous l'action de l'insuline (la mise en réserve de glucides consomme du potassium), en cas de diabète ;
- dans les affections des glandes surrénales : certaines tumeurs avec excès de sécrétion d'aldostérone, par exemple.

Quels sont les signes d'hypokaliémie ?

Signes neuro-musculaires : faiblesse musculaire, paralysies. Au niveau des muscles lisses : distension d'estomac, atonie de l'intestin et de la vésicule biliaire, d'où constipation, crampes, grande fatigue.

Manifestations d'insuffisance cardiaque : dilatation cardiaque, troubles à l'électrocardiogramme, chute de tension, arythmie.

Troubles de l'équilibre acide-base : les cellules se déshydratent et leur eau passe vers les espaces entre les cellules, d'où œdèmes.

Signes biologiques : la kaliémie (ou taux de potassium dans le sang) est le seul moyen courant d'information sur l'équilibre potassique de l'organisme (avec l'électrocardiogramme) et encore, est-ce un moyen médiocre, car la presque totalité du potassium se trouve dans les cellules, et divers éléments peuvent en outre fausser le chiffre (augmentation ou diminution des volumes extra-cellulaires).

Cependant, sa chute indique en général un déficit global en potassium (mais la réduction du stock des cellules peut s'accompagner d'une kaliémie normale ou même augmentée).

Souffre-t-on souvent d'excédent plasmatique ?

Beaucoup moins que d'hypokaliémie. Il n'y a pas d'excédent d'origine alimentaire, mais il peut y avoir hyperkaliémie en cas d'insuffisance rénale ou surrénale (maladie d'Addison), quand les capacités d'excrétion par les reins sont réduites. Le déficit en aldostérone entraîne une fuite de sodium et une rétention de potassium ; le débit urinaire est diminué, il peut même y avoir anurie (absence totale d'élimination urinaire).

Quels sont les signes d'hyperkaliémie ?

Ils sont essentiellement cardio-vasculaires, l'équilibre du potassium étant nécessaire au bon fonctionnement des cellules, en particulier celles du myocarde : bruits du cœur assourdis, ralentissement du rythme, arythmies, chute de tension artérielle, signes à l'électrocardiogramme. Ils peuvent aller jusqu'à l'arrêt du cœur.

Il faut alors exclure du régime les aliments les plus riches en potassium et ne consommer qu'un seul fruit frais par jour.

Dans quels cas les médecins en prescrivent-ils ?

Dans toutes les hypokaliémies : d'origine digestive, rénale, médicamenteuse (traitement par les médicaments qui le font fuir : diurétiques, laxatifs, corticoïdes, digitaliques) ;
- coma insulinique ;
- constipation par atonie intestinale.

Les oligothérapeutes en prescrivent pour les troubles métaboliques de l'eau (avec le lithium) et de la fonction surrénale, et, aussi, dans certains rhumatismes chroniques : maladie arthrosique, polyarthrite chronique évolutive... et dans l'obésité (?).

Le calcium

C'est le minéral dont le corps humain est le plus riche. Il en contient, chez l'adulte, de 1 000 à 1 500 g selon le poids, dont 98 à 99 % se trouvent dans le squelette (25 % du poids sec), sous forme de phosphate tricalcique (85 %) et de carbonate de calcium. Il constitue donc 1,6 % du poids total du corps.

Le 1 % non osseux a également une importance essentielle. Les 9/10 de cette fraction se trouvent dans tous les tissus solides non osseux, 1/10 dans le plasma du sang, où son taux est extrêmement fixe : 100 mg $\pm$ 5 par litre. Une partie de ce dernier est non diffusible, liée à des protéines (35 mg/l). L'autre partie (65 mg/), qui se trouve sous forme ionisée, est diffusible.

Il y a également du calcium dans les liquides interstitiels (ceux qui se trouvent entre les cellules : $\pm$ 70 mg/l ; dans le liquide céphalo-rachidien (de 45 à 60 mg/l) et très peu à l'intérieur des cellules où son taux, mal connu, semble très faible.

Le calcium, soutien des tissus, y figure :

- *Combiné au phosphore,* sous forme de phosphate tricalcique. De 60 à 80 % de ce phosphate se trouve dans les os, auxquels il confère solidité et dureté ; le reste, dans les autres tissus.
- *Combiné au fluor,* sous forme de fluorure de calcium, dans les tissus conjonctifs et fibreux : périoste, émail, tendons, épiderme, cristallin, etc.

Son rôle

Le calcium joue, en fait, de multiples rôles physiologiques.

Le plus important, sous forme de sel, concerne *l'édification de l'os* dont il assure, lié au phosphore et au magnésium, la croissance, la solidité et l'entretien.

Les autres rôles, assumés sous forme de calcium ionisé dans le sang, sont moins connus, mais fort considérables aussi ; il intervient :

- *dans la coagulation du sang,* à tous les stades où se forment les facteurs coagulants (formation de prothrombine, puis transformation de celle-ci en thrombine) ;

– *dans l'excitabilité neuro-musculaire ;* il participe à la transmission de l'influx nerveux dans les fibres sensitives et motrices (si son taux baisse, l'hyperexcitabilité des muscles peut entraîner des contractures qui vont jusqu'à la tétanie ; il est, à cet égard, antagoniste du potassium) ;
– *dans le rythme cardiaque, en renforçant la contraction du myocarde* (un taux excessif peut augmenter cette force de contraction jusqu'à provoquer un arrêt cardiaque) ;
– *dans la perméabilité de la membrane cellulaire,* comme activateur de beaucoup de systèmes enzymatiques.

Besoins

Ils varient selon l'âge, le mode d'alimentation, le degré d'ensoleillement et la proportion de phosphore dans la ration. Ils sont assez mal connus. On admet que la moyenne est de 10 mg/kilo poids/24 heures, soit de 600 à 800 mg/jour chez l'adulte ; mais, en fait, un apport de 400 à 500 mg semble suffire et, chez les enfants et les femmes enceintes, un apport de 1 000 mg.

Une ration alimentaire normale en fournit de 500 à 600 mg/jour dont les 4/5 sous forme de produits laitiers. Le CNERNA estime les besoins (en mg/jour) à :

Enfant de 1 à 3 ans : 600
Enfant de 4 à 9 ans : 700
Enfant de 10 à 12 ans : 900
Adolescent de 13 à 19 ans : 1 000
Adulte : 800
Femme enceinte : 1 000
Femme allaitante : 1 200

Du calcium toujours neuf

On croit, en général, le calcium fixé une fois pour toutes sur les os. Or, il se renouvelle constamment : des sels de calcium se déposent sans cesse sur la matrice cartilagineuse, tandis que de l'os ancien se désintègre. Cette succession de dépôts et de redissolutions semble liée à la concentration locale en acide citrique. Mais on connaît mal le processus qui préside à ces mouvements : plusieurs théories sont proposées, dont aucune n'explique l'ensemble des faits observés.

Ces apports conseillés, proches de ceux fixés par la Hollande ou la République fédérale allemande, sont inférieurs à ceux d'autres pays et, même, de certains médecins français.

Quand les besoins sont-ils accrus ?

En période de croissance (nourrissons et enfants), durant la grossesse et, plus encore, l'allaitement.

Sources

Elles sont très variées, mais, en pratique, le calcium est surtout apporté par les laitages et l'eau de boisson, et, à un moindre degré, par les légumes frais.

Le lait réunit les conditions optimales d'assimilation : légère acidité (dans le yaourt, plus encore), présence de protéines, bon équilibre avec l'apport en phosphore.

Le champion toutes catégories en apport de calcium est le parmesan (sans doute faut-il être italien pour en avoir systématiquement à table, sous forme râpée), le gruyère et, à un taux moindre, les autres fromages à pâte cuite pressée, les bleus, en sont assez riches aussi ; voici les teneurs des fromages, exprimées en mg/100 g :

à pâte pressée cuite	1 000	Yaourts	140
à pâte pressée non cuite	730	Lait (entier, ½ écrémé ou écrémé)	120
à moisissures internes	600	Petits-suisses, pâtes salées	110
fondus	600		
à pâte molle, croûte lavée	540		
chèvres	190		
à pâte molle, croûte fleurie	180		
blancs à moins de 82 % d'eau	160		

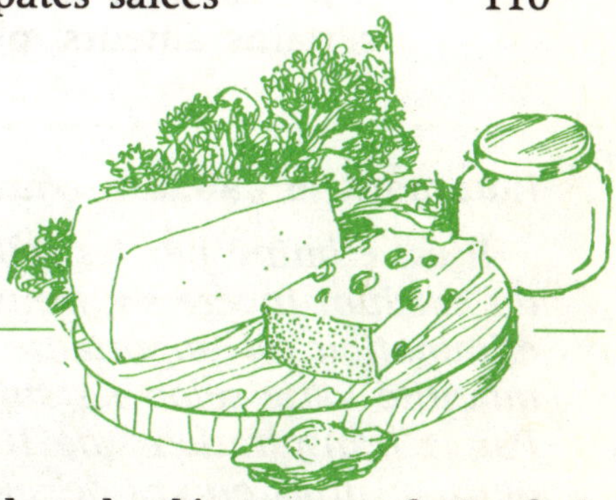

Les taux sont très variables dans les légumes et fruits frais et secs. Les légumes feuilles en apportent 80 mg/100 g en moyenne, mais le cresson 200 et la mâche 20. Les légumes racines, 50 mg en moyenne, mais les betteraves 150 et les carottes 20. Les autres légumes, environ 20 mg. Il y a pas mal de calcium dans les épinards, mais son acide oxalique forme avec lui des sels insolubles.

Les fruits en contiennent peu : les fruits frais, entre 20 et 60 mg/100 g ; les fruits secs, entre 100 et 170 mg/100 g du fait qu'ils contiennent moins d'eau.

Comment, pratiquement, calculer une ration quotidienne ?

Les nutritionnistes ont établi des tableaux d'équivalence qu'il suffit de consulter.

Ainsi 0,100 l lait (soit un petit verre) vaut un pot de yaourt ; un pot de lait gélifié ou emprésuré ; de 80 à 100 g de fromage blanc à moins de 82 % d'humidité ; de 2 à 3 petits-suisses ; 100 g de fromages à pâte salée (demi-sel) ; 60 g de camembert ou brie ; 25 g de livarot ou munster ; 20 g de hollande ou cantal ; 15 g de gruyère, emmenthal ou comté ; 20 g de roquefort ou bleu ; 60 g de chèvre ; 20 g de fromage fondu (d'où la nécessité de varier les fromages).

Un apport moyen de 500 mg correspond en pratique à :
50 g de gruyère
ou ½ l de lait
ou 100 g de pont-l'évêque
ou 250 g de cresson.

Absorber n'est pas assimiler

Le calcium est absorbé au niveau du duodénum. Pour certains auteurs, plusieurs conditions favorables doivent être

Comment le calcium court à sa perte...

Il est éliminé par les selles (450 mg/24 heures) : de 50 à 70 % du calcium ingéré s'y trouvent sans avoir été absorbés ; cette élimination est importante en cas de diarrhées. Par l'urine : la quantité varie selon les sujets (entre 100 et 250 mg/24 heures). Par la transpiration : de 100 à 150 mg/l, quantité multipliée par deux ou trois en cas de sudation abondante. Par le lait (quantité très élevée : environ 1 g/l). L'allaitement représente donc une perte importante, et la ration de la nourrice devrait atteindre, selon certains auteurs, de 2 à 3 g/jour.

présentes (et un certain nombre de conditions défavorables absentes) pour que le calcium apporté par les aliments soit assimilé avec un fort rendement :

- *un milieu acide :* c'est la condition la plus nécessaire pour que la plupart des sels minéraux puissent se dissoudre ; donc, une quantité d'acide chlorhydrique dans l'estomac suffisante pour les solubiliser ;
- *la présence de vitamine D* en quantité suffisante : son effet principal est de favoriser l'absorption intestinale du calcium ;
- *la présence de phosphore,* dans le rapport de ½ à 2 environ. S'il y a trop de phosphore, le calcium est précipité sous forme insoluble ;
- *la présence conjointe de lactase,* enzyme qui favorise son absorption (comme dans le lait d'animal et, surtout, de femme).

Les conditions qui entravent son assimilation sont les suivantes :

- *l'excès d'acides gras* dans l'intestin (excès d'apport ou digestion insuffisante), entraînant la formation de savons insolubles ;
- *l'ingestion d'aliments riches en acide oxalique* (épinards, par exemple) ou en acide phytique (pain complet), entraînant également la formation de sels insolubles ;
- *des aliments trop riches en fibres.*

Outre le calcium des aliments, l'intestin doit résorber celui que contiennent les sécrétions digestives.

Quels mécanismes régulent les mouvements du calcium dans l'organisme ?

Le taux de calcium dans le sang reflète la résultante de trois éléments :

- son absorption intestinale ;
- la formation de l'os et sa destruction (ostéolyse) ;
- l'élimination par les reins.

Différentes hormones interviennent à ces trois niveaux pour favoriser sa fixation :

- *la vitamine D,* on l'a vu ;
- *la parathormone,* sécrétée par les glandes parathyroïdes, dont la sécrétion augmente ou diminue selon que le taux de calcium dans le sang est insuffisant ou excessif, de façon que

celui-ci reste fixe ; à faible dose, elle stimule la formation de l'os et la fixation du calcium sur celui-ci ; à dose plus forte, elle stimule surtout la mobilisation du calcium osseux ;
- *les hormones sexuelles* (hormones mâles ou testostérone, hormones féminines ou estrogènes) favorisent l'anabolisme des protides qui fabriquent les fibres sur lesquelles se fixera le calcium.

Deux hormones exercent, en revanche, une action hypocalcémiante :
- *la thyrocalcitonine,* sécrétée par la glande thyroïde ; elle abaisse le taux de calcium dans le sang et s'oppose à sa résorption osseuse ;
- *les glycocorticoïdes,* ou hydrocortisone, hormones sécrétées par les glandes surrénales ; elles s'opposent à la fixation du calcium sur les os, en empêchant l'action de la vitamine D sur l'intestin et en inhibant la synthèse de certaines prostaglandines.

Enfin, l'ion phosphore agit au niveau du rein pour inhiber puissamment l'élimination excessive de calcium par l'urine.

Entre le moment où le calcium pénètre dans l'organisme et celui où vos os, votre équilibre nerveux, votre cœur, en bénéficient, que d'obstacles sur la route ! On ne pense pas à cela quand on se croit en règle après avoir bu son bol de lait...

Souffre-t-on souvent de carence ?

Oui, des carences surviennent facilement, même dans nos régions. Elles sont parfois dues à un manque d'apport ou d'absorption, mais aussi à certains troubles organiques : une carence en vitamine D, une sécrétion insuffisante des parathyroïdes, une insuffisance rénale, une carence en magnésium ; ou encore, un traitement par anti-convulsivants (en cas d'épilepsie), une intervention chirurgicale.

Quels sont les signes de carence ?

Quand le taux de calcium dans le sang est inférieur à 90 mg/l, différents troubles s'ensuivent. Du point de vue osseux, il y a risque de rachitisme, retard de croissance, ostéoporose, et tous signes de décalcification.

Du point de vue neuro-musculaire, tous les troubles regroupés dans la tétanie : sensations musculaires anormales ou paresthésies (fourmillements, picotements, engourdissements), contractures (extension forcée des doigts dite « en main d'accoucheur »), convulsions parfois, crampes, etc. Le déficit retentit aussi au niveau des muscles lisses (non soumis à la volonté), d'où une tendance à l'atonie de l'estomac, de la vésicule biliaire.

Les troubles attribués à la tétanie sont variés. Troubles nerveux : tendance à l'angoisse, agressivité, insomnie, maux de tête ; troubles des phanères (ongles, cheveux) ; cataracte et autres – dont certains discutent l'origine.

Le traitement consiste à agir sur la cause, mais aussi à prendre des sels de calcium, souvent associés à des sels de phosphore et à la vitamine D, et à enrichir la ration en calcium : fromage, lait, certains légumes, eau de Vittel, de Contrexéville... Il faut un apport de 1 à 2 g/jour pendant plusieurs semaines pour arriver à un résultat satisfaisant.

Quels sont les signes d'hypercalcémie ?

Quand le taux du calcium dans le sang est supérieur à 105 mg/l, en résultent plusieurs manifestations :

– *au niveau des reins :* le premier signe qui apparaisse est la polyurie (quantité excessive d'urine émise par 24 heures) avec besoin accru de boire (polydypsie) ; l'élimination du potassium est augmentée, les urines sont acides ; la calcification des cellules rénales peut aboutir à l'insuffisance rénale et à la formation de calculs ;
– *au niveau digestif :* perte d'appétit, vomissements, constipation ; on souffre de douleurs à l'épigastre (des signes d'ulcère gastro-duodénal ou de pancréatite se manifestent parfois) ;
– *au niveau nerveux :* fatigue psychique et physique, faiblesse musculaire, somnolence, torpeur pouvant aller jusqu'au coma, entrecoupées de crises convulsives ;
– *au niveau cardiaque :* palpitations (tachycardie).

D'une façon générale, les tissus se calcifient, et, notamment, les artères – d'où tendance à l'athérosclérose –, la cornée, la conjonctive, les articulations et le tissu qui les entoure, les alvéoles pulmonaires, l'estomac, le pancréas.

Le traitement consiste à prendre des phosphates, ou du phytate de sodium, qui se combinent dans l'intestin avec le calcium pour former des composés de phytate de calcium non absorbables. Mais il faut surtout observer un régime pauvre en calcium : supprimer les aliments qui en sont riches (sans toutefois déséquilibrer l'alimentation), consommer beaucoup de fruits et légumes (sauf quelques-uns vus plus haut) ; on peut même remplacer l'eau de boisson courante par des eaux faiblement calciques (Charrier, Volvic, Evian).

La diététique n'est efficace que dans les traitements au long cours.

Dans quels cas les médecins en prescrivent-ils ?

- Contre tous les troubles de la croissance, de la formation de l'os, des dents, des tissus et muqueuses : rachitisme, ostéoporose de toutes origines (après ménopause, après prise prolongée de corticoïdes), déminéralisation, carence de calcium en période de croissance, de grossesse, d'allaitement, chez les gens âgés ; hypocalcémie essentielle de l'enfant ;
- comme traitement de fond de la spasmophilie et de la tétanie ;

Ostéoporose et ostéomalacie

Ce sont deux maladies avec déminéralisation diffuse et homogène du squelette.

L'ostéoporose *est une maladie fréquente qu'on rencontre surtout chez la femme de plus de 55 ans. Elle est due à une déficience de la synthèse de la substance ostéoïde si bien que les travées osseuses bien minéralisées sont rares et minces. Cliniquement, on souffre de douleurs dorso-lombaires et d'une déformation générale du corps. Biologiquement, la calciurie est normale et les tests montrent qu'il n'y a pas de troubles du calcium.*

L'ostéomalacie *est une maladie rare ; c'est une carence soit d'apport soit, surtout, d'absorption. Elle est due à une déficience de la minéralisation de la substance ostéoïde dont une partie reste en l'état. Cliniquement, on souffre de douleurs lombo-pelvo-crurales compromettant la marche. Biologiquement, la calciurie est abaissée et les tests montrent un trouble de calcium.*

- dans les suites d'immobilisation, de fractures ;
- en cas de fatigue, convalescence, états grippaux, anorexie ;
- si les apports alimentaires sont insuffisants en calcium et en vitamine C ;
- quand il y a saignements d'estomac, diarrhées, etc.

On emploie le calcium injectable dans les manifestations allergiques aiguës et les accidents anaphylactiques (piqûres ou morsures d'animaux venimeux), en adjuvant des traitements spécifiques.

Le phosphore

C'est le minéral le plus abondant dans le corps après le calcium : 700 g chez un adulte pesant 70 kilos, dont 80 % dans le squelette, 10 % dans les muscles, 10 % dans les autres tissus mous, en particulier sous forme de composés organiques : phosphoprotéines, phospholipides et acides nucléiques.

Son taux dans le sang est de 27 à 45 mg/l. Il est plus élevé chez l'enfant (55 mg/l), puis diminue jusqu'à la fin de la croissance.

Un dixième du phosphore sanguin est lié aux protéines du plasma. Le reste se trouve sous forme de phosphore inorganique. Les globules rouges en sont riches.

Son rôle

- Il participe à la structure de l'os et constitue, avec le calcium, sous forme de phosphate tricalcique, sa trame minérale.
- Le phosphore non osseux joue un rôle fondamental dans la production d'énergie, dans le métabolisme des cellules.
- Il se lie avec les graisses pour former des composés (phospholipides, telle la lécithine), constituants des membranes cellulaires et importants en particulier dans le tissu nerveux. Si l'on parle familièrement de « phosphorer » quand on fait fonctionner son intellect, c'est qu'il est nécessaire au bon fonctionnement de la cellule cérébrale.

Caractéristiques

Le calcium et le phosphore doivent, en théorie, se trouver en proportions convenables dans l'alimentation pour que l'ossification du squelette et des dents se fasse normalement chez l'enfant, et se maintienne chez l'adulte. En fait, on n'attache plus aujourd'hui l'importance qu'on attachait, il y a une quarantaine d'années, à ce rapport Ca/P, sauf chez le nourrisson où, dans les premiers mois de la vie, l'apport en phosphore doit être inférieur à celui en calcium.

Sa concentration dans le squelette influence l'absorption et la répartition du calcium. A certaines concentrations, il mobilise vers l'os le calcium contenu dans le liquide interstitiel (celui où baignent les cellules).

Sources

Le phosphore est très abondant dans l'alimentation et se trouve, en quantités plus importantes, dans la plupart des aliments qui contiennent aussi du calcium (lait, fromages et légumes verts exceptés). Voici quelques teneurs, exprimées en mg/100 g :

Gruyère	600
Soja	580
Jaune d'œuf	560
Amande	470
Noisette, noix	400
Chocolat	400
Haricot blanc, lentille	400
Roquefort	360
Riz	300
Poulet	220
Veau, mouton, cheval, bœuf	200
Poisson (sauf sardine et thon)	200
Vin	200
Œuf	200
Porc	175
Pâtes	165
Camembert	139
Petits pois	122
Biscottes	110
Champignons	100
Huile	0

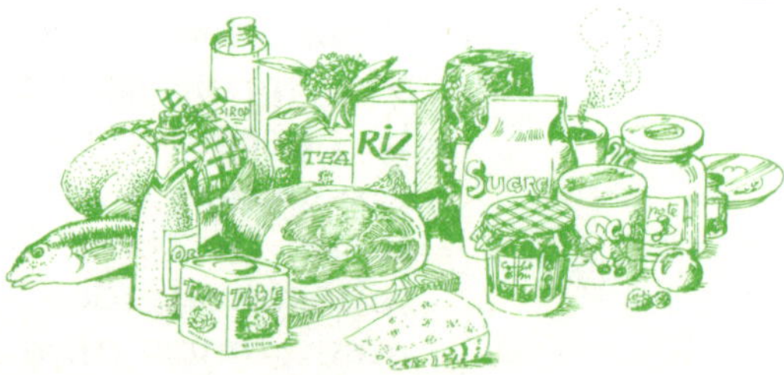

Besoins

Ils sont difficiles à fixer. On les estime en moyenne à :
800 mg/24 heures chez l'adulte ;
1 000 mg de 8 à 10 ans ;
1 400 mg de 12 à 18 ans ;
1 500 mg chez la femme enceinte.

L'absorption serait meilleure quand le rapport Ca/P est compris entre 0,5 et 2.

Avec un régime courant (600 mg de calcium et 1 200 mg de phosphore), la proportion de phosphore absorbé est de 60 %. Si l'apport de phosphore diminue, elle peut atteindre 90 %. Si l'on ingère beaucoup de calcium, l'absorption est moindre car il se forme du phosphate insoluble. Mais l'inverse ne se produit pas.

La vitamine D augmente son absorption.

Le phosphore n'est pas éliminé par les selles. Il l'est par l'urine : 400 mg/24 heures, moins en cas de carence.

Quand les besoins sont-ils accrus ?

Au cours de la croissance, de la grossesse et de l'allaitement.

Souffre-t-on souvent de carence ?

Les carences d'apport sont exceptionnelles car le phosphore est abondant dans l'alimentation. On ne souffre de déficit que dans certaines maladies : hyperthyroïdies ou avitaminoses D, par exemple, ou en cas d'alcoolisme ; parfois au cours d'hémodialyse, chez les malades rénaux.

Certains médicaments diminuent son absorption et, à la longue, son taux dans le sang : hydroxydes d'alumine et de magnésium, anti-acides gastriques, par exemple.

Quels sont les signes de carence ?

Le déficit retentit au niveau des os, qui deviennent poreux (ostéomalacie), des muscles (fatigables, atones, douloureux), du sang (anémie hémolytique, diminution du nombre des plaquettes), du système nerveux central (somnolence, diminution des réflexes, paresthésies, fatigue cérébrale, le phosphore exerçant une action sur la nutrition des cellules cérébrales). Il entraîne parfois des défaillances cardiaques.

Outre le traitement éventuel de la cause, on traite l'hypophosphatémie par la prise de sels de phosphore et par un apport alimentaire accru (mais difficile à faire accepter) : fruits secs, oléagineux, chocolat, légumes secs, fromages, gruyère surtout, pour un traitement au long cours.

Souffre-t-on souvent d'hyperphosphatémie ?

Quelques affections s'accompagnent d'une surcharge en

phosphates : l'insuffisance rénale aiguë ou chronique, l'hypoparathyroïdie, certaines tumeurs, l'acromégalie (affection caractérisée par une hypertrophie des extrémités et de la tête), etc.

On considère qu'il y a excès de phosphates quand le taux dans le plasma sanguin dépasse 60 mg/l. Pour diminuer l'absorption du phosphore, on prescrit des sels d'alumine ou de magnésium, qui forment avec le phosphore des précipités non assimilables. On suit également un régime pauvre en phosphore qui doit être strict, car l'alimentation habituelle en comporte beaucoup.

Pour quels troubles les médecins en prescrivent-ils ?

En cas de carence, de déminéralisation osseuse (ostéoporose, ostéomalacie, certains rachitismes), en relais avec le calcium ; d'hypercalciurie (élimination excessive de calcium dans les urines) ; pour corriger un excès de calcium, quand la chirurgie parathyroïdienne n'est pas possible.

Il est conseillé aussi en cas d'asthénie, convalescence, surmenage musculaire et intellectuel, fractures, caries dentaires ; et, naturellement, spasmophilie et tétanie.

Bien que les expériences sur le rôle de phosphates dans la contraction musculaire soient contradictoires, le Pr Creff est

Les méfaits des phosphates

Autrefois, le bilan des phosphates était en général équilibré chez l'homme. En Occident aujourd'hui, il y a plutôt excès. Les phosphates sont ajoutés à la charcuterie, aux saucisses, dans le jambon (pour émulsifier les graisses et retenir l'eau – ce qui augmente le poids de l'aliment !), les fromages fondus, crèmes, desserts industriels, glaces (pour émulsifier), poisson (pour retenir l'eau quand on doit le congeler), pain, farine, margarine, boissons au cola et autres.

On les accuse aujourd'hui d'être responsables de troubles du comportement chez certains enfants. Depuis vingt ans, l'absorption moyenne est passée de 1,5 à près de 4 g/jour. Ils favorisent la production de la parathormone, ce qui mobilise exagérément le calcium osseux, d'où intensification de l'ostéoporose due à l'âge, notamment chez les femmes.

partisan d'administrer de petites doses de phosphate tricalcique en période de compétition.

Sous forme d'oligo-élément (phosphate disodique à 0,07/g/l), les oligothérapeutes le prescrivent pratiquement dans les mêmes indications que les allopathes.

Le magnésium

Le magnésium est actuellement la superstar des sels minéraux ! Plus de dix-huit millions d'unités, ampoules ou comprimés, réparties en une quinzaine de spécialités, sont vendues chaque année en France. Un sujet sur dix en manquerait, selon le Pr Durlach, qui l'a remis à l'honneur il y a une vingtaine d'années, davantage même selon les médecins qui font de la spasmophilie leur cheval de bataille. On lui découvre sans cesse de nouvelles indications, de la fatigue à la constipation, des troubles gynécologiques aux troubles cardiaques.

Le marché qu'il représente en fait l'objet de nombreuses « promotions » publicitaires. Il faut donc, pour lui tout spécialement, essayer d'établir la démarcation entre les faits prouvés et les faits hypothétiques, entre son activité démontrée et son activité placebo.

Le magnésium est, en quantité, le quatrième minéral du corps, le deuxième de ceux contenus dans la cellule après le potassium. Dans la nature, c'est l'un des constituants importants de l'écorce terrestre.

L'organisme adulte en contient de 25 à 30 g, dont environ 70 % fixés dans les os sous forme de phosphates et de bicarbonates, 29 % dans les tissus mous (8 % environ dans les muscles, liés à des protéines), 1 % seulement dans le plasma

Pour les maniaques de la précision

Il y aurait :
1 010 mg/100 g de magnésium dans les os
215 dans les muscles
207 dans les reins
175 dans le foie
175 dans le cœur
142 dans la rate
95 dans les testicules
74 dans les poumons

sanguin (de 1,5 à 2 mEq/l), lié aux protéines ou ionisé – ce dernier étant le seul biologiquement actif. Dans les globules rouges, son taux est de 5 mEq/l.

Son rôle

Deuxième cation intracellulaire, il participe aux grands métabolismes intracellulaires, (glucides, lipides, protides, équilibre acide-base, oxydoréduction), et joue un rôle physiologique important, confirmé par les troubles dus à sa carence.

Il agit sur la croissance : comme la vitamine D, il aide le calcium et le phosphore à se fixer sur les os.

Il est essentiel aussi dans le développement et le fonctionnement normal de l'organisme, notamment en quatre domaines :

– *Activation des métabolismes :* c'est un puissant « activateur d'enzymes » ; il en stimule environ trois cents. Il intervient dans la plupart des réactions qui comportent un transfert de phosphates, donc les réactions énergétiques.

Il favorise en particulier la synthèse des protéines (au premier chef celle de l'ARN et l'ADN) et assure la cohésion des molécules.

– *Équilibre et sédation nerveux :* au niveau du système nerveux central, son action est voisine de celle du calcium. C'est, comme lui, un équilibrant et un sédatif nerveux. La baisse de son taux diminue le seuil d'excitabilité électrique. Son élévation exerce un effet sédatif.

– *Transmission de l'influx nerveux aux muscles :* il assure, en équilibre avec le calcium, la coordination entre le cerveau et les muscles. Il transmet l'influx nerveux qui commandera les contractions ou le relâchement musculaires, régularise l'excitabilité des muscles (il inhibe la sécrétion d'acétylcholine – médiateur chimique qui se forme dans les cellules nerveuses, les neurones – sur la jonction nerf-muscle). La baisse de son taux rend hyperexcitable. Il est, là, antagoniste du calcium.

Le magnésium a partie liée avec le calcium. Sa déplétion entraîne une fixation du calcium dans les tissus, avec baisse du taux de calcium dans le sang et élimination par l'urine. Son apport libère au contraire le calcium, dont le taux sanguin remonte.

– *Sédation cardiaque.* Comme le potassium, il influence le système cardio-vasculaire. Il rend le cœur moins excitable, régularise ses contractions, donc son rythme, favorise le sommeil.

En outre, il joue un rôle complexe dans le maintien de l'intégrité cellulaire. Il maintient le potassium dans la cellule. Il est nécessaire aux processus de défense (les anticorps sont de nature protéique). Il intervient dans la physiologie de beaucoup d'appareils. Il augmente l'écoulement de la bile (il est cholagogue).

Comme sa proportion diminue avec l'âge, son emploi contribuerait à suppléer aux dysfonctionnements imputés à la sénescence.

Sources

Le magnésium est très abondant dans le cacao, la farine de soja, les céréales totales, les légumes secs, les fruits secs, les fruits oléagineux, et aussi les coquillages (bigorneaux), crevettes et escargots, les légumes verts. Voici les principales teneurs, exprimées en mg/100 g :

Cacao	410
Soja	310
Amande	254
Cacahuète	170
Haricots blancs	170
Noix, noisettes	140
Flocons d'avoine	130
Maïs	120
Pain complet	90
Lentilles	90
Figues fraîches	72
Chocolat	70
Dattes sèches	68
Pain blanc	50
Epinards	50

Besoins

Ils sont difficiles à évaluer, et variables selon les auteurs. L'apport optimal n'a pas été déterminé, et il reste discuté.

Il serait, selon le CNERNA, en mg/jour :

Nourrisson : 50
Enfant : 100
A partir de 4 ans : de 150 à 250
Adolescent et adulte : 350
Femme enceinte et allaitante : 400

Le magnésium est résorbé dans l'intestin grêle dans la proportion de 30 à 40 %. Pour en assimiler 30 mg, il faut donc en consommer environ 100. La résorption est entravée s'il y a beaucoup d'enveloppes de céréales dans le bol alimentaire. Elle est favorisée par la vitamine D.

Les pertes se produisent surtout par les selles. Par l'urine, elles sont infimes, mais augmentent quand il y a excès de magnésium alimentaire (elles passent de 0,1 à 1 mg/jour à 100 mg/jour).

Un régime équilibré en fournit de 250 à 500 mg. Pour certains auteurs, les besoins ne sont donc pas toujours couverts. Mais nos connaissances sur la teneur en magnésium des aliments sont parcellaires, d'autant plus que les modes de culture se modifient, et que les variétés agricoles changent. Les technologies agronomiques, à commencer par l'appauvrissement des sols (cultures intensives et engrais chimiques), jouent dans le sens de sa diminution.

La teneur des aliments en magnésium (comme en zinc et en manganèse) a baissé régulièrement depuis un demi-siècle, et, notamment, dans la dernière décennie (blé bluté, sucre, lipides végétaux raffinés) ; le blutage fait perdre 96 % de magnésium ; le raffinage du sucre, 99,9 % ; le polissage du riz, 83,3 %, etc.

L'emploi des chélateurs (substance qui forme, avec un produit, une combinaison moins active) dans la préparation des légumes surgelés, préserve leur couleur verte... au détriment du magnésium.

En revanche, les techniques culinaires évoluent, parfois en mieux pour les sels minéraux d'ailleurs. Ainsi, la cuisson à la vapeur ou dans des casseroles à fond suffisamment épais pour cuire les légumes sans eau, les préserve mieux (par contre, il y a une perte de 50 % lors de la cuisson à l'eau ; un peu moins quand on utilise de l'eau dure, riche en carbonates de magnésium et de calcium).

D'autre part, il faut que l'apport en magnésium soit proportionnel à celui d'autres minéraux, surtout le calcium. Si la quantité de calcium est supérieure à deux fois celle de magnésium, il y a compétition entre eux dans l'organisme, et le magnésium n'est pas assimilé.

En outre, les besoins de l'organisme varient selon les circonstances de la vie, l'état de santé, et avec chaque individu.

Ils varient aussi selon l'alimentation : plus on consomme d'aliments riches en calcium, phosphore, protéines et sucres, et plus ils augmentent.

Dans quels cas les besoins sont-ils accrus ?

Ils le sont chez certains individus : les femmes en général, car les estrogènes ont une action propre sur son renouvellement ; les femmes enceintes ou allaitantes ; celles qui ont des règles très hémorragiques et celles qui prennent la pilule contraceptive : les estro-progestatifs qui la composent induisent une hypomagnésie.

Chez les enfants, dont la croissance est rapide (ce qui augmente les besoins) et les vieillards, qui assimilent moins bien.

Certains parlent même des citadins, surtout dans les grandes villes, qui ont un rythme de vie stressant et des habitudes alimentaires anarchiques.

Et encore, les alcoliques chroniques ; l'alcool augmente, en outre, la fuite du magnésium par les urines.

Les besoins augmentent également dans certaines circonstances : quand on pratique un sport d'endurance, l'organisme ayant davantage besoin de magnésium pour fixer dans les muscles le glycogène nécessaire à l'effort. Par grand froid ou grande chaleur, en altitude. Quand l'alimentation comporte beaucoup d'aliments qui exigent du magnésium pour leur assimilation (glucides) ou inhibent son absorption. Quand, enfin, on utilise des laxatifs ou des diurétiques, qui le font fuir.

Le déficit en magnésium survient rapidement, car le capital est faible.

Souffre-t-on souvent de carence ?

On parle beaucoup des carences en magnésium, mais les études qui les concernent sont loin d'être précises... et concordantes.

Il y aurait carence d'apport pour plusieurs raisons :

- parce que les aliments eux-mêmes en contiennent moins qu'avant : les végétaux en puisent moins dans le sol (les engrais modernes en sont pauvres) et les aliments sont de plus en plus raffinés, on l'a vu ;
- parce qu'on en consomme moins : les aliments qui en contiennent sont très caloriques, et l'on a peur de grossir

(légumes secs, maïs, fruits oléagineux, cacao). Certains, aussi, peuvent être indigestes en cas de voies digestives fragiles.
– à cause de l'emploi des adoucisseurs d'eau. L'eau peut, en effet, fournir jusqu'à 25 % de la ration quotidienne (l'intestin absorbe plus facilement le magnésium dissous). La teneur de l'eau de source varie de 1 à 50 mg/l selon la nature géologique des sols.

Dans les pays industrialisés, la consommation est d'environ 120 mg pour 1 000 calories. Quand la ration est inférieure à 2 000 calories, l'apport est insuffisant.

Il peut y avoir aussi carence d'absorption en cas de troubles intestinaux : maladie cœliaque, insuffisance de sécrétions du foie et du pancréas, résection chirurgicale étendue de l'intestin grêle, vomissements répétés, fistules digestives, grandes diarrhées, cirrhoses, etc.

Certains troubles organiques sont également générateurs de carences : l'insuffisance rénale chronique (qui entraîne une polyurie ou augmentation de la diurèse au-delà de 2 litres), l'hyperthyroïdie, l'hypoparathyroïdie, l'excès de calcium dans le sang (hypercalcémie), les cirrhoses, l'acidose des diabétiques, ou les troubles nécessitant un régime hypoglucidique.

Ajoutons la prise de certains médicaments : laxatifs et diurétiques (les diurétiques thiazidiques augmentent de 25 à 50 % l'émimination du magnésium par l'urine), surtout pris à tort et à travers, certains anti-dépresseurs, les hypercalcémiants, etc.

Il y aurait, selon les oligothérapeutes, fréquemment une inusffisance de magnésium dans l'arthrose (le magnésium intervient dans les trois premières étapes de la synthèse des protéines, d'où son importance pour le bon état du tissu conjonctif, donc des cartilages, et dans la formation des os).

Quels sont les signes de déficit ?

Beaucoup de signes ont été évoqués dans la carence en magnésium, mais aucun n'est spécifique. Il s'agit surtout des signes attribués à la spasmophilie : hyperémotivité, « boule » dans la gorge, tachycardie (palpitations), asthénie, fatigabilité, contractures des muscles striés (crampes, crises de tétanie) et des muscles lisses (crampes à l'épigastre), bouche sèche, oppression, tremblements, maux de tête, vertiges, fragilité des phanères (cheveux, ongles), et la fameuse trilogie : lassitude-irritabilité-insomnie.

Chez la femme enceinte, des vomissements persistants après le troisième mois. Chez la femme non enceinte, des troubles prémenstruels prononcés, des douleurs des règles, liés aux variations du besoin provoquées par les fluctuations hormonales du cycle ; des spasmes de l'utérus.

On parle aussi de signes allergiques, de phénomènes de thrombose, de troubles du fonctionnement biliaire et même de micro-lithiase des reins.

Enfin – et ce serait le plus grave – des troubles cardiaques parfois sévères : troubles du rythme (battements irréguliers, anarchiques ou accélérés). Bref, toute la pathologie y passe !

La carence en magnésium entraîne une hyposécrétion de la parathormone chargée de maintenir un taux suffisant de calcium sanguin, donc en même temps, une insuffisance en calcium. Ce qui explique que ses signes soient plus ou moins identiques à ceux de la carence en calcium.

Biologiquement : les analyses de sang ne prouvent pas un éventuel déficit car elles peuvent être normales pour le sang, alors que le magnésium est insuffisant dans les cellules (1/250e seulement circule dans le sang ; aussi peut-on avoir un manque tissulaire grave et un taux dans le plasma à peu près normal).

Pour apprécier sa concentration dans les cellules, on mesure sa teneur dans les globules rouges (magnésium érythrocytaire) : le taux normal est de 45 à 60 mg/l (taux normal dans le sérum sanguin : 21 mg/l ; déficit : moins de 17 mg/l).

Deux examens – dont l'intérêt est d'ailleurs discuté – pourraient confirmer le diagnostic d'hypomagnésie : l'électromyogramme (étude des courants électriques produits par les muscles lors de leurs contractions), susceptible de révéler des anomalies caractéristiques, et le « signe de Chvostek » (brève contracture de l'orbiculaire des lèvres à la percussion de la joue).

L'anomalie à la courbe d'excitabilité neuro-musculaire est corrigée par la prise de magnésium, mais non par autre chose, ce qui, pour le Pr Creff, établit bien la relation de cause à effet.

On peut aussi injecter du magnésium et mesurer la quantité éliminée en vingt-quatre heures par l'urine. Si celle-ci est inférieure à 90 %, il y aurait déficit.

Dans les carences légères, on peut pallier le déficit par la consommation accrue d'aliments riches en magnésium : pain et céréales complets, légumineuses, chocolat, fruits oléagineux et, si l'on tolère mal ces aliments du point de vue digestif, des fruits secs, des pommes de terre, des légumes verts et certaines eaux minérales (100 g de pain + une barre de chocolat = le quart de la ration d'un enfant).

Quand le magnésium-médicament s'avère nécessaire, on prend, sous forme de sels, une des nombreuses préparations du commerce : chlorure, nitrate, acétate, lévulinate, ascorbate, aspartate, propionate, lactate, etc. : en moyenne, de 2 à 3 g/jour en doses fractionnées.

En cas de déficit vrai, on utilise, en outre, des fixateurs comme la vitamine B_6 ou la vitamine D (en contrôlant le taux de calcium).

Expérimentalement : pour certains auteurs, la carence en magnésium favoriserait le développement de l'athérosclérose ; son apport aurait un effet protecteur.

Peut-on avoir trop de magnésium ?

Oui, essentiellement en cas d'insuffisance rénale ou, parfois, quand on consomme trop de magnésium-médicament. Les hypermagnésémies sont, toutefois, beaucoup plus rares que les hypomagnésémies.

Quels sont les signes d'hypermagnésie ?

Signes cliniques : somnolence, nausées, hypotension, bradycardie (ralentissement du rythme cardiaque).

L'excès de magnésium peut être toxique mais les intoxications au magnésium sont rares : il en résulte la formation de calculs, et des effets dépresseurs sur le système nerveux central.

Signes biologiques : l'hypermagnésémie est atteinte pour un taux dans le plasma supérieur à 2 mEq/l, quand le rein est incapable de l'éliminer suffisamment. On la décèle quand le taux est cinq fois supérieur à la normale.

Bien que la place de la diététique soit très minime dans l'hypermagnésie, on conseille de supprimer cacao, fruits et légumes secs, oléagineux.

Dans quels cas les médecins en prescrivent-ils ?

En cas de spasmophilie et, d'une façon générale, des troubles qu'on y rattache (contractures, crampes, oppression, etc., vus plus haut), que ceux-ci y soient ou non liés, tels, notamment, l'insuffisance cardiaque, où le magnésium permet de mieux supporter l'indispensable digitaline. On l'utilise même en injections intraveineuses dans les troubles aigus du rythme du cœur : grandes irrégularités, extra-systoles graves, etc.

Les médecins en prescrivent aussi dans certains états nerveux et même névrotiques : hyperémotivité anxieuse avec insomnies, vertiges, lipothymies (tendance à l'évanouissement). En cas d'alcoolisme chronique, avec polynévrites. Dans certains troubles de la sénescence et encore, en même temps que les diurétiques, pour en pallier les fuites.

Si l'on suit les plus enthousiastes, d'ailleurs, le magnésium trouverait sa place dans la plupart des pathologies. En psychiatrie, en gynécologie (troubles des règles), en obstétrique (pour prévenir et traiter les crises convulsives d'éclampsie, les contractions utérines)... et, pratiquement, à tout le monde, de la naissance à la fin de l'existence : aux nourrissons, pour réhydratation, rééquilibration ionique après diarrhées, vomissements ; chez les enfants, pour troubles caractériels, agressivité, irritabilité, troubles du sommeil, états anxieux (il faudrait même, pour un « médecin » spasmophilophile, l'administrer à titre préventif chez les enfants dont les parents ont un grave déficit !) ; chez les femmes enceintes, pour les troubles fonctionnels de la grossesse (vomissements, crampes) ; chez les vieillards en subcarence et, vous l'avez vu, les adultes sains qui supportent mal la vie urbaine !

Pour tous les médecins qui en font plus ou moins une panacée, la preuve de son efficacité est simple : si sa prise améliore ou guérit les troubles, si elle modifie les examens biologiques, c'est qu'il y a un rapport de cause à effet entre magnésium et troubles. Mais plutôt que de combler les déficits par des médicaments, ne vaudrait-il pas mieux enrichir les engrais en magnésium et sélectionner les espèces agricoles pour que les aliments en contiennent davantage ?

Les seules contre-indications à son emploi sont l'insuffisance rénale et les infections urinaires.

En oligothérapie

Le magnésium est en rapport direct avec le métabolisme de la cellule nerveuse. Les oligothérapeutes l'emploient dans les manifestations fonctionnelles de spasmophilie et de tétanie, comme euphorisant du système nerveux central, tranquillisant naturel. Dans certaines douleurs rhumatismales – pour son action anti-inflammatoire sur les tissus conjonctifs et cartilagineux – surtout de type névritique, associé au potassium et à l'oligo de la diathèse. Dans certains troubles fonctionnels intestinaux, également associé avec l'oligo principal de la diathèse, tels les colites après infections parasitaires ou amibiennes (on connaît d'ailleurs l'effet des eaux magnésiennes de Châtelguyon, où les molécules de magnésium, ionisées et divisées, ont une action catalytique). Pour combattre la constipation (ils favorisent indirectement la sécrétion de bile). Pour lutter contre les surcharges graisseuses qui envahissent le foie, sur lequel il exerce une action régénératrice.

Les sels de magnésium sont employés aussi comme préventifs

Eau potable et santé cardiaque

Les déficits en magnésium sont fréquents dans la pathologie cardio-vasculaire. Il existerait une corrélation négative entre la dureté de l'eau (dont le magnésium est l'un des composants essentiels) et la mortalité par cardiopathie ischémique (par manque d'oxygénation).

Le déficit en magnésium provoque une fuite du potassium à l'intérieur des cellules, fuite qu'on ne peut pas corriger en l'absence de magnésium. Des preuves en sont fournies par l'électrocardiogramme (Pr Mireille Brochier et Philippe Meyer).

Des études, effectuées aux États-Unis, ont montré que le taux de décès dus à la maladie coronarienne était plus faible dans les villes où la teneur en magnésium de l'eau potable est plus élevée que la moyenne. Le lien entre la concentration de magnésium de l'eau potable et la santé cardiaque a également été établi par John Marier, au Canada.

Il existerait, d'autre part, des rapports entre une anomalie cardiaque (prolapsus de la valve mitrale), la tétanie latente et un déficit en magnésium. Des études sont en cours à cet égard, menées par le Pr Gérard, pédiatre, et le Pr Luccioni, cardiologue.

de l'athérosclérose, pour éviter les surcharges de calcium, sur les parois artérielles comme sur les articulations.

Sa petite histoire

Le nom provient probablement d'une bourgade d'Asie Mineure, Magnésia, bien connue plusieurs siècles avant notre ère pour sa magnésie blanche.

Un des premiers usages connus a été, à la Renaissance, la prise de sels de magnésium comme laxatifs. Les propriétés laxatives du magnésium expliquent la réputation dont jouissent encore les sels d'Epsom (sulfate de magnésium) et le lait de magnésie (hydroxyde de magnésium suspendu).

Il y a un demi-siècle, P. Delbet, G. Bertrand et D. Bertrand ont montré son importance biologique en agriculture et en alimentation. Le Dr Delbet lui a même donné, pendant quelques années, sa première vague de célébrité en le préconisant comme préventif du cancer. Puis il a été relancé, si l'on peut dire, d'abord par le Dr Durlach, il y a une vingtaine d'années, puis par les « inventeurs » de la spasmophilie et... par les laboratoires intéressés !

Le chlore

L'organisme humain en contient environ 74 g, essentiellement en dehors des cellules : dans le plasma, presque dix fois plus que dans le liquide intra-cellulaire.

Une partie est fixée aux tissus. L'os contient 30 % du chlore total, sans doute lié à des protéines. Cette partie constitue le chlore échangeable.

Son rôle

Principal anion du liquide extra-cellulaire, lié au sodium, il forme le chlorure de sodium et le bicarbonate de sodium, dont l'importance dans le maintien de la pression osmotique et l'équilibre acide-base a été vue à « Sodium ».

Il est difficile de dissocier son absorption, son rôle physiologique et son excrétion, de celles du sodium. Il joue toutefois, en dehors de ce rôle, un rôle plus particulier – et essentiel – dans la digestion. Il participe, en effet, à la sécrétion de l'estomac, en se combinant avec les ions H_2 pour former de l'acide chlorhydrique.

Sources

Essentiellement le chlorure de sodium et le chlorure de potassium de l'alimentation, pour les deux tiers sous forme de sel d'appoint.

Besoins

De 1 à 2 g/jour, ils sont largement couverts par l'alimentation et le sel d'assaisonnement. La consommation moyenne de chlorure de sodium est supérieure à 10 g/jour, soit supérieure à 6 g de chlore.

Souffre-t-on souvent de carence ?

Il peut s'en produire (hypochlorémies) en cas de diarrhées ou de vomissements importants de liquide gastrique.

Quels sont les signes de carence ?

Il n'y a pas de signes cliniques caractéristiques. On peut souffrir de crampes musculaires, apathie intellectuelle, réduction de l'appétit.

Signes biologiques : on considère qu'il y a hypochlorémie quand le taux de plasma est inférieur à 90 mEq/l.

Pour le traitement, la diététique pure joue un rôle minime. Il consiste en injections intraveineuses de chlorure de sodium.

Souffre-t-on souvent d'excès ?

L'hyperchlorémie peut se produire en cas de déshydratation : par perte d'eau ou surcharge en sel, dans certaines maladies du rein.

Quels sont les signes d'hyperchlorémie ?

Il n'y a pas de signes cliniques caractéristiques. Il se produit parfois des vomissements.

Signes biologiques : on considère qu'il y a hyperchlorémie quand le taux de plasma est supérieur à 110 mEq/l.

Le traitement diététique est celui du désordre des électrolytes acide-base qui l'accompagne.

Le soufre

L'organisme en contient 300 mg, sous forme d'acides soufrés, c'est-à-dire plus que de potassium et de sodium ; mais le stock soufré de l'organisme semble relativement stable, et son renouvellement est moindre (850 mg/jour).

Élément important de certaines protéines de l'organisme, il est présent dans toutes les cellules. Il entre dans la composition de diverses hormones (insuline, gluthation, hormones anté-hypophysaires), vitamines (thiamine, biotine...), de l'héparine, du co-enzyme A, de la kératine, à laquelle il donne son élasticité. Les protéines les plus riches en acides aminés soufrés sont celles de la couche cornée de la peau, des phanères (cheveux, ongles), des cartilages, des tendons.

Le soufre minéral n'est pas utilisé et est éliminé tel quel. Le soufre organique, celui de la viande par exemple, est oxydé en sulfate et éliminé par les urines sous cette forme.

Son rôle

Le soufre joue un rôle de premier plan dans l'organisme, où il exerce des actions physiologiques multiples. La principale est la détoxication ou élimination des produits toxiques auxquels il se lie pour les neutraliser.

Il intervient aussi dans la respiration des cellules, par la formation de ponts disulfurés.

Sources

Les principales sont deux acides aminés soufrés, la cystine et la méthionine (l'ion soufre des sulfates ne serait pas utilisé, on l'a vu) que contiennent presque tous les aliments protéiques.

Les plus riches sont les légumineuses (haricots secs, pois, lentilles, fèves) ; le chou, les radis noirs, l'oignon, l'ail, l'échalote, la moutarde, l'asperge, le poireau, la ciboulette ; le poisson, la viande et surtout le jaune d'œuf (165 mg/100 g), le seul aliment qui noircisse les cuillers en argent.

Besoins

Ils ne sont pas connus, mais toujours couverts par l'alimentation.

Carence et excès

On ne connaît pas de carence en soufre.

Dans quels cas les médecins en prescrivent-ils ?

Sous forme de cystine, de méthionine (associée à l'acide folique, ou au méso-inositol et à la choline) ou de soufre colloïdal, le soufre est prescrit :

- dans les affections de la peau et des phanères : états séborrhéiques, acné (en adjuvant), psoriasis, eczéma, zona ; alopécie, chute de cheveux, croissance et troubles des ongles (fragilité, mycoses) ;
- dans les affections du foie et les troubles fonctionnels d'origine digestive ;
- dans les affections des voies respiratoires et les affections ORL, où il est considéré comme un régénérateur de la muqueuse respiratoire : rhinites, bronchites, etc. ;
- dans les affections rhumatismales (arthroses) ;
- en complément des cures thermales soufrées.

Associé à l'iode, comme anti-scléreux des artères et du cartilage : dans les affections cardio-vasculaires, les rhumatismes chroniques, l'hypertension artérielle, et en gérontologie.

En oligothérapie

Il a exactement les mêmes propriétés que les eaux thermales soufrées, lesquelles favorisent, du fait de leur ionisation, le métabolisme général du cuivre, selon une action catalytique. Il est donc considéré comme un excellent complément des cures thermales, qu'on ne peut faire qu'une fois l'an et non pas chaque fois que le besoin s'en fait sentir. Dans de nombreux cas, il aide le traitement anti-arthritique et rend ainsi les cures non indispensables (Dr Picard).

Il est fréquemment utilisé, le plus souvent associé aux oligo-éléments majeurs des diathèses, et c'est un complément important de tout traitement des maladies allergiques. Il paraît stabiliser les résultats des affections rhumatismales (arthroses), des insuffisances digestives du foie et de la vésicule biliaire, associé au manganèse-cuivre ou au manganèse-cobalt ; il réussit également dans les migraines, eczémas et dermatoses en général, certains asthmes. D'une manière générale, il exerce une action détoxicante.

les micro-éléments

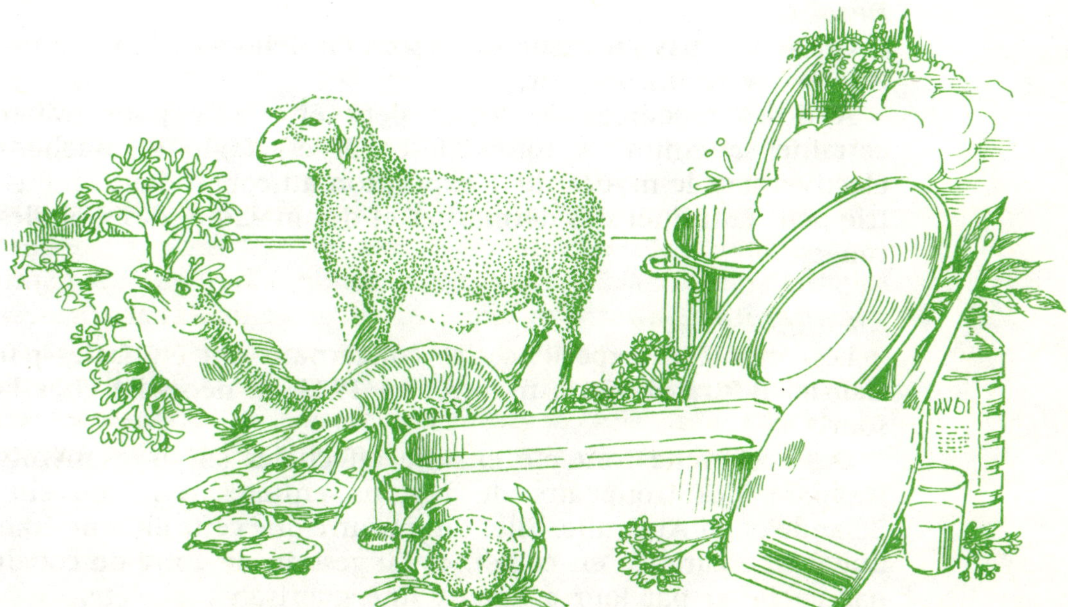

Le cobalt

Le cobalt existe dans l'organisme à la dose de 0,0015 g, surtout au niveau du pancréas. Il est étroitement conditionné par la présence surajoutée du fer et de cuivre.

Son rôle

On a découvert en 1948 qu'un atome de cobalt occupait le centre de la molécule de vitamine B_{12}, nécessaire à la division cellulaire. C'est par ce rôle qu'il est surtout connu.

Dans la vitamine B_{12}, il contribue à la formation des globules rouges en favorisant la synthèse de l'hémoglobine.

Il existe dans certaines enzymes, et pourrait jouer un rôle d'activateur. Mais ces fonctions sont encore imprécises.

Sources

La viande (veau et bœuf), le lait. Il y en a beaucoup aussi dans les girolles, le ris de veau, les lentilles, les haricots blancs, la langouste, le blé non décortiqué, le jaune d'œuf, les moules, les radis, les côtelettes d'agneau, les rognons de mouton, la betterave rouge, le chou blanc, les figues, les oignons ; par ordre décroissant, de 500 à 320 μg/100 g.

Besoins

On ne sait pas s'il existe un besoin en dehors de la vitamine B_{12}. Peut-être 0,1 μg/jour.

A doses modérées, le cobalt peut être utile pour traiter certaines anémies. A fortes doses, il est toxique, touchant électivement le myocarde. L'exposition au cobalt dans l'industrie peut entraîner des dermatites et des maladies des globules rouges.

En oligothérapie

Les premières expériences le concernant ont été faites par Gabriel Bertrand, qui a montré, en 1922, sa nécessité chez la souris.

Des recherches ont été ensuite effectuées sur une anémie frappant des troupeaux de régions entières, en Nouvelle-Zélande et en Australie. Elles ont montré que cette anémie était due à une carence en cobalt, et l'ingestion de 1 mg de cobalt par vache et par jour a amené une guérison complète.

Mais la découverte de la vitamine B_{12} et la présence indispensable de cobalt dans sa molécule ne suffisent pas à expliquer tous les effets de sa carence. Au contraire, cela démontre son importance vitale dans certains métabolismes liés à la constitution et à la circulation du sang.

Les oligothérapeutes le considèrent comme un catalyseur dont l'activité thérapeutique est très précise : il régulariserait les troubles du système sympathique et, de ce fait, est prescrit dans les blocages digestifs et manifestations spasmodiques type crises d'aérophagie, hoquet ; dans les troubles fonctionnels des vaisseaux, en particulier les spasmes et blocages vasculaires ; dans les troubles psychiques à type d'anxiété et d'angoisse. C'est le médicament « anti-trac » par excellence, à prendre avant et pendant un examen, un concours, un contrôle de connaissances, etc.

Le cobalt, le manganèse, le zinc et le nickel viennent en tête des catalyseurs utiles aux fonctions d'échanges et d'ionisation. Leurs associations synergiques, quand ils sont groupés selon certaines affinités, ont des activités différentes et plus étendues que lorsqu'ils sont employés isolément. Manganèse-cobalt est le remède catalytique de la diathèse neuro-arthritique (comprenant troubles circulatoires capillaires, veineux et artériels périphériques, troubles circulatoires centraux, troubles digestifs, urinaires, anxiété, certains eczémas, arthroses, etc.).

Le cuivre

Ion souvent associé au fer, le cuivre existe dans l'organisme à la dose de 100 à 150 mg, sous différentes formes. Il est surtout lié à des acides aminés ou à des protéines.

Le système nerveux central en est très riche (80 μg/g), et la substance grise trois fois plus que la blanche. Il y en a, dans le foie : 30 μg/g ; la rate : 10 ; le rein : 12 ; le cœur : 15 ; le poumon : 10 ; les muscles : 4.

Dans le plasma et les globules rouges du sang, 100 μg/100 ml, dont 93 % liés à la céruloplasmine, une cuproprotéine qui fixe le cuivre dans le sérum sanguin et prévient son absorption exagérée par les tissus. Les 7 % restants, libres, sont échangeables avec les tissus.

Chez le nouveau-né, sa concentration est trois fois plus élevée que chez l'adulte.

Son rôle

Le cuivre accélère les réactions chimiques au niveau du foie. Comme le fer, il est indispensable à la synthèse de l'hémoglobine. Il entre dans la constitution de nombreuses enzymes.

Les complexes cuivriques interviennent aussi dans la synthèse des protéines et dans celle des prostaglandines. Il favorise l'absorption intestinale du fer, accélère l'oxydation de la vitamine C. Mais, comme le plomb et le zinc, il est aussi inhibiteur d'enzymes.

Sources

Voici quelques teneurs, exprimées en mg/100 g :

Foie de veau et de mouton	15
Coquilles Saint-Jacques	10
Huîtres, moules	de 4 à 9
Cacao	3,5
Écrevisses, foie de bœuf	2
Crustacés, œufs de poisson, blé, avoine, pain d'épice, soja, poivre, cervelle, escargots	1

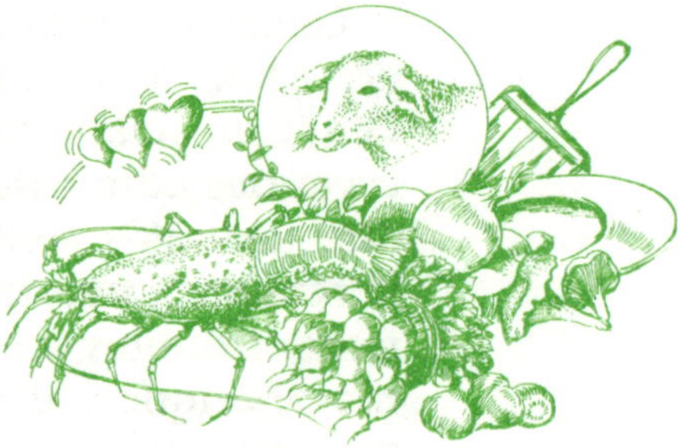

Besoins

Comme aucune maladie par carence d'apport n'a été mise en évidence chez l'adulte, le besoin a été fixé arbitrairement à partir de l'expérimentation animale et des carences observées chez les nourrissons, où, dans les milieux défavorisés, une alimentation exclusive et prolongée au lait de vache frais ou homogénéisé entraîne une hypocuprémie.

Nourrisson : 80 µg/kg/jour
Enfant : 50
Moins, parfois, chez le prématuré
Adulte : de 2 à 3 mg/jour.

Souffre-t-on souvent de carence ?

Les hypocuprémies sont plus rares que les surcharges

(hypercuprémies), et surviennent quand le taux est inférieur à 90 μg.

On peut en observer dans les maladies avec appauvrissement grave en protéines : sprue, kwashiorkor, certaines néphroses ; les anémies et insuffisances de globules blancs (neutropénies) du nouveau-né ; le syndrome de Menkes (cheveux en vrilles), lié à une anomalie génétique de son absorption et non à une carence d'apport.

Quels sont les signes de carence ?

Une anémie hypochrome avec pâleur, œdèmes, retard de croissance, anorexie. Le diagnostic s'établit sur la chute du taux de cuivre et de fer dans le plasma.

L'alimentation ne joue un rôle thérapeutique que dans les anémies des nourrissons et celles où le taux du cuivre et du fer dans le sang est abaissé.

Souffre-t-on souvent de surcharge ?

On considère qu'il y a hypercuprémie quand le taux de cuivre dans le sang est supérieur à 110 μg. Ce qui se produit dans les infections ; lors d'infarctus du myocarde (les individus du groupe sanguin A auraient tendance à accumuler du cuivre et à développer des thromboses coronariennes), hyperthyroïdie, maladies du sang, cancers.

Cuivre, enfants agités et Bedlington terriers

Le foie du nouveau-né à terme contient beaucoup plus de cuivre que celui de l'homme adulte. Le taux diminue en cinq à quinze ans. Comme le cuivre est un stimulant cérébral, cet excès pourrait jouer un rôle dans l'hyperkinésie (agitation excessive) infantile, qui s'améliore avec l'âge. Le foie de l'agneau et du veau contient également plus de cuivre que celui des animaux adultes.

Chez le Bedlington terrier, un défaut génétique fait que, souvent, il y a beaucoup de cuivre dans le sang et les tissus, et des lésions du foie. Les animaux malades sont hyperkinétiques, cessent de jouer avec leurs pareils. Si on leur administre du zinc et de la vitamine C, antidotes du cuivre, ils retrouvent leurs normes physiologiques et leur caractère alerte et enjoué.

Dans la grossesse, le taux sanguin est multiplié par trois. Il augmente également quand on prend des estrogènes purs ou des estroprogestatifs contraceptifs.

Dans quels cas les médecins en prescrivent-ils ?

Pour l'instant, son emploi allopathique est encore à l'étude. Il faut passer de l'animal à la clinique, mais les complexes du cuivre semblent représenter des médicaments d'avenir dans le traitement des maladies chroniques, d'autant plus qu'ils sont peu toxiques, non allergisants et faciles à synthétiser.

En oligothérapie.

Très estimé par les oligothérapeutes, le cuivre agit dans les états infectieux (microbiens ou viraux) et inflammatoires aigus et chroniques. Dès les premiers symptômes d'un état grippal, par exemple, il le jugulerait en 36 à 48 heures, sans laisser d'asthénie consécutive. Il fait céder parfois aussi certaines poussées inflammatoires aiguës d'affections rhumatologiques.

La maladie de Wilson

La maladie de Wilson est une affection génétique très rare, une hépatite mortelle avec dégénérescence de l'œil. Il existe un déficit en céruloplasmine, d'où accumulation du cuivre dans l'organisme, et notamment dans le foie, puis dans le cerveau, les reins, la cornée. On la traite par la D-Pénicillamine.

Le lait bouilli dans le cuivre

*La haute teneur en cuivre du foie, chez les jeunes enfants atteints de cirrhose infantile – maladie non exceptionnelle en Inde, et entraînant souvent la mort vers l'âge de deux ou trois ans – a longtemps intrigué les médecins. En recherchant dans l'alimentation la cause de cette anomalie, on a récemment découvert qu'elle atteignait seulement les enfants qui n'étaient pas nourris au sein, et l'on a pu incriminer en fin de compte le lait de vache, stocké et bouilli dans des récipients de cuivre ! (*The Lancet, *1983-II-8357-992-995).*

Pris avec de la vitamine C, il favorise l'auto-défense et la constitution des anticorps et des antitoxines.

Associé à Or-Argent ou au Manganèse, il est indiqué dans les diathèses arthro-infectieuses ou anergiques. Le Zinc-Cuivre serait un régulateur endocrinien de la sphère hypophyso-génitale.

Le fer

Pendant longtemps, on a fait boire aux enfants de l'eau où l'on avait lentement laissé rouiller un clou, « pour leur donner du fer » ! Aujourd'hui, on constate ce qu'on avait depuis longtemps découvert par empirisme : le manque de fer dans l'organisme, et la nécessité d'y pallier.

Le fer est l'oligo-élément le plus anciennement étudié. Bien que présent dans l'organisme en quantité très faible, il est indispensable à la vie. L'organisme en contient de 3,5 à 4 g : 0,005 % du poids du corps ; les hommes davantage que les femmes : 50 mg/kg de poids contre 35 mg

On appelle fer héminique celui qui est facile à mobiliser pour la synthèse de l'hème (noyau pigmentaire de l'hémoglobine), de la myoglobine (pigment respiratoire du muscle) et des enzymes, et fer non héminique celui qui est stocké sous forme de réserves (complexes protéinés : ferritine et hémosidérine) dans la rate et la moelle osseuse, le système réticulo-endothélial et surtout, dans le foie.

Son rôle

Le fer (et, à moindre degré, le cuivre) est indispensable à beaucoup de fonctions vitales :

- il se combine à l'hème, et son rôle est important dans la fonction respiratoire : constituant de l'hémoglobine dont il assure la synthèse, il sert de transporteur d'oxygène des poumons vers tous les organes ;
- comme il est facilement oxydé et réduit, il entre dans la constitution de nombreuses enzymes de la chaîne respiratoire (catalase, peroxydase, cytochromes, etc.) qui jouent un rôle dans les transferts d'électrons, les phénomènes d'oxydation des cellules. Le cytochrome C, notamment, est une enzyme fondamentale dans les phosphorylations oxydatives qui libèrent de l'énergie (voir Phosphore) ;

– il participe à la formation de la myoglobine, le pigment respiratoire du muscle, forme de réserve de l'oxygène musculaire.

Mais il est toxique quand il se dépose dans les tissus.

Son métabolisme

Le fer est un exemple original d'économie en circuit fermé. L'organisme le conserve précieusement et l'ensemble des éliminations par les selles, les urines et la sueur, totalise au maximum 0,7 mg/jour (de 0,1 à 4), soit 1/400e du total présent dans l'organisme. Le fer des selles provient des cellules muqueuses de l'intestin qui ont desquamé, et du fer non absorbé.

Quand les globules rouges meurent (ils vivent en moyenne cent vingt jours), le fer de l'hémoglobine, libéré par leur destruction, est récupéré par la ferritine et réutilisé pour synthétiser de nouveaux globules rouges dans la moelle osseuse.

Les seules déperditions physiologiques importantes sont celles qui se produisent par les règles, chez les femmes entre la puberté et la ménopause ; d'où, chez celles-ci, des besoins deux fois plus élevés que chez les hommes, ou presque. Les pertes sont plus faibles si la femme prend une pilule contraceptive, plus fortes si elle porte un stérilet.

L'organisme peut augmenter l'absorption intestinale quand il en manque, mais pas l'élimination. L'alimentation habituelle dans nos pays en apporte plus que nécessaire (de 10 à 30 mg/jour) mais une partie seulement est absorbée, très variable selon les aliments. Dans les conditions normales, de 0,5 à 1 mg est absorbé chaque jour, le reste éliminé par les selles. Mais le fer absorbé est très peu éliminé.

Les pertes journalières

Par les urines : peu ; ongles et cheveux : excrétion régulière, mais limitée ; par les règles : de 0,5 à 1 mg ; en cours de grossesse : 1 mg pour alimenter le fœtus ; en période d'allaitement : 0,5 mg.

Son absorption, étudiée en incorporant aux aliments du fer radioactif, varie sous de nombreuses influences : selon l'âge, l'individu, le sexe, (elle est plus élevée chez la femme). Elle est réglée par les besoins de l'organisme et dépend beaucoup des réserves de l'individu : l'absorption du fer d'un repas peut varier de 3 à 30 %. Elle est favorisée par la bile, facilitée par la vitamine C et, sans doute, la vitamine E. Elle augmente dans les périodes où la fabrication de sang s'intensifie : après une hémorragie par exemple, par suite d'une anémie, ou d'une fabrication anormale de globules rouges dans certaines maladies. Elle diminue nettement, en revanche, si le fer est en excès : après des transfusions répétées, des injections intramusculaires de fer, etc. Elle est diminuée par les phytates (ceux du pain complet, par exemple, qui forment avec le fer un composé insoluble) et l'acide oxalique.

Elle varie énormément aussi selon les aliments (voir tableau page suivante).

Les protéines de la viande et du poisson, les sucres simples, les acides ascorbique et citrique, facilitent son absorption. Les phosphates, les phytates, le thé, le lait, les œufs, certains médicaments (tétracycline) ont un effet inhibiteur.

Des études épidémiologiques internationales montrent, en définitive, que l'apport moyen reste constant : environ 6 mg/1 000 calories, malgré les différences dans les modes d'alimentation.

Le fer ferreux est plus facilement et rapidement absorbé que le fer ferrique. La majorité du fer aliment est transformée en fer ferreux dans l'estomac sous l'influence de l'acide chlorhydrique. Puis il est absorbé au niveau de l'intestin grêle, dans la proportion de 10 à 15 %. Il s'y fixe à une protéine, l'apoferine, qui s'appelle alors ferritine, puis est libéré dans le plasma sous forme de fer.

La vitamine C est nécessaire à son absorption au niveau de la muqueuse gastro-intestinale.

Il ne suffit donc pas, par exemple, de savoir que les lentilles apportent 8 mg de fer aux 100 g et la viande de bœuf de 2 à 3 car, sur 100 g de lentilles, 0,024 sont absorbés et sur 100 g de bœuf, 0,048.

Pourcentage de fer contenu dans les aliments, en mg/100 g		Taux d'absorption *
Lait maternel	0,05	20 %
Riz	0,4	1 %
Maïs	1,1	5 %
Blé	1,2	5 %
Charcuterie	2,5	de 10 à 15 %
Poisson	1	de 10 à 15 %
Viande de bœuf	de 2 à 3	16 %
Foie d'animal	de 6 à 10	de 15 à 20 %
Epinards, laitue	4	de 2 à 5 %
Légumes secs	de 6 à 10	3 %
Œuf	7	5 %

* Ces pourcentages concernent une consommation isolée ; les éléments d'un repas sont mieux absorbés servis séparément que mélangés.

Le pigeon est l'aliment le plus riche en fer : 20 mg/100 g !

On ne sait pas comment les cellules sont informées des quantités nécessaires, et comment elles réagissent à ces besoins en augmentant ou en diminuant l'absorption. Mais les facteurs influençant l'absorption du fer sont si nombreux, y compris les éléments provenant du sol, le fer minéral provenant des ustensiles de cuisine, qu'il est impossible de savoir ce qu'on absorbe.

Sources

Le fer est abondant dans le foie d'animal, le jaune d'œuf, les feuilles de légumes (épinard, cerfeuil, etc.), le blé, les pommes de terre, les légumes secs (lentilles), les fruits secs (se reporter au tableau ci-dessus).

Il n'existe pas de supériorité des viandes blanches sur les rouges en ce qui concerne les propriétés anti-anémiques, comme on le croit parfois.

Besoins

Ils sont, en général, couverts par l'alimentation, pour un individu moyen ; en voici le détail, exprimé en mg/jour :

Nourrisson de 3 à 12 mois : de 7 à 9
Enfant de 1 à 12 ans : 10
Adolescent (croissance) : 15
Homme adulte : 10
Femme (de la puberté à la ménopause) : de 16 à 18

Après la ménopause : 10
Femme enceinte (2e moitié de la grossesse) : de 19 à 21
Femme allaitante : de 20 à 22.

Quand les besoins sont-ils accrus ?

Ils sont sept fois plus élevés chez le nourrisson que chez l'adulte, proportionnellement au poids.

Autrefois, l'anémie des nourrissons était si fréquente qu'on la disait parfois physiologique entre cinq et douze mois. Maintenant, elle est plus rare car l'alimentation variée est administrée plus précocement, les laits sont enrichis en fer, ou on donne des aliments pour bébé contenant de la viande mixée.

Mais on en voit encore pas mal dans les milieux défavorisés, émigrés, et beaucoup en Afrique du Nord, au Proche-Orient et dans nombre de pays en voie de développement.

Le statut en fer du nouveau-né dépend beaucoup de celui de la mère. Selon une étude de C. Rossignol portant sur 307 enfants de la région parisienne, 48 % à 10 mois ont des valeurs inférieures à la normale (moins de 10 mg), 38 % à 2 ans, 17 % à 4 ans. A la naissance, le stock transmis par la mère suffit, mais le lait maternel est pauvre en fer (environ 0,4 mg/100 g), le lait de vache et les céréales aussi. Le stock s'épuise progressivement durant les 5 à 6 premiers mois.

Un enfant né à terme pesant 3,5 kilos a un stock d'environ 280 à 300 mg. A un an, il doit en avoir 400. Il lui faut donc en absorber de 120 à 150 mg en un an, soit 0,45/jour.

Les facteurs prédisposants sont : l'acquisition insuffisante de réserves avant la naissance ; les mères multipares ; la prématurité ; le faible poids de naissance ; la gémellité ; les enfants dont le gain de poids a été le plus important entre la naissance et dix mois ; la carence en fer chez la mère ; des apports insuffisants durant les premiers mois (si le régime est uniquement lacté ou lacto-farineux prolongé, avant que le lait soit enrichi en fer) ; une malabsorption digestive. Il serait bon de prévenir les carences maternelles pendant la grossesse et de supplémenter les nourrissons vers 5-6 mois, le mieux étant de supplémenter le lait, d'observer chez le nourrisson une alimentation diversifiée (viande, jaune d'œuf, légumes) dans le second semestre.

Le prématuré a très peu de fer car celui-ci passe de la mère à l'enfant surtout pendant les deux derniers mois. Or, le prématuré ou l'enfant de faible poids a, en général, une croissance rapide et « rattrapera » son retard dans la première année. Ses besoins en fer sont donc très élevés, presque doublés. Il en va de même pour les jumeaux. Aussi faut-il donner très tôt des aliments riches en fer, plus du fer médicamenteux à partir du 2e ou du 3e mois.

Les effets de la carence martiale chez l'enfant sont mal connus, à part l'anémie ferriprive, qui apparaît tardivement. Mais, étant donné l'importance du fer dans les systèmes enzymatiques cérébraux et dans les processus d'oxydation et de respiration cellulaires, il est probable que la carence a des effets nocifs sur le développement psychomoteur de l'enfant.

Chez l'adulte femme, les besoins atteignent presque le double de ceux de l'homme. Ils sont très augmentés chez la femme enceinte, qui cède 300 mg de fer environ au fœtus, auxquels s'ajoutent 25 mg pour le placenta, celui nécessaire à l'augmentation de la masse sanguine dans la seconde moitié de la grossesse (500 mg), celui des pertes sanguines lors de l'accouchement.

Si la femme est en bon état nutritionnel au début de la grossesse et si elle a des réserves correctes en fer, elle peut faire face. Au début de la grossesse, les besoins en fer sont modestes, puis ils s'élèvent à 3 mg/jour dans les derniers mois. Dans le cas contraire, elle risque l'anémie car il lui faudrait absorber de 5 à 6 mg/jour, ce qui est difficile avec la seule alimentation.

L'anémie de la grossesse est évaluée aux environs de 20 % dans les pays industrialisés. Mais l'anémie est un signe tardif. Il existe des carences sans anémie. On connaît mal le retentissement de la carence sur la synthèse des enzymes et catalyseurs d'oxydations cellulaires. L'augmentation progressive de sa capacité d'absorption ne suffit pas à compenser ces nouveaux besoins, surtout si ses réserves sont insuffisantes au départ. Une supplémentation est donc nécessaire.

Durant l'allaitement, les besoins augmentent aussi : le lait maternel contient 0,5 mg de fer par litre. Si la mère donne 800 ml de lait par jour, elle cède 0,4 mg de fer.

Chez le vieillard enfin, des études faites en France, en Grande-Bretagne et dans nombre d'autres pays ont montré qu'environ 10 à 20 % ont un taux d'hémoglobine inférieur à 12 g/100 ml, et un pourcentage encore plus élevé de taux de fer sérique diminué (inférieur à 50 µg), davantage chez la femme. Les causes en sont l'alimentation diminuée par manque d'appétit, la faible consommation de protéines animales par insuffisance des ressources, une carence d'absorption du fer ou autres nutriments (troubles digestifs divers), une denture défectueuse. Parfois, il y a pertes par hémorroïdes, lésion de l'intestin ou de l'utérus. Souvent, les facteurs sont multiples. Mais les modifications du mode de vie n'étant pas toujours suffisantes ni possibles, il faut prescrire des médicaments, et, souvent, de la vitamine C et de la pepsine.

Souffre-t-on souvent de carence ?

Oui, les carences sont fréquentes, lorsqu'on examine la nutrition mondiale.

– *Carences d'apport :* le déficit en fer et les anémies ferriprives (par manque de fer) touchent de 5 à 10 % de la population du globe – cinq cents millions de personnes dans le monde – surtout dans les pays en voie de développement, où ils font partie de multicarences. Mais, même dans les autres pays, il arrive que les apports alimentaires ne couvrent pas totalement les besoins : chez les femmes, surtout enceintes et nourrices, et souvent les enfants, on l'a vu. Mais aussi quand la ration est globalement diminuée (régime amai-

Le « tour du monde » des carences en fer

En Afrique, selon les régions : de 6 à 15 % des hommes, de 15 à 50 % des femmes.

En Amérique du Sud : de 5 à 15 % des hommes, de 10 à 35 % des femmes, 50 % des femmes enceintes, de 15 à 20 % des enfants.

En Asie : 10 % des hommes, de 30 à 55 % des femmes (jusqu'à 99 % des femmes enceintes dans certaines régions de l'Inde, du Pakistan et du Bangladesh) ; plus de 50 % des enfants.

Au Moyen-Orient : de 20 à 25 % des femmes enceintes, de 25 à 70 % des enfants.

En Europe et Amérique du Nord : de 3 à 6 % des hommes, de 6 à 20 % des femmes.

En France : 33 % des femmes enceintes, davantage chez les multipares (par utilisation excessive) et les émigrées.

grissant, par exemple, ou régime suivi par conception philosophique : zen, végétalien) et, surtout, quand la consommation de viande et d'autres produits d'origine animale est faible (familles nombreuses à revenus modérés, gens âgés, etc.).

- *Carences de fuite :* après une hémorragie, les besoins augmentent (la perte d'un litre de sang entraîne celle de 0,5 g fer) ; hémorragie aiguë ou hémorragies minimes, occultes mais répétées, en cas d'hémorroïdes, de lésions digestives, hernie hiatale, lésions utérines, fibromes, stérilet mal placé ou mal supporté, maladie de Rendu-Osler (saignements de nez à répétition), hématurie (perte de sang par l'urine) chronique, chez les donneurs de sang et, dans les régions tropicales, de nombreuses parasitoses digestives (dans certains pays tropicaux, de 30 à 60 % des femmes et de 50 à 90 % des femmes enceintes, souffrent d'anémie ferriprive). En cas aussi, parfois, de prise d'aspirine et d'anticoagulants de longue durée. Il faut souvent prendre alors du fer médicament.

Même dans les pays à haut niveau de vie (États-Unis, Canada, Suède, RDA, Grande-Bretagne), les anémies par carence en fer peuvent exister. En France, même sans anémie, des femmes (qui ne compensent pas les pertes mensuelles par un apport alimentaire adéquat) ont un déficit en fer qu'on peut découvrir fortuitement. Une étude suédoise, faite à Göteborg en 1963 sur 1 022 femmes, a montré qu'il y a environ 25 % d'anémies chez les femmes en période d'activité génitale, 10 % ensuite. Or, la Suède a un des niveaux de vie les plus élevés du monde

- *Carences d'absorption :* chez les gastrectomisés, en cas de maladie cœliaque, sprue tropicale, certaines maladies intestinales, alimentation riche en substances qui entravent l'absorption (laitages, thé, piment), le fer, quoique ingéré en quantité suffisante, n'est pas absorbé.
- *Carences d'utilisation :* dans les troubles de la synthèse de l'hémoglobine (par manque de folates), dans les cirrhoses alcooliques et dans les anémies « inflammatoires » où le fer est stocké dans le tissu réticulo-endothélial, il reste inutilisable.
- *Chez les sportifs :* dans certains entraînements où l'organisme réclame un plus grand volume de sang (pour irriguer

une masse musculaire plus importante) ou dans les activités physiques de la montagne (qui impliquent une majoration de la ventilation), il y a parfois subcarence, plus fréquente si l'alimentation est centrée sur le lait et ses dérivés, car le lait est pauvre en fer et en cuivre.

Une carence en vitamine C est, enfin, susceptible d'entraîner une anémie hypochrome ferriprive.

Quels sont les signes de carence ?

Les conséquences des carences sont une anémie hypochrome ferriprive, mais des signes apparaissent avant qu'elle soit constatée. L'anémie est parfois bien supportée car son installation est progressive.

Signes cliniques : asthénie banale, fatigabilité à l'effort, pâleur de la peau et des muqueuses.

Parfois, les signes sont plus prononcés : essoufflement, difficulté à respirer (dyspnée) à l'effort, palpitations (tachycardie), parfois souffle au cœur. Mais ils sont très inconstants, et souvent constatés seulement après examen de sang : peau sèche, ongles mous ou cassants, cheveux fins. Quand la carence est très évoluée seulement : fissures des commissures des lèvres (perlèche), brûlures de l'estomac ou de la bouche.

Outre les troubles du cœur, du cerveau (bourdonnements d'oreille, vertiges), des tissus (déformation des ongles), de la peau, des phanères, peuvent survenir des troubles gastro-intestinaux.

Enfin, la résistance à l'infection est moindre et, en cas de grossesse, il y a augmentation de la prématurité, et de la mortalité fœtale.

Signes biologiques : L'anémie ferriprive ne se reconnaît pas au nombre des globules rouges, mais au taux abaissé de l'hémoglobine (inférieur à 12 g chez l'homme, 11 g chez la femme), aux anomalies des globules rouges (de petite taille – on parle d'anémie microcytaire – et déformés). Selon la définition de l'OMS, d'ailleurs « l'anémie est un état pathologique dans lequel le taux d'hémoglobine est inférieur à la normale ». La baisse de la concentration des globules rouges en hémoglobine fait qu'ils deviennent plus pâles (l'anémie est « hypochrome »). Le taux de fer dans le sérum sanguin est inférieur à 70 gammas ou 10 micromoles/l.

La diminution du taux d'hémoglobine est un signe tardif. Pour connaître la teneur en fer de l'organisme, le meilleur reflet des réserves des tissus est le taux de ferritine.

Le traitement de la carence en fer est avant tout celui de la cause : ulcère duodénal, hernie hiatale, etc.

- Curatif : on donnera des sels de fer ferreux (de 100 à 300 mg/jour).
- Préventif : la diététique ne suffit pas (le déficit peut atteindre de 200 à 500 mg/jour), il faut alors prendre des sels de fer pendant au moins un mois.

Comme il est difficile de consommer suffisamment d'aliments qui contiennent du fer, dans certains pays (États-Unis, Grande-Bretagne, Suède), on enrichit en fer un aliment usuel : sel de table, farine de blé, pain en Suède, sucre au Guatémala, sauces de poisson en Asie, lait écrémé, produits alimentaires pour nourrissons. Aux États-Unis, en Grande-Bretagne, on enrichit la farine de boulangerie et de pâtisserie. En Suède, on a constaté de ce fait une diminution des carences.

Toutefois en France, cette supplémentation n'est pas autorisée, sauf dans les laits pour nourrissons et les produits diététiques (les laits maternisés sont enrichis depuis 1972).

A savoir : certaines eaux contiennent du fer. A Paris même, existe une fontaine ferrugineuse qu'il serait dommage d'ignorer (voir page 213).

Y a-t-il des troubles par excès de fer ?

Oui, il peut y avoir surcharge en fer : c'est l'hémochromatose, avec un taux de fer dans le sérum sanguin supérieur à 200 gammas.

L'hémochromatose peut être primitive, héréditaire (en Bretagne, par exemple), par absorption excessive de fer. Les signes, qui apparaissent entre quarante et soixante ans, sont plus fréquents, plus graves et plus précoces chez les hommes que chez les femmes, protégées par les pertes en fer lors des règles : il y a association de diabète sucré, de pigmentation brune de la peau et de gros foie, qui peut se transformer en cirrhose, appelée autrefois diabète bronzé. Elle peut être secondaire à des transfusions répétées ou à certaines cirrhoses, par exemple.

L'hémochromatose se traite par des saignées hebdomadaires de 500 ml environ. On en calcule le nombre de façon à ramener le taux de fer à la normale.

Dans quels cas les médecins en prescrivent-ils ?

En cas d'anémie hypochrome et ferriprive.

Le fluor

Il n'existe pas à l'état pur, mais toujours sous forme de combinaisons. Élément constitutif de l'organisme, qui en contient 2,6 g environ, il se fixe électivement dans l'émail des dents, et dans les os (de 100 à 200 mg/kilo de poids). Il existe, en faible quantité, dans les liquides extra-cellulaires et les tissus mous.

Son rôle

Classiquement, il n'est connu que par sa présence dans l'émail des dents, et par le rôle qu'il semble jouer dans sa constitution. Catalyseur du système ostéo-articulaire, il exerce une action d'ordre enzymatique. A doses optimales (moins de 2 mg/jour), il se concentre dans les os et les dents, favorise leur croissance et les rend plus résistants.

Anti-caries, il empêche le développement des bactéries gourmandes de sucre qui produisent un acide dangereux pour l'émail. Il favoriserait également la croissance. En vérité, son rôle biologique est assez mal connu.

Sources

L'écorce terrestre en renferme beaucoup – il figure au dix-septième rang de ses composants – et l'eau potable constitue la source naturelle principale. Mais sa concentration varie beaucoup selon la composition du sol. Elle est en général plus élevée dans les eaux souterraines (Badoit) que dans les eaux de surface (en moyenne : 0,3 mg/l). En France, elle varie selon les communes. Le plus souvent, elle contient beaucoup moins de 1 mg/l, mais parfois davantage, et jusqu'à 11 mg/l (exceptionnellement). Il en est de même dans les eaux minérales, dont le taux varie de 0,22 à 8,30 mg/l (Badoit : 1,17 mg/l).

Le fluor est largement répandu dans la nature, et notamment dans le thé (plante qui en est le plus riche), la farine d'os, les poissons et fruits de mer, les abats, le chou, les épinards. Le lait de vache en contient peu (0,10 mg/l), le lait humain aussi, mais son assimilation est mal connue. Le vin en apporte 0,9 mg/100 g, et les vignobles des pays volcaniques peuvent en être riches.

Besoins

1 mg/jour environ semble nécessaire pour prévenir les caries dentaires sans entraîner de signes de surcharge (fluorose). Le National Research Council donne des chiffres plus élevés (en mg/jour) :

Nourrisson jusqu'à un an : de 0,1 à 0,5
Enfant de 1 à 3 ans : de 0,5 à 1,5
Au-dessus de 3 ans : de 1,5 à 2,5.

Quand les besoins sont-ils accrus ?

Dans l'enfance, durant la période où s'effectue la dentition.

Souffre-ton souvent de carence ?

Non, car il y a rarement carence d'apport. Les seules causes de déficit sont la pauvreté en fluor des eaux de boisson. Le fluor est assez abondant dans l'alimentation, et même excessif dans certains cas, par exemple dans certaines zones d'Afrique du Nord et d'Écosse, où les eaux en sont très riches.

Il n'y a pas non plus de carences d'absorption : les fluorures des aliments sont absorbés au niveau de l'intestin grêle. Celui de l'eau est absorbé rapidement et totalement.

Théoriquement, de grandes quantités de calcium, de magnésium ou d'aluminium dans les aliments pourraient diminuer son absorption.

Quels sont les signes de carence ?

En quantité insuffisante, l'émail des dents et l'os se détériorent, du fait de la déperdition consécutive en calcium : l'émail est attaqué, d'où caries dentaires ; la nutrition du tissu osseux est viciée, les os se développent mal.

Le tissu élastique, par un mécanisme semblable, perd ses qualités de soutien : d'où laxité ligamentaire, donc tendance aux entorses et aux luxations.

Souffre-t-on souvent d'excès ?

Oui, sur le plan mondial, plus souvent que de carences. Les fluoroses surviennent dans les régions où la teneur de l'eau atteint ou dépasse 2 mg/l.

Quels sont les signes d'excès ?

- *Au niveau de l'émail :* l'apparition de taches pigmentées. Ces taches sont rares et petites si l'atteinte est légère ; nombreuses, brunâtres et très inesthétiques si elle est sévère.
- *Au niveau des os :* ils deviennent trop denses et fragiles. Ces atteintes sont assez proches à la radiographie de la maladie osseuse de Paget.

Quelle est la dose toxique ?

Les avis divergent à ce sujet : à 5 mg, l'origine des signes d'intoxication chronique est indiscutable chez les ouvriers manipulant du minerai d'aluminium ou dans les régions où l'eau de boisson en est très riche. Selon Le Moan, la fluorose apparaît pour des doses journalières supérieures à 3 mg, en général de 4 à 5. Et l'action sur les os, dans les zones où les eaux contiennent de 10 à 30 mg/l, après une consommation minimum de 10 à 15 ans.

Pour quels troubles les médecins en prescrivent-ils ?

Essentiellement, pour la prévention des caries dentaires.

En oligothérapie

Le fluor est considéré comme un remède très précieux en pathologie ostéo-articulaire, avec un champ d'action étendu à tout le système ostéo-ligamentaire et cartilagineux. Il semble présider au métabolisme du calcium et influencer ainsi la constitution des tissus de l'ensemble du squelette.

On l'emploie, associé ou non aux oligo-éléments de la diathèse (notamment à Manganèse-Cuivre ou à Manganèse-Cobalt) dans les insuffisances ostéo-ligamentaires de l'enfant et de l'adolescent : hyperlaxité ligamentaire, rachitisme, scolioses, cyphoses, troubles fonctionnels de la statique vertébrale de l'enfant, troubles de calcification. Dans les caries à répétition.

Chez l'adulte, dans toutes les hyperlaxités, entorses à répétition, insuffisances dorsales douloureuses, ostéoporose du troisième âge (en association avec le calcium), arthroses ostéoporotiques, maladie de Paget, retard de consolidation des fractures, troubles de l'ouïe causés par l'otosclérose.

Pour certains auteurs, c'est le remède des affections classiquement désespérantes, surtout chez les enfants et dans le premier tiers de la vie, dit le Dr Picard ; son effet le plus spectaculaire serait la guérison rapide et définitive, en traitement unique, des enfants hyperlaxes, s'il est prescrit assez tôt.

Pour ou contre la fluoruration artificielle de l'eau ?

En 1945, une vaste enquête rapportée par Dean sur la fréquence des caries chez l'enfant de 12 à 15 ans selon la teneur en fluor des eaux de boisson consommées, faisait état des taux suivants : 840 caries pour 100 sujets consommant de l'eau contenant moins de 0,5 mg/l ; 250 caries pour 100 sujets consommant de l'eau contenant plus de 1,4 mg/l (il est maintenant admis que la supplémentation diminue de 50 à 70 % la fréquence des caries chez l'enfant).

Ces constatations furent le point de départ d'expériences de fluoruration artificielle (1 mg/l) d'eaux de boisson dans plusieurs villes d'Amérique du Nord. Dans ces villes, en dix à quinze ans, la fréquence des caries chez les enfants d'âge scolaire a diminué de 50 % environ. Depuis lors, la technique a été adoptée dans plusieurs pays par de nombreuses municipalités où l'eau est pauvre en fluor.

A la lumière des conclusions américaines portant sur trente ans de recherches, l'O.M.S. a lancé une opération de fluoruration collective à l'échelon mondial en 1969. Ses conclusions sont les suivantes : le mode de fluoruration (naturelle ou artificielle) ne modifie pas l'action du fluor ; la fluoruration artificielle n'entraîne pas de risques toxiques dans les populations où elle est effectuée.

Aujourd'hui, 33 États fluorisent tout ou partie de la population, soit environ 150 millions de personnes, dont 80 millions d'Américains, 5 millions de Canadiens. En Europe, la RDA vient en tête avec 17 millions (le programme prévoit, pour 1985, que 47 % de la population sera « fluorée »), suivie de la Tchécoslovaquie, la Hongrie, la Russie, les Pays-Bas (3 millions). Au Danemark, la fluoruration se pratique sous forme de farine enrichie ; dans d'autres pays, c'est le sel qui est fluoré.

La fluoruration collective constitue un procédé simple et fiable. Cependant, des polémiques passionnées existent. Même aux États-Unis, plusieurs villes, et non des moindres (New York, Boston, Philadelphie) y sont hostiles. En Europe, certains font marche arrière.

Les arguments contre sont de divers ordres :

- *écologiques :* crainte de pollution des zones industrielles où le taux de fluor peut atteindre 6 mg/l ;
- *toxicologiques :* il est difficile de contrôler l'hyperfluoruration occulte si l'arrosage des légumes se fait à l'eau fluorée, si l'on utilise cette eau pour la cuisson des aliments. S'y ajoutent les difficultés pour contrôler la consommation selon les conditions climatiques, professionnelles ou locales ;
- *économiques :* coût élevé du procédé et gaspillage, car l'eau de boisson ne constitue qu'une faible quantité de l'eau utilisée et 99 % de l'eau est gaspillée.

Ajoutons que beaucoup n'aiment pas les mesures autoritaires s'appliquant à l'aveugle à toute une population.

Les partisans rétorquent, argument par argument :

- *écologiques :* les intoxications massives ne sont à craindre que dans les régions proches des zones industrielles (en France : vallée de la Maurienne, par exemple) où les décharges contiennent beaucoup de produits fluorés ; le risque est donc très limité, et exige des solutions particulières ;
- *toxicologiques :* la concentration limite de référence fixée 1 mg fluor/l, laisse une marge de sécurité appréciable. On a tenu compte, pour l'établir, de la consommation d'aliments solides : entre 0,27 et 0,50 mg/jour, si l'on ne consomme pas de façon excessive poissons de mer et thé, et de l'écart possible existant dans la consommation des eaux de boisson et de l'emploi d'eau pour la cuisson des aliments. La quantité varie selon la concentration en fluor, le volume absorbé (écarts de 0,10 mg à 4 ou 5 mg/jour), selon les conditions climatiques ou professionnelles et les besoins individuels ;
- *économiques :* ils ne « tiennent » pas ; 0,40 F par an et par personne en Amérique, 0,95 F aux Pays-Bas, 0,80 F à Bâle (en 1981). Et l'on pourrait prévoir un réseau de distribution réservé uniquement à l'eau de boisson.

Enfin, la liberté individuelle peut être respectée si l'on choisit comme mode de fluoruration l'enrichissement des denrées en fluor (farine, sel, etc.), méthodes de supplémentation actuellement expérimentées ; le lait et l'eau servis dans les écoles pourraient être fluorés, ou l'on pourrait y distribuer des comprimés de florure. Les Pays-Bas ont adopté, eux, une solution élégante : on peut « défluorer » l'eau avec un petit appareil fourni et équipé par la société de distribution.

En France, on reste réservé. Selon le Pr Creff, par exemple, la marge de sécurité est étroite. L'apport optimal est estimé à 1-1,5 mg/l, mais l'action deviendrait toxique pour des concentrations légèrement supérieures.

Le Dr Monique Astier-Dumas, membre du Conseil supérieur d'hygiène, préconise la prudence. Il faut se méfier de la systématisation de la prophylaxie collective, surtout quand la marge de sécurité est étroite. Et là, on ne peut pas systématiser toutes les variables. La fluoruration de référence est établie sur la base de la concentration (1 mg/l) et du volume moyennement consommé (1 l/jour). Mais en pratique, les enfants boivent de ½ à 2 litres. En outre, on ignore tout, ou presque, de la façon dont les aliments concentrent éventuellement le fluor en fonction de la cuisson, des préparations culinaires, etc. (même la nature du récipient peut influencer leur teneur) ; sans compter les inégalités individuelles vis-à-vis de l'absorption.

En pratique, il est très difficile d'évaluer la quantité prise par un enfant. Les laits industriels et les préparations diététiques lactées pour nourrissons en contiennent des quantités très variables, selon que l'eau utilisée pour la fabrication industrielle ou la préparation des biberons en contient plus ou moins. Il en est de même pour les autres aliments pour enfants (viandes, légumes, céréales, jus de fruits). En pratique, on en ignore l'apport, peut-être plus important qu'on le croyait jusqu'alors.

On peut connaître la teneur des eaux de boisson, mais elle ne concerne qu'une part des apports. Il faut donc se renseigner auprès des Laboratoires départementaux chargés de la surveillance des eaux. Si l'eau contient plus de 0,5 mg/l de fluor, il est inutile de supplémenter ; si elle en contient moins de 0,3 mg/l, mieux vaut le faire, en permanence dès les premières années de la vie jusqu'à l'adolescence.

Actuellement, on propose les taux de : 0,25 mg/jour de 15 jours à 2 ans ; 0,50 mg/jour de 2 à 3 ou 4 ans ; 1 mg de 3 ou 4 à 16 ans, sous forme de comprimés de fluorure (1 mg de fluor ou 2,2 mg de fluorure de sodium) dès que l'âge le permet, à sucer lentement pour application locale au niveau des surfaces dentaires. En effet, on admet aujourd'hui qu'après l'éruption des dents, le fluor agit surtout par voie topique (locale). D'où le développement des autres méthodes : bains de bouche, pâtes dentifrices, qu'on réservera aux grands enfants, car les plus petits peuvent en ingérer en excès. Pour être efficace, le traitement doit être suivi régulièrement pendant de longues années, ce qui peut sembler contraignant.

Pour en revenir à la fluoruration de l'eau, on pourrait seulement envisager une mesure strictement limitée aux régions où l'on a la certitude d'une carence de l'eau en fluor (si une cartographie rigoureuse est établie des réseaux de distribution des eaux naturelles) et en constituant un double réseau de distribution. Pour l'instant, conclut le Dr Astier-Dumas, le plus sage serait que les parents fluorisent les enfants avec des eaux minérales, ce qui, en outre, les habituerait à boire de l'eau dès le plus jeune âge, et limiterait peut-être leur conditionnement aux boissons sucrées.

Sa petite histoire

Le fluor a été isolé pour la première fois en 1886 par Henri Moissan.

Il y a près d'un siècle qu'on a découvert, dans différentes régions d'Europe et des États-Unis, des mouchetures sur l'émail des incisives. En 1907, ces taches sont décrites dans le Colorado sous le nom de *mottled enamel.* Puis elles le sont en Espagne, en Italie et au Maroc, où le vétérinaire Velu leur donne le nom de *darmous.* Velu démontre aussi que le *darmous* observé chez les moutons provient de l'absorption de phosphate naturel ou

Les hommes et les requins sont-ils comparables ?

B. Kérebel et G. Daculsi pensent qu'il existerait un déterminisme génétique de la régulation du fluor dans l'émail. En effet, les requins d'eau douce (pauvre en fluor) ont la même teneur que ceux vivant en milieu marin, où l'eau en est saturée. Mais peut-on extrapoler ?

(Tempo Médical, n° 77, Mars 1981)

fluorure de calcium, et apparaît au cours de la formation de l'émail.

On remarque aussi que, si les dents sont tachetées, chez l'homme comme chez l'animal, il n'y a jamais apparition de caries. D'où l'idée qu'un dosage adéquat de fluor pourrait exercer une action préventive, sans présenter l'inconvénient des taches. En 1933, Scharpless et Mac Collum constatent qu'il faut ajouter – chez le rat – 10 mg de fluor par kilo de poids (sous forme de sel) à une nourriture hautement purifiée, pour permettre une bonne croissance et éviter les accidents dentaires. On détermine enfin le taux idéal permettant la prévention de la carie sans risque de fluorose.

L'iode

C'est un élément indispensable au fonctionnement équilibré de l'organisme, sans doute l'oligo-élément le plus anciennement prescrit.

L'organisme en contient de 0,01 à 0,03 g, principalement dans la glande thyroïde puis dans les reins. Il diffuse largement dans les espaces extra-cellulaires, et on peut en détecter de petites quantités dans les globules rouges et dans les os.

Son rôle

Constituant des hormones thyroïdiennes, il est indispensable à leur synthèse et assure le bon fonctionnement de la glande thyroïde. Ces hormones règlent l'activité métabolique des cellules en général, la vitesse des réactions enzymatiques de l'organisme ; elles accélèrent les combustions, la consommation d'oxygène.

Elles agissent électivement sur :

- *le système nerveux,* et jouent un rôle fondamental dans la croissance et le développement mental (la carence peut entraîner une idiotie spécifique) ;
- *le tube digestif :* elles règlent le métabolisme nutritionnel, y compris celui des éléments minéraux et de l'eau ;
- *le fonctionnement neuro-musculaire,* et essentiellement celui du cœur ;
- *la dynamique circulatoire ;*
- *l'aspect des téguments :* peau, ongles, poils, cheveux (rêches en cas de carence).

L'iode est absorbé quasi complètement au niveau de l'intestin grêle sous forme d'iodures et éliminé, quasi complètement aussi, par les reins.

Absorbé avec les aliments ou les médicaments, il est d'abord transporté par le sang, mais on en trouve très peu dans le plasma (moins de 1 µg/ml) car 99 % sont transformés par la thyroïde, qui épure le plasma, et subissent diverses transformations chimiques aboutissant aux hormones thyroïdiennes.

Il passe dans le lait et le placenta.

Sources

Les poissons de mer, crustacés et tous les produits de la mer ; le sel marin (ou le sel de cuisine iodé) ; de nombreux légumes (haricots verts, cresson, navets, oignons, poireaux, radis) ; certains fruits (ananas, groseilles, pruneaux). Voici quelques teneurs, exprimées en mg/100 g :

Algue marine	700	Sardine	0,016
Morue fraîche	0,50	Saumon	0,013
Farine de poisson, hareng fumé, soja	0,10	Anguille, maquereau, merlan	0,010
Hareng frais	0,05		
Crabe	0,04		
Langouste, homard, haricots verts	0,03		
Oignon	0,02		

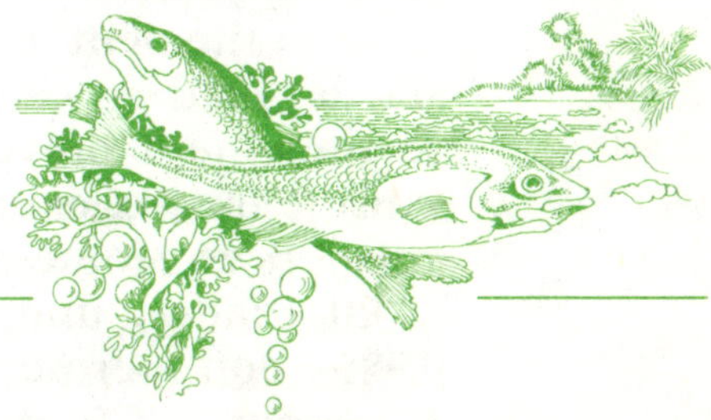

Besoins

Ils sont d'environ 100 à 200 µg/jour, mais très variables selon que la région est ou non carencée en iode.

Ils sont accrus pendant la grossesse : un apport suffisant doit permettre le bon développement thyroïdien du fœtus.

Souffre-t-on souvent de carence ?

Oui, il y a encore beaucoup de carences d'apport dans certaines régions montagneuses d'Europe (Alpes, Carpathes, Pyrénées), et on dénombre actuellement 200 millions de goitreux dans le monde, et tout spécialement en Afrique Noire, en Amérique Latine et en Asie, où plus de 10 % de la population sont atteints. Jusqu'à la fin du XIXe siècle, l'Europe montagneuse, dans les contrées éloignées de la mer – notamment le plateau central de la Suisse et les Alpes – était une région de haute endémie. La fréquence et la répartition du goitre * se sont modifiées avec le brassage des populations, mais des régions d'endémie, où l'eau est insuffisamment iodée, persistent en Europe.

La France (Savoie, Hautes-Alpes) est un des pays industrialisés où l'apport alimentaire en iode est le plus bas : de 60 à 80 μg/jour, à la limite de la carence iodée.

Quels sont les signes de carence ?

Essentiellement, le goitre. Sans iode en quantité suffisante, l'élaboration des hormones thyroïdiennes diminue ; l'hypophyse accroît alors sa sécrétion de TSH, hormone qui stimule la thyroïde, dont le volume augmente. Le goitre est, le plus souvent, bénin, mais il peut, en l'absence de traitement, entraîner des complications (compression des organes de voisinage). Si les troubles commencent tôt, le crétinisme est susceptible d'apparaître.

Il peut y avoir carence dès que l'apport quotidien est inférieur à 50 μg/jour.

Le traitement curatif ne consiste pas en l'administration d'iode, mais en celle d'hormones thyroïdiennes. En revanche, le traitement préventif consiste à ajouter de l'iode au sel de cuisine ou aux eaux courantes. Dans certaines régions (Tasmanie), on en ajoute au pain, sous forme d'iodure de potassium.

En France, une enquête épidémiologique en cours (1984-1985) doit permettre d'évaluer si le taux de goitreux est supérieur à 5 % dans la population scolaire ; auquel cas on envisagera la prophylaxie par l'iodation du sel de cuisine (150 μg d'iode/10 g de sel) ; c'est le seul moyen préventif. Un décret d'application prévoyait d'ailleurs cette mesure dès 1956, mais il n'a pas été respecté, et même le sel marin ne contient que 13 μg d'iode par kilo.

Aux États-Unis, en Europe et en Suisse, entre autres pays, la prophylaxie collective a amené en cinq ans une diminution importante, sinon la disparition, du goitre.

Les aliments goitrigènes : certains légumes – le chou, les choux de Bruxelles, choux-fleurs, navets, rutabagas, graines de

* Augmentation de volume de la glande thyroïde.

soja, le manioc en Afrique – contiennent des substances anti-thyroïdiennes qui gênent l'incorporation de l'iode dans la thyroïde et inhibent la formation de ses hormones. Quand l'alimentation en contient beaucoup, l'apparition d'un goitre est possible. Il ne s'agit plus d'une carence d'apport, mais d'une carence d'utilisation, la thyroïde ne pouvant plus utiliser l'iode.

Souffre-t-on souvent d'excès ?

Oui, il y a fréquemment surcharge car beaucoup de médicaments contiennent de l'iode (plus de 300 spécialités en France), et parce que l'on pratique aussi des examens complémentaires à l'aide de produits de contraste iodés ; ou qu'on utilise des produits qui en contiennent.

La surcharge peut être temporaire : quelques jours en cas d'application de teinture d'iode ; quelques semaines après angiographie ; quelques mois quand on prend de la cordarone, un anti-arythmique cardiaque ; elle est définitive en cas de lymphographie ou de radio lipiodolées.

Quels sont les signes de surcharge ?

Les conséquences de la surcharge peuvent être opposées. Parfois, l'iode bloque la glande thyroïde, d'où hypothyroïdie avec des signes d'intensité variable ; ou, au contraire, hyperthyroïdie.

Le traitement se borne à surveiller l'élimination urinaire et le taux d'iode plasmatique et, dans les rares cas où la surcharge devient gênante, à aider l'élimination par une diurèse forcée. Parfois, dans les cas rebelles, on administre des antithyroïdiens de synthèse (mais ceux-ci sont peu efficaces dans les surcharges d'iode) ou l'on intervient chirurgicalement, si le goitre devient volumineux.

Dans quels cas les médecins en prescrivent-ils ?

- Carences iodées, hypothyroïdies frustes ;
- associé au soufre, dans les rhumatismes dégénératifs (arthroses, etc.) ;
- obésité (pour accélérer les combustions) ;
- en pommade : inflammations des ganglions, certaines dermatoses ;
- en collyres : opacités du cristallin ;
- en teinture, comme antiseptique ; mais il n'est plus guère

employé sous cette forme car il est caustique et vieillit mal ;
- en comprimés, sous forme d'iodure ou d'iodate de potassium à dissoudre, pour stériliser les eaux de boisson.

L'iode est toxique au-delà de certaines doses et, même à doses modérées, déclenche d'assez nombreuses intolérances.

En oligothérapie

L'iode en oligo-élément ne donne pratiquement pas d'intolérance. Il agit sur les troubles thyroïdiens par excès ou par insuffisance, les troubles des règles, l'obésité de type thyroïdien, l'hypertension artérielle.

Il semble être aussi un bon protecteur du vieillissement général, conseillé à partir de 70-75 ans (le Pr Binet en faisait d'ailleurs un gage de jouvence).

Il doit souvent être associé à des remèdes diathésiques (Manganèse-Magnésium-Cuivre ou Manganèse-Cobalt), selon que le terrain est arthritique, arthro-infectieux ou neuro-arthritique.

Sa petite histoire

Naguère, dans les vallées alpines, les goitres étaient souvent énormes. Au XIIIe siècle, Arnaud de Villeneuve les traitait avec des éponges grillées, qui constituaient un très bon remède. Mais c'est seulement au XIXe siècle que Coindet établit la relation entre les goitres et l'iode (l'iode a été découvert en 1811 dans les eaux mères des soudes de varech). En 1850, Chatton démontrait que le goitre découlait de la carence en iode. En 1895, Bauman découvrait son accumulation dans la glande thyroïde. Et, en 1914, Kendall isola la thyroxine, hormone thyroïdienne qui en renferme 5,3 %.

Le manganèse

Un organisme adulte en contient environ 10 à 20 mg. La quantité la plus importante se trouve dans le foie et les reins. Dans le plasma, il existe au taux de 4 à 10 mg/100 ml.

Son rôle

C'est un constituant naturel, un activateur de beaucoup d'enzymes contribuant à la synthèse des graisses.

Sources

Largement répandu dans les aliments, on le trouve notamment dans les céréales (farine de blé, maïs, riz, orge, avoine, soja, pain complet, son), les légumes secs, les crustacés et fruits de mer (écrevisses, huîtres), le poisson, les escargots, certains fruits (myrtilles, bananes, ananas) et oléagineux (amandes), le persil.

Il y en a plus de 1,5 mg/100 g dans le thé, les clous de girofle, le gingembre ; de 1,5 à 3 mg dans le son de riz, la noix de Grenoble, les épinards, le son de blé, le germe de blé, les céréales non décortiquées, les noix diverses, l'ananas ; de 0,2 à 0,5 mg dans les légumineuses (pois, etc.) et les légumes feuilles.

Besoins

Ils sont mal connus chez l'homme, mais estimés en moyenne à 8 mg/jour. Les aliments en fournissent de 6 à 8 mg/jour.

Existe-t-il souvent des carences ou des excès ?

On n'a pas observé de carence humaine. Chez l'animal, sa déficience provoque un ralentissement de croissance, des troubles du système nerveux, des anomalies de la reproduction, le *slipped tendon* du poulet.

Son excédent (empoisonnement dans les mines) peut provoquer une maladie généralisée du système nerveux.

En oligothérapie

Ses propriétés sont, pour les oligothérapeutes, très vastes et importantes. Ses propriétés désensibilisantes en font le remède de terrain de la diathèse arthritique-allergique : arthroses, fatigabilité intellectuelle. C'est avec lui que l'on voit les réactions vives les plus fréquentes en début de traitement. On l'emploie dans l'asthme, le coryza spasmodique, les migraines, les variations de tension artérielle, l'urticaire, l'œdème de Quincke, certains eczémas, les douleurs articulaires, les hépatismes, les troubles des règles, l'asthénie matinale, le comportement psychique nerveux, instable ; c'est souvent le cas des sédentaires avec auto-intoxication. Son action est certaine et souvent spectaculaire, mais parfois limitée, si l'on ne traite pas en même temps les causes de mauvais fonctionnement.

Par son action sur le foie et le pancréas, il intervient sur le métabolisme des graisses et du glucose. Comme il renforce l'immunité naturelle, il est efficace dans les thérapeutiques anti-infectieuses.

Le Manganèse-Cobalt est le remède catalytique de la vaste et complexe diathèse neuro-arthritique. Il couvre une grande partie des affections de la seconde moitié de l'existence.

Le manganèse associé au cuivre est un remède très important et efficace de la diathèse arthro-infectieuse : maladies sensibles aux infections, notamment des voies aériennes, réactions lymphatiques, cystites récidivantes, etc. Il couvre une grande partie des affections pédiatriques. Il transformerait profondément et sur tous les plans les enfants fragiles, toujours enrhumés, qui fixent mal leur attention.

On emploie le manganèse + cuivre et cobalt quand s'associent fatigue et troubles neuro-végétatifs ; le manganèse + cuivre et or quand le seul symptôme pathologique est une fatigue physique, quelle qu'en soit l'origine (surmenage, convalescence, sénescence, etc.).

Sa petite histoire

Le manganèse a été découvert par les chimistes au milieu du XIXe siècle, dans la carotte, la betterave, la canne à sucre, le café, le thé. Son rôle essentiel dans l'activation de plusieurs enzymes a été mis en évidence par Gabriel Bertrand en 1903. A cette époque, celui-ci découvre que son insuffisance dans le sol entraîne une diminution de rendement de l'avoine. Il observe aussi que ce qui compte, ce n'est pas le taux total dans le sol mais celui de la fraction assimilable.

En 1912, il démontre sa nécessité pour les végétaux sur une petite algue, l'*Aspergillus niger :* en cas d'absence totale, la culture est stérile ; s'il en existe des traces infimes (millionième de g/l), le végétal se reproduit et croît. Cette découverte a été le point de départ d'études très importantes, qui ont contribué à bouleverser l'agronomie.

En 1928, il fait la même démonstration pour la croissance de la souris. Depuis lors, beaucoup de travaux ont montré que, outre l'arrêt de la croissance, la carence en manganèse entraînait débilité, atrophie des testicules, stérilité, diminution du taux de certaines enzymes (telle l'arginase du foie), et aussi le rôle qu'il joue dans la synthèse de l'hémoglobine chez le rat. Sa présence serait donc importante dans les phénomènes de croissance cellulaire et dans les fonctions de reproduction.

Le zinc

Présent chez tous les êtres vivants, l'organisme en contient de 2 à 3 g, soit 300 mg/kg en moyenne chez l'adulte. C'est beaucoup, presque autant que le fer, ce qui montre son importance. La plus forte concentration se trouve dans les organes génitaux et les glandes endocrines en général, l'hypophyse notamment.

Son rôle

Il entre dans la constitution de nombreuses enzymes (près de 80) et joue donc un rôle dans tous les grands métabolismes : lipides, glucides, protides, acide nucléique, etc. Il est nécessaire à la synthèse de certaines autres, sans en être le coenzyme.

On lui découvre, actuellement, de multiples fonctions, méconnues pendant de nombreuses années : il constitue un des composants de l'insuline (qui contribue à régler l'utilisation des glucides), intervient dans la synthèse de beaucoup d'autres protéines, et probablement aussi dans un nombre élevé de réactions biologiques. Il stimulerait la production de lymphocytes, jouant ainsi un rôle dans l'immunité.

Sources

Ses sources principales sont la viande (de 4 à 6 mg/100 g) et les crustacés. Il est très répandu dans la nature, et ses sources, nombreuses, couvrent largement les besoins.

On en trouve dans les champignons, la levure de bière (de 60 à 50 mg/100 g) ; les huîtres, le hareng (de 143 à 100 mg/100 g) ; le son de blé, l'avoine entière, le germe de blé (de 14 à 13 mg/100 g) ; le foie de porc, le foie de veau, l'agneau, les pois, le bœuf, les noix diverses (de 9 à 3,4 mg/100 g) ; les haricots, le cresson, le fromage, etc.

Mais la teneur varie selon les régions et les engrais employés. L'excès de cuivre, son antagoniste, peut entraver son assimilation.

Besoins

De 15 à 20 mg/jour, ils sont généralement couverts par l'alimentation.

Souffre-t-on souvent de carence ?

Relativement, mais leur connaissance est de découverte

récente. Il n'y a pas de carences d'apport, mais seulement des carences par défaut d'absorption, par pertes excessives, ou des anomalies congénitales du métabolisme du zinc.

Quels sont les signes de carence ?

- Des lésions de la peau (retard de cicatrisation des plaies, dermatites exfoliatrices autour des orifices) ; des chutes de cheveux ;
- la perte totale ou partielle du goût (agueusie) ;
- l'anorexie, les diarrhées, nausées et vomissements, la fièvre ;
- la sensibilité aux infections liée à un déficit de l'immunité ;
- chez les enfants, le retard de croissance.

En 1961 et 1966, Présad et Halsted ont découvert chez des nains iraniens d'environ vingt ans, une déficience en zinc qui se traduisait par un développement insuffisant des organes génitaux, un manque de vivacité intellectuelle. Un supplément journalier de 100 g de zinc leur a permis de normaliser en deux mois leur fonction sexuelle. On a pu aussi augmenter leur taille. Ils venaient de villages où l'alimentation consistait en galettes sans levain (la phytine des céréales forme avec certains minéraux des sels insolubles et empêche leur absorption. La présence de levain entraîne une fermentation qui détruit les phytates).

Joint à la vitamine B_6, le zinc serait nécessaire à la croissance de tous les tissus et, comme le fœtus en puise abondamment dans les réserves maternelles, la déficience entraîne nausées et vomissements de la grossesse, avortements répétés.

Dans quels cas les médecins en prescrivent-ils ?

Il est employé par voie externe, dans de nombreuses pommades cicatrisantes.

En oligothérapie

Pour les oligothérapeutes, il exerce un effet régulateur des fonctions hypophysaires, en particulier des fonctions gonadotropes. On le prescrit aux adiposo-génitaux, seul ou associé à des traitements glandulaires à base d'extraits hypophysaires. Associé au cuivre, au nickel ou au cobalt, il est considéré comme un catalyseur très précieux. Zinc-Cuivre est utilisé pour corriger les troubles génitaux à point de départ hypophysaire (retards de développement général, cryptorchidies, troubles adiposo-génitaux, certaines impuissances, beaucoup de dysfonctionnements ovariens et de troubles des règles).

Il peut être prescrit en même temps que des remèdes diathésiques et agirait remarquablement en synergie avec les extraits opothérapiques d'hypophyse, thymus, testicules et ovaires.

Zinc-Nickel-Cobalt est utilisé pour corriger les troubles du pancréas. Son effet est renforcé par celui d'extraits pancréatiques.

Sa petite histoire

On a d'abord constaté la nécessité de sa présence dans les sols de culture de certaines plantes : les pois, en 1944 (Reed). Avant ce végétal supérieur, sa nécessité avait été reconnue pour une algue étudiée en laboratoire, l'*Aspergillus niger*, en 1939 (Steinberg). Depuis, on a attribué à sa carence certaines maladies des arbres fruitiers.

En 1934, Gabriel Bertrand a montré son rôle chez la souris. Plus tard, on a constaté que, outre la perte de poids et l'alopécie, sa carence abaissait le taux de la catalase (enzyme) du foie et du rein : preuve qu'il intervient dans leur synthèse. Chez le porc, les signes de carence se traduisent par une parakératose (épaississement de la peau).

Malgré la découverte, en 1939, de la première enzyme qui en contenait (catalase), c'est seulement ces dernières années qu'on a constaté sa participation à la quasi-totalité des processus cellulaires.

Le zinc est le moins toxique de tous les oligo-éléments.

Zinc et « rajeunissement »

Certains considéreraient le zinc comme une « pilule de jeunesse » (Daily Mirror, *février 1981*). *L'apport en zinc pourrait, en stimulant les cellules du thymus, retarder l'involution du thymus et, donc, les phénomènes de vieillissement.*

les oligo-éléments

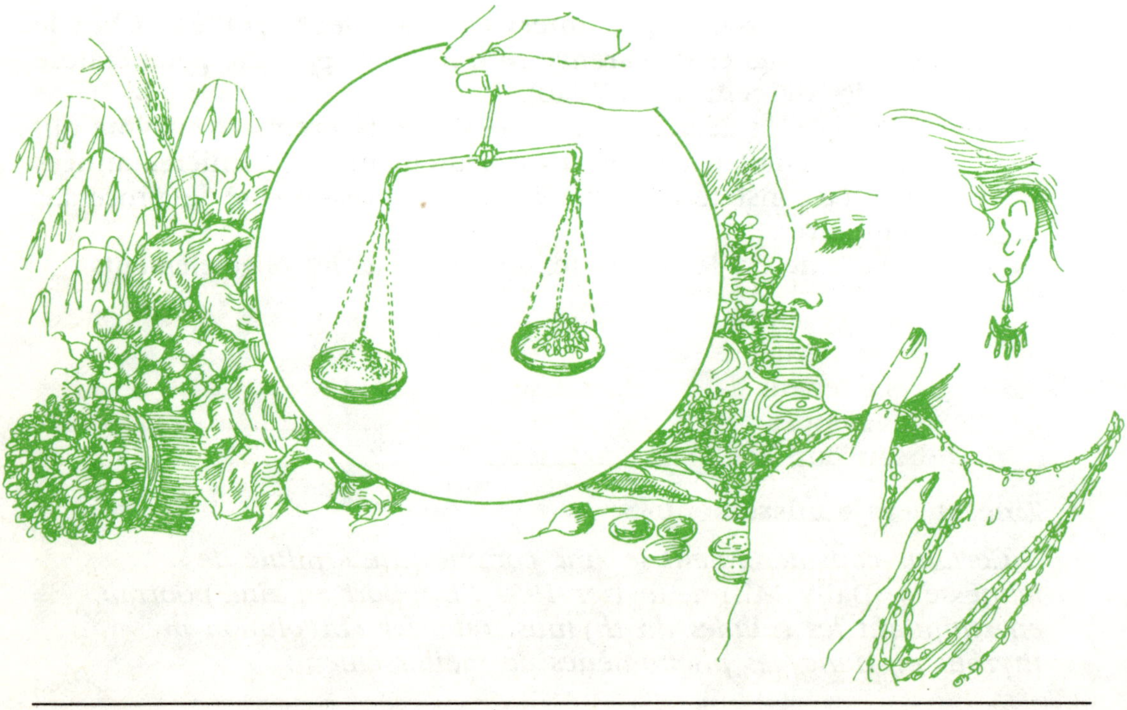

Le chrome

Il est assez répandu dans la nature à faible dose. L'organisme en contient 6 mg.

Son rôle

Il est incertain. Le chrome semble participer au métabolisme du glucose et aussi des graisses, de l'énergie. Chez les souris et les rats, il favorise la croissance. Il serait important pendant la grossesse et, sous forme de FTG (facteur de tolérance au glucose), indispensable à la croissance normale du fœtus.

Sources

Il y en a peu d'absorbable dans les aliments (beaucoup en contiennent sous forme non absorbable) sauf les graisses, huiles végétales, viandes, le cresson et la levure de bière.

Besoins

Ils sont sans doute minimes, mais non établis. Les aliments en fournissent de 0,5 à 1,2 mg/jour.

Souffre-t-on souvent de carence ?

Il n'existe guère encore de travaux à son sujet mais son insuffisance semble diminuer la faculté de métaboliser le glucose.

Sa carence chez l'animal perturbe le métabolisme du sucre et aussi celui des graisses (il retentit sur le taux du cholestérol) ; il semble inhiber la synthèse des protéines.

Comme il exercerait aussi une action au niveau de l'œil, sa carence entraînerait, selon certains auteurs, une opacification de la cornée et, à long terme, une cataracte.

La teneur dans l'organisme diminue avec l'âge dans les pays développés, mais pas dans les régions où l'on consomme beaucoup d'aliments naturels.

Souffre-t-on souvent d'excès ?

Le chrome est toxique à fortes doses, notamment sous forme de sels. On a constaté, par expositions occasionnelles, des attaques de la peau et des reins. Il existe des allergies au chrome (voir à Nickel).

Sa petite histoire

On l'a découvert en constatant que le rat des sables atteint de diabète sucré en laboratoire, guérissait si on le replaçait dans son milieu naturel où il mangeait une variété locale de betterave, riche en chrome et également en d'autres minéraux exerçant une action régulatrice sur la glycémie (manganèse et zinc et, un peu aussi, calcium, potassium et sodium).

Le lithium

C'est un métal qui n'apparaît jamais à l'état libre dans la nature, mais sous forme de sels. Il se trouve dans les minerais et, à faible concentration, dans l'eau de mer, les plantes et les tissus animaux. Il existe dans l'organisme au taux de 30 µg/l (50 % du total dans les muscles).

Son rôle

Il semble fondamental dans la régulation du système nerveux et du psychisme. Son action est mal connue : ainsi, il agit dans la psychose maniaco-dépressive, mais, en même temps, fait prendre du poids par un mécanisme imprécisé.

Sédatif du système nerveux central, il semble réduire aussi l'activité de la glande thyroïde, régulariser la tension artérielle par un mécanisme rénal. Il exercerait également une action sur le métabolisme des milieux aqueux et contribuerait à régulariser le rapport potassium/sodium.

Il peut entrer en compétition avec l'iode au niveau de la thyroïde.

Sources

Salades (laitue, etc.), pommes de terres, radis, certains crustacés, eau de mer, certains poissons ou animaux.

Besoins

Ils sont imprécis, mais on les estime à 10 µg/jour. L'ingestion moyenne est de 2 mg/jour.

Le lithium est entièrement absorbé par l'intestin grêle, n'est pas métabolisé par l'organisme et est éliminé pour 90 % par les reins, mais sa réabsorption entre en compétition avec celle du sodium ; d'où le danger du régime sans sel ou de la prise de diurétiques salins pendant un traitement car, alors, le taux de lithium s'élève.

Dans quels cas les médecins en prescrivent-ils ?

Tout le monde a entendu parler de la révolution qu'il a apportée dans le traitement de certaines affections psychiatriques. Il a été introduit en psychiatrie par John Cade, en 1970, à doses élevées (de 0,25 à 1 ou 2 g de sel de lithium par jour) pour traiter les psychoses maniaco-dépressives, dont il constitue le médicament essentiel. Il exerce des effets très favorables à long terme, en supprimant le retour des phases dépressives. Il a constitué un progrès majeur dans le traitement de ces maladies.

Mais la marge entre la dose active médicalement et la dose toxique est très faible, et une surveillance étroite de son taux dans le sang, la lithiémie, doit être effectuée. Des effets secondaires sont également possibles : tremblement des mains, diabète insipide (il inhibe la sécrétion d'hormone antidiurétique, mais cet effet disparaît à l'arrêt). Les interférences sur la thyroïde sont exceptionnelles.

Il peut favoriser des prises de poids parfois importantes (5 kilos en cinq semaines, 14 en un an, 21 en deux ans, 30 en six ans), dont le mécanisme, inconnu, donne lieu à plusieurs hypothèses : freinage de la fonction du corps thyroïde, action directe sur les centres régulateurs de la faim et de la satiété, reflet de ses effets psychogènes qui fait passer de l'état d'agitation au calme ? On ne sait.

En oligothérapie

On l'utilise dans certaines affections psychiatriques et dérèglements neuro-mentaux, où il joue un rôle précieux. S'il n'est pas suffisant dans certaines psychoses, il connaît des succès dans nombre de névroses qu'il normaliserait sans qu'il soit besoin d'employer les remèdes symptomatiques classiques.

C'est le remède des hyperanxieux ou des hyperémotifs, avec perte de la hiérarchie des valeurs (ou du sens critique), tendance dépressive récidivante de type réactionnel, diminution des facultés intellectuelles, aboulie, insomnie des anxieux et syndromes musculaires douloureux par état de tension et de crispation. Il parvient à lever les blocages et présenterait, aussi, un certain intérêt dans le vieillissement cérébral.

Associé à l'aluminium, ce serait un excellent remède de l'insomnie.

Le molybdène

Il est présent dans tous les tissus des mammifères et dans trois importantes enzymes : aldéhyde-oxydase, sulfite-oxydase et xanthine-oxydase (cette dernière permet la formation d'acide urique à partir des bases puriques en excès).

C'est un catalyseur essentiel dans les processus de fixation de l'azote atmosphérique par les micro-organismes du sol. Les engrais qui en contiennent favorisent la croissance du trèfle dont les racines fixent l'azote. Sans molybdène, le sol est stérile, les bactéries et algues qui le fixent ne pourraient pas permettre la synthèse des protéines végétales.

On le trouve dans le sarrazin, les germes de blé, les légumineuses, le foie, etc. Les aliments raffinés (farine blanche, sucre blanc) n'en contiennent plus.

Les besoins seraient estimés à 0,1 mg/jour.

Il peut contribuer, comme le fluor, à la prévention des caries dentaires. Aux États-Unis, chez les recrues venues de l'Ohio, où les terres sont riches en molybdène, on n'a décelé aucune carie.

Antagoniste du cuivre, on constate des signes de déficience en ce métal chez le mouton noir (absence de pigments) ; également des signes cliniques de déficience parmi les populations qui vivent surtout d'aliments riches en molybdène (sorgho). A l'inverse, une alimentation pauvre en molybdène facilite les intoxications au cuivre.

Aux États-Unis et dans le Transkei, en Afrique du Sud, on a constaté une augmentation des cancers de l'œsophage quand les terres sont pauvres en molybdène.

Le nickel

Assez répandu dans les plantes et les chairs animales, il existe dans l'organisme à la dose de 0,10 g, et figure dans presque tous les organes, surtout les os et l'aorte.

Son rôle

Il serait important au niveau du pancréas. On le sait essentiel chez l'animal, mais, chez l'homme, on n'a pas constaté de signes de carence. Il est peu toxique.

Les allergies au nickel et au chrome

Le nickel et, à un moindre degré, le chrome, sont responsables de nombreuses allergies de contact, qui se manifestent sous forme d'eczéma.

Le nickel est très sensibilisant et les allergies au nickel se voient chez 8 % au moins des Françaises (moins de 2 % chez les hommes) ; elles sont plus nombreuses que celles provoquées par tous les autres métaux réunis. La sueur semble favoriser sa pénétration.

Nickel et chrome sont des molécules trop petites pour induire une sensibilisation (il faut de grosses molécules, des pollens par exemple, d'un poids moléculaire supérieur à 3 000 daltons, pour mettre en jeu directement le système immunitaire) mais en se fixant solidement sur une molécule plus grosse, une protéine par exemple, elles forment avec celle-ci un antigène complet appelé haptène : tels le nickel et le chrome, qui se fixent aux protéines de la peau.

La principale allergie au chrome est l'eczéma des mains des cimentiers (l'alcalinité du ciment favorise sa pénétration). La sensibilité augmente quand des produits ménagers (détersifs, eau de Javel) ont décapé la protection naturelle de la peau.

Beaucoup d'allergies au nickel sont provoquées par des bijoux fantaisie (« or blanc »), et la nocivité des boucles d'oreilles avec percement du lobe est grande ; les colliers provoquent des allergies au cou, les bracelets et bracelets-montres au poignet. Les fermetures de soutiens-gorge provoquent, elles, des allergies dans le dos.

D'autres responsables fréquents sont les pièces de monnaie, les objets en inox (casseroles, ouvre-boîtes, couverts), les ciseaux, aiguilles, certains boutons, diverses lessives. Les coiffeurs, couturières, chirurgiens, sont souvent atteints.

Il faut parfois mener une véritable enquête policière pour découvrir l'origine de certains eczémas, par exemple celui de la partie externe des mollets chez les gens qui ont l'habitude d'« enrouler » leurs jambes autour des pieds chromés ou nickelés de chaises ou de tabourets...

Sources

Il est largement répandu dans la nature. Il se trouve surtout dans les végétaux : légumes secs (pois vert, lentille, haricot blanc), céréales (seigle et avoine non décortiqués, riz entier, graine de soja) et aussi crustacés, moules, épinards, persil, poivre noir, fève brune : de 1 370 à 148 μg/100 g.

Besoins

Mal établis, ils sont estimés à environ 0,2 à 0,5 mg/jour, que l'alimentation suffit à couvrir.

Souffre-t-on souvent de carence ou d'excès ?

Il n'y a pas de carences d'apport, et l'on n'a pas constaté de signes de déficit chez l'homme.

Son excès peut provoquer des pneumonies aiguës.

En oligothérapie

L'idée de l'associer au zinc et au cuivre ou au cobalt est venue en constatant leurs affinités et concordances.

Son effet régulateur est grandement renforcé par l'emploi d'extraits pancréatiques. Ce n'est pas un remède des diathèses, et il est souvent indiqué en même temps que ceux-ci (remèdes diathésiques).

Pour l'emploi du Nickel-Zinc, voir à Zinc ; pour celui du Nickel-Cobalt, voir à Cobalt.

Le sélénium

Il s'agit d'un métalloïde ressemblant au soufre et se trouvant souvent près de lui dans la nature ; l'organisme en contient 0,013 g. Il est doté des mêmes propriétés détoxicantes que le soufre, sous forme de sulfure de sélénium.

Ses fonctions sont étroitement liées à celles de la vitamine E.

On le trouve dans les fruits de mer, la viande, les grains de blé, mais ses besoins ne sont pas établis

Sa carence entraînerait (rarement) une anémie. Son excès, des troubles gastro-intestinaux, une irritation des poumons.

Il est employé dans le traitement des dermatoses séborrhéiques du cuir chevelu, d'une dermatose appelé pytiriasis versicolor ou « maladie du décolleté », des mycoses récidivantes.

Sélénium et cancer

Le sélénium protégerait contre les risques de cancer. Il est associé à l'activation d'une enzyme qui élimine les peroxydes et empêche la destruction des globules rouges par oxydation.

Efficace contre beaucoup d'agents cancerigènes chez la souris, il protège celle-ci contre les tumeurs du côlon et de la mamelle.

En Chine et en Finlande, certains troubles sont plus fréquents dans les régions où le sol est dépourvu de sélénium. Et les tabacs fumés dans les pays où le taux de cancer du poumon est le plus élevé, contiennent moins de sélénium que les autres.

Sélénium et maladies cardio-vasculaires

Chez les jeunes animaux domestiques, une carence d'apport en sélénium et en vitamine E provoque une maladie cardiaque dégénérative.

En Chine, dans la région de Keshan, la carence d'apport en sélénium (taux dans le sang inférieur à 10 µg/l – le taux normal étant de 100 à 150 µg/l) a provoqué chez certains enfants une atteinte du myocarde, parfois fatale. Cette atteinte est sensible à l'administration de sélénium.

En Finlande (conclusion – provisoire – d'un travail de sept ans portant sur 11 000 personnes) et en Nouvelle-Zélande, des enquêtes montrent que la mortalité cardio-vasculaire serait plus élevée en cas de carence.

Le sélénium est un constituant de la glutathion-peroxydase, enzyme qui joue un rôle dans la protection de certaines molécules par l'eau oxygénée produite au cours des réactions de peroxydation. Son déficit augmente l'agrégation des plaquettes (substances coagulantes) du sang.

Le silicium

Les sels de silicium constituent 28 % de l'écorce terrestre. Le silicium existe à l'état naturel sous forme d'oxyde de silicium. Il donne à certaines plantes (prêle, bambou, etc.) leur rigidité.

L'organisme en contient 0,24 g. Il entre dans la composition de toutes les cellules, en particulier celles du cerveau et du tissu conjonctif, surtout dans le collagène et les fibres élastiques qui constituent les tendons, les parois des artères et les cartilages.

Il est également abondant dans les dents, la peau et les phanères (cheveux, ongles). Il existe dans le sang au taux de 10 µg/l.

Son rôle

Les sels de silicium sont indispensables à l'assimilation du calcium et à sa fixation sur l'os (la zone de calcification présente en permanence une teneur élevée en silicium), à la formation de nouvelles cellules, et jouent un rôle important dans la nutrition des tissus.

On sait depuis 1972 que le silicium est essentiel pour la croissance. En Finlande, on a établi une corrélation entre la teneur en silicium de l'eau potable et la fréquence des infarctus du myocarde. Le vieillissement des articulations, artères et tissu conjonctif serait dû à son apport défectueux ou au trouble de son utilisation avec l'âge.

Sources

Il est abondant dans l'eau de boisson et les aliments végétaux. Surtout dans les parties extérieures des légumes (radis, avoine, orge, riz, seigle, en particulier)

Besoins

Ils n'ont pas été nettement établis et sont estimés, arbitrairement, à 20 à 30 mg/jour, couverts par l'eau et l'alimentation.

Souffre-t-on souvent de carence ou d'excès ?

Sa carence, non démontrée scientifiquement, entraînerait rachitisme et retards de croissance, ainsi que des troubles multiples intéressant le métabolisme du calcium, la nutrition du derme (tendance aux abcès et aux fistulisations), du tissu conjonctif (phlegmons diffus), des muqueuses, des os. Serait également affecté le système lymphatique, avec des manifestations de suppuration, et le déficit serait responsable de conjonctivites, orgelets, blépharites, écoulements d'oreille.

L'exposition à la silice, dans certaines industries, peut provoquer des troubles pulmonaires appelés silicose.

En oligothérapie

Il est considéré comme le remède des enfants chétifs, débiles, facilement irritables par défaut d'assimilation des sels minéraux, des grosses amygdales, vers intestinaux, ongles déformés, cassants, avec taches blanches ; celui des adultes fatigués, épuisés, sensibles au froid. Il serait utile pour prévenir ou favoriser les suppurations qui ne s'écoulent pas facilement.

Le vanadium

Oligo-élément indispensable chez le rat et le poulet, sa carence provoque un ralentissement de la croissance des poils et des plumes. Leur besoin alimentaire est de 0,2 ppm.

L'organisme humain en contient 0,18 g, surtout dans le foie, la rate, les reins, les testicules et la glande thyroïde. Mais on n'a pas encore trouvé d'enzyme qui en contienne.

Il est largement répandu dans les aliments, et notamment dans les graisses et huiles végétales (soja, maïs, olive), la gélatine, le poivre noir.

A doses élevées, il inhibe la synthèse du cholestérol et des graisses du sang. Expérimentalement, une ration sans vanadium augmente le taux des triglycérides chez le poulet.

Des expositions excessives dans l'industrie peuvent entraîner une irritation des poumons.

L'or et l'argent

Leur présence au sein de la substance vivante, sans être absolument prouvée, est fortement soupçonnée.

En oligothérapie

L'or dans son ensemble, stimule l'activité de la cellule. Il joue un rôle anti-infectieux, surtout associé avec Argent et Cuivre. Il intervient favorablement chez les sujets qui souffrent d'une diminution globale de leur vitalité et réagissent mal aux agressions des microbes ou virus.

L'argent exerce une action sur le système cérébro-spinal, les cartilages et ligaments.

Cuivre-Or-Argent est le remède catalytique des terrains anergiques (l'anergie est l'insuffisance globale des réactions auto-défensives dont les symptômes sont : fatigue globale que le repos ne suffit pas à effacer, psychasthénie, disparition de l'enthousiasme, etc.).

En allopathie

Les sels d'or ont longtemps été employés dans le traitement des états rhumatismaux inflammatoires. La cortisone et autres remèdes modernes les ont détrônés, mais certains médecins les emploient encore, malgré leurs dangereux effets secondaires.

les minéraux toxiques

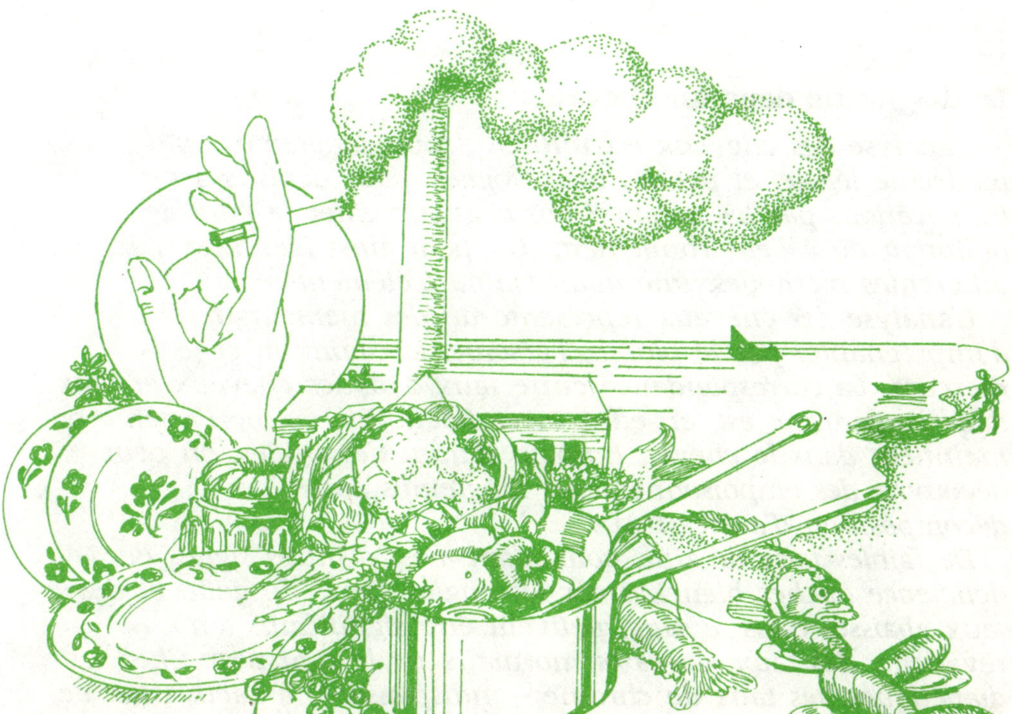

Quelques sels minéraux, lorsqu'ils dépassent un certain seuil dans l'organisme, deviennent toxiques.

L'intoxication aiguë se traduit, dans les deux heures, par des douleurs abdominales, des nausées, des vomissements, accompagnés des symptômes propres à chaque sel. L'intoxication chronique, qui revêt également des formes diverses, est souvent insidieuse et trompeuse.

Tels sont l'arsenic, l'antimoine (accidents rares, dus à des casseroles ou des cuves en émail de mauvaise qualité), le cadmium (provenant de certains colorants pour les peintures, le verre, les tuyaux ou les récipients en plastique, parfois la pollution de l'atmosphère autour de certaines usines), le cuivre (intoxication par casseroles et bassines, insecticides, etc.), le plomb, le mercure et – très rarement – l'étain et le zinc.

Le diagnostic dans un cheveu

L'analyse des cheveux est utilisée depuis longtemps en médecine légale, et par les toxicologues, pour dépister les intoxications par les métaux lourds et surveiller le taux de pollution dû à l'environnement. On peut ainsi identifier, par différentes méthodes, une quarantaine d'éléments.

L'analyse des cheveux représente un des meilleurs tests d'imprégnation par le plomb, l'arsenic, le cadmium et le mercure. La correspondance entre taux dans les cheveux et taux dans l'organisme est, en effet, assez fidèle. Et comme l'arsenic se maintient dans le cheveu humain durant des siècles, on peut découvrir des empoisonnements longtemps après la décomposition d'autres tissus.

De faibles taux de zinc, coïncidant avec d'autres signes de déficience (taches blanches sur les ongles, perte du goût) et des taux abaissés dans le sang, peuvent être significatifs (en revanche, des taux élevés ou normaux ne le sont pas). Chez les diabétiques, les taux de chrome – indispensable à l'activation de l'insuline – sont bas dans le sang et les cheveux.

L'aluminium

Il existe dans la plupart des tissus de l'organisme, à raison d'1 mg/kg, mais on ne connaît pas de maladies par carence ou par excès.

Il serait activateur d'une enzyme animale.

Les aliments en fournissent de 10 à 12 mg/jour et, si l'on utilise des ustensiles de cuisine en aluminium, l'apport s'élève jusqu'à 20, voire 50 mg. Il se trouve principalement dans les pommes de terre (peau, en particulier), le persil, les oignons, les cerises, la coquille d'œuf, les feuilles extrêmes des choux, poireaux et, dans le règne animal, la viande de cheval, le homard... Des fournisseurs un peu hétéroclites !

Dans quels cas les médecins en prescrivent-ils ?

Uniquement sous forme d'oligo-élément ; ses indications sont encore partiellement à l'étude.

Il exerce une action tonique sur le système nerveux, sur les fonctions cérébrales, et on l'emploie dans certaines difficultés intellectuelles de l'enfant : lenteurs d'idéation, atonie cérébrale, retards de développement intellectuel.

Il agirait également comme régulateur du sommeil, et il est prescrit en cas d'insomnie. Mais il est difficile de savoir d'avance quels insomniaques en bénéficieront.

L'arsenic

Présent chez tous les êtres vivants, il joue un rôle prépondérant au niveau des os et des dents. Les besoins sont estimés à 0,001 à 0,002 mg/jour.

On le trouve dans le chou, le cresson, la laitue, le navet, les fruits, les coquillages et crustacés, les poissons (les animaux marins en sont plus riches que les animaux terrestres) et, à taux variables, dans les eaux minérales. Certains vins en contiennent des traces.

Dans quels cas les médecins en prescrivent-ils ?

On l'emploie comme « fortifiant » dans les états d'asthénie. On a beaucoup utilisé ses composés minéraux (arséniate de potassium ou liqueur de Fowler, arséniate de sodium, iodure d'arsenic, etc.) comme excitants généraux de la nutrition. Malgré leur activité, leur usage tend à tomber en désuétude, en raison des risques d'intoxication, aiguë ou chronique, qu'ils impliquent.

Sous forme d'oligo-élément, il est employé comme reconstituant et tonique, pour améliorer le terrain et renforcer ses réactions de défense.

Toxicité

L'intoxication aiguë se traduit par des troubles digestifs graves, une déshydratation rapide, un refroidissement, puis, après divers troubles, la mort par collapsus.

Les signes d'intoxication chronique sont très variés, mais touchent essentiellement les système nerveux, l'appareil digestif et la peau.

Traitement de l'intoxication aiguë : lavage d'estomac.
Antidote : dimercaprol (BAL).

Le bismuth

Ce métal lourd semble ne jouer aucun rôle naturel chez les êtres vivants.

Pendant longtemps, il a été très utilisé en thérapeutique, d'abord dans la syphilis, puis dans les inflammations de la gorge, puis dans certains troubles du transit digestif, toutes indications où il s'est montré très efficace.

Mais, comme le mercure, le cadmium, le plomb et le cuivre, il peut causer des troubles mentaux, et l'intoxication entraîne des troubles neuropsychiques graves. Un certain nombre d'encéphalopathies aiguës, survenues après absorption de fortes doses répétées, en ont fait interdire l'emploi depuis 1978.

En oligo-élément, il n'entraîne pas de risques d'intoxication, étant donné son dosage et sa forme ionisée. On l'utilise, à titre préventif et curatif, dans les manifestations infectieuses et inflammatoires de la gorge : angines, amygdalites, laryngites ; lors des phases aiguës ou dans les formes chroniques.

Le bore

Il n'a pas été dosé dans l'organisme humain, et les besoins sont mal connus.

Il se trouve surtout dans les sols et les eaux. Les végétaux en contiennent plus que les animaux. Il entre dans la composition de beaucoup d'engrais.

Toxique à forte dose, il se fixe sur le foie, les reins, le système nerveux central, les os.

Le brome

Il se trouve en quantité infinitésimale chez les êtres vivants.

Ses sources sont : céréales, lentilles, certains légumes (haricots verts), pain, foie, viande, certains vins.

C'est un vieux médicament, sédatif du système nerveux et antispasmodique, qui a apaisé et fait dormir des générations d'enfants, sous forme de bromure de potassium ou de sodium.

Son usage prolongé peut entraîner une intoxication, et il n'est pratiquement plus employé en thérapeutique.

Le cadmium

Il est moins bien connu, mais aussi répandu et sans doute aussi nocif que les autres oligo-éléments toxiques, le plomb, l'arsenic et le mercure (jusqu'à dix fois plus que le plomb, par exemple).

Il n'y en a pas dans l'organisme à la naissance, mais il augmente peu à peu, non par l'alimentation mais par divers facteurs de pollution. Il n'a pas de fonction physiologique apparente, mais est antagoniste du zinc.

Il y en a peu dans l'alimentation, sauf impuretés (faïences émaillées attaquées par les vinaigrettes). Il se trouve dans l'eau potable, notamment dans l'eau calcaire non acide, dans la fumée provenant de la combustion du charbon et surtout de cigarettes. Les gros fumeurs en inhalent jusqu'à 5 mg par an ; au bout de dix ans, c'est l'hypertension artérielle chronique, parfois l'emphysème.

Il y en a aussi dans les sols traités aux engrais chimiques, herbicides et pesticides. Enfin, il est utilisé pour protéger de la corrosion de nombreux objets métalliques, qui peuvent en libérer dans certaines conditions.

Comme son taux n'est pas encore limité, on en trouve en quantité non négligeable dans l'alimentation quotidienne ; d'où risques d'intoxication chronique. Il y a actuellement un projet de réglementation de la dose admissible dans l'alimentation et l'eau potable en Europe ; mais rien en France, sauf pour les rejets industriels. Les besoin sont nuls.

Quantités prétoxiques

L'apport moyen hebdomadaire est évalué en France (eau potable non comprise) à 0,2 microgrammes, soit la moitié de la dose hebdomadaire admise provisoirement par la FAO/OMS.

Intoxication

La première intoxication massive par le cadmium s'est produite au Japon en 1960, caractérisée par une décalcification si grave qu'elle a entraîné la mort de nombreuses personnes.

Une intoxication lente et chronique est beaucoup plus à craindre. Ses signes sont insidieux, aussi difficiles à déceler que ceux de l'intoxication par le cuivre ou le fer. Les dépôts de cadmium dans les reins et les artères augmentent la pression sanguine, et peuvent induire une athérosclérose précoce.

Traitement : celui de la désintoxication est actuellement à l'étude. L'association calcium-vitamine C donne des résultats positifs. Le zinc est essentiel à son élimination. Enfin, son taux a pu être annulé chez les non-fumeurs, mais jamais chez les fumeurs.

Antidote : association zinc-sélénium-pyridoxine et vitamine C.

L'étain

L'organisme en contient 0,17 g.

Vers 1960, on a découvert son importance dans la vie des mammifères. L'adjonction dans l'eau de boisson des rats, de 1 à 2 ppm de sulfate d'étain augmente de près de 60 % leur taux de croissance. On a constaté, d'autre part, que la gastrine (hormone de l'estomac) contenait de l'étain. Il intervient sans doute aussi dans d'autres processus biologiques.

L'étain est un polluant atmosphérique, mais les sels d'étain inhalés semblent peu toxiques – de même que les sels ingérés (consommation d'aliments conservés en boîtes de fer blanc, par exemple). L'intoxication se manifeste par des vomissements.

Le mercure

Il a toujours existé à l'état naturel du fait de l'érosion des roches et de l'activité des volcans : l'Etna en « crache » 90 kilos par jour...

C'est également un métal très toxique pour l'organisme. Une

preuve massive en a été fournie par l'intoxication japonaise en 1953-1960. Des poissons, mollusques et crustacés pêchés dans la baie de Minimata avaient été contaminés par le méthylmercure d'une usine de plastique locale. Il y eut cent onze décès ou atteintes graves parmi les personnes qui en avaient consommé. En 1978, à Cagliari, en Sardaigne, une épidémie d'intoxications s'est également déclarée parmi les pêcheurs : le mercure provenait d'une usine de pétrochimie qui rejetait ses déchets dans une lagune ouverte sur la mer.

L'augmentation de volume des rejets mercuriels est le fait de l'homme, car le mercure est très employé dans nombre de technologies industrielles, agricoles et médicales : production de chlore et de soude, fabrication de papier, produits agricoles antiparasitaires, certaines matières plastiques, matériel électrique et de contrôle (thermomètres, baromètres), médicaments (diurétiques, antiseptiques comme le mercurochrome), contraceptifs, revêtements anticorrosion, amalgames dentaires !

Quelle que soit la provenance des déchets : l'atmosphère, le sol, les lacs et rivières (où les installations d'électrolyse du sel pour produire la soude caustique et les fabriques de papier déversent des tonnes de mercure), tout aboutit à la mer, où le mercure est accumulé par le phytoplancton, puis le zooplancton qui se nourrit du premier, puis les petits poissons qui se nourrissent du second, puis les gros poissons qui mangent les petits ! A chaque étape, la concentration augmente, le maximum étant atteint dans les plus grosses espèces, le thon et le requin !

Dans les océans, tout finit par se diluer, mais dans les mers fermées comme la Méditerranée (où, en outre, le Rhône déverse chaque année des tonnes de plomb, de cadmium et de mercure), la pollution est aggravée. On peut donc être contaminé par la consommation de poisson. On peut l'être aussi en consommant des aliments souillés par des insecticides ou des fungicides organo-mercuriels.

L'intoxication se traduit par des troubles neurologiques et peut se terminer par le coma et la mort en l'absence de traitement.

Reconnue à temps, moins grave que celle par le plomb ou le cadmium, elle se soigne par des chélateurs comme la D-pénicillamine. Le sélénium est également un antidote.

La France a récemment décidé de limiter les rejets puis

d'utiliser le mercure (pour produire chlore et soude). En Europe, la première directive a été prise le 1er juillet 1983. Il faut maintenant attendre le passage à l'acte.

Le plomb

C'est l'un des métaux les plus toxiques pour l'organisme. Un adulte en tolère 0,4 mg/l de sang. Il y a danger à partir de 0,7 à 0,8 mg/l. La marge est donc étroite et, de plus, la tolérance est variable selon les sujets. La FAO/OMS a fixé la dose maximum à moins de 3 mg/semaine.

Quelles sont les sources d'intoxication ?

Les abats ; l'eau potable ayant passé par des conduites en plomb (davantage attaquées par l'eau douce, plus acide, que par l'eau dure) ; le plomb de l'atmosphère des villes ; celui des additifs à l'essence, des peintures et émaux (décorant parfois certaines assiettes), des emballages, surtout si le contenu est acide (vin, citron, fromage, fruits).

Quelle est son action sur l'organisme ?

C'est un inhibiteur d'enzymes : d'abord celles concernant les fonctions nerveuses, puis les enzymes nécessaires à la formation des globules rouges du sang (hématopoïèse).

Quels sont les signes d'intoxication ?

L'intoxication aiguë (saturnisme) se traduit par des troubles digestifs, des douleurs abdominales (les fameuses « coliques de plomb »), des malaises, un goût métallique dans la bouche, des maux de tête...

L'intoxication chronique entraîne de l'anémie, des douleurs et atteintes articulaires et musculaires (polyarthrite rhumatoïde), de l'anxiété, de la dépression, une néphrite, de l'hypertension artérielle. Les gencives peuvent être bordées par le liséré de Burton.

Le calcium exerce une action protectrice contre l'accumulation de plomb dans l'organisme. La vitamine C et le zinc sembleraient également protecteurs.

BIBLIOGRAPHIE

M. APFELBAUM, L. PERLEMUTER, P. NILLUS, C. FORRAT, M. BEGON, *Dictionnaire pratique de diététique et de nutrition*, Masson, 1981.

M. APFELBAUM, C. FORRAT, P. NILLUS, *Diététique et Nutrition*, Masson, 1982.

B. JACOTOT, J.C. Le PARCO, *Nutrition et Alimentation*, Masson, 1983.

A.F. CREFF, L. BÉRARD, *Manuel pratique de l'alimentation du sportif*, Masson, 1980.

H. DUPIN et les membres de la commission Apports nutritionnels conseillés du CNERNA, *Apports nutritionnels conseillés pour la population française*, Technique et Documentation, 1981.

J. TRÉMOLIÈRES, Y. SERVILLE, R. JACQUOT, H. DUPIN, *Manuel d'Alimentation humaine*, ESF, 1982.

Z.L. OSTROWSKI, M. C. JOSSE, *Les aliments, tables des valeurs nutritives*, Jacques Lanore, 1978.

C. CRAPLET, J. CRAPLET-MEUNIER, *Dictionnaire des aliments et de la nutrition*, Le Hameau, 1979.

Jérome STERN, *Dictionnaire de nos aliments*, Garnier, 1982

C. THOULON-PAGE, *Pratique de diététique courante*, Masson, 1981.

Carl C. PFEIFFER, P. GONTHIER, *Équilibre psycho-biologique et oligo-aliments*, Debard, 1983.

A. DAVIS, *Les vitamines et leurs secrets*, Tchou, 1977.

C. BINET, *Vitamines et vitaminothérapie*, Dangles, 1981.

C. BINET, *Oligo-éléments et oligothérapie*, Dangles, 1981.

H. PICARD, *Utilisation thérapeutique des oligo-éléments*, Maloine, 1979.

A. GOUDOT-PERROT et H. PICARD, *Les oligo-éléments en médecine*, Que sais-je ? PUF, 1982.

Jean SAL, *Les oligo-éléments*, Maloine, 1981.

E. MAURY, *Sels biochimiques et oligo-éléments*, J.-P. Delarge, 1979.

Notre documentation comporte également plus de 200 articles de journaux médicaux : *Année du Praticien, le Quotidien du Médecin, le Généraliste, Revue du Praticien, Concours médical, Impact Médecin, Feuillets du Praticien, Tempo Médical, Médecine Praticienne, Santé de l'Homme, Cahiers de Nutrition et Diététique*, etc., ainsi qu'une importante documentation sur les travaux français et étrangers fournie par les laboratoires Hoffmann-Laroche.

TABLE DES MATIÈRES

Achevé d'imprimer le 3 mars 1985
MAURY-IMPRIMEUR S.A.
45330 Malesherbes
N° d'éditeur : 0155
N° d'imprimeur : L84/15900
ISBN : 2.01.009343.7
23.28.3832.01
Dépôt légal : avril 1985